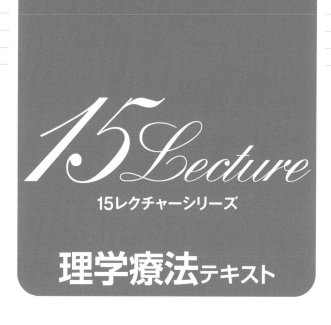

15レクチャーシリーズ

理学療法テキスト

スポーツ理学療法学

総編集
石川　朗

責任編集
加賀谷善教

中山書店

総編集 ─────────── 石 川　　朗　神戸大学生命・医学系保健学域

編集委員（五十音順）── 木 村 雅 彦　杏林大学保健学部リハビリテーション学科理学療法学専攻
　　　　　　　　　　　 小 林 麻 衣　晴陵リハビリテーション学院理学療法学科
　　　　　　　　　　　 仙 石 泰 仁　札幌医科大学保健医療学部作業療法学科
　　　　　　　　　　　 玉 木　　彰　兵庫医科大学リハビリテーション学部理学療法学科

責任編集 ─────── 加賀谷善教　昭和大学保健医療学部リハビリテーション学科理学療法学専攻

執筆（五十音順）─── 相 澤 純 也　順天堂大学保健医療学部理学療法学科
　　　　　　　　　　 加賀谷善教　昭和大学保健医療学部リハビリテーション学科理学療法学専攻
　　　　　　　　　　 河 端 将 司　北里大学医療衛生学部リハビリテーション学科理学療法学専攻
　　　　　　　　　　 小 泉 圭 介　東都大学幕張ヒューマンケア学部理学療法学科
　　　　　　　　　　 佐 藤 正 裕　医療法人社団スポーツメディカル八王子スポーツ整形外科
　　　　　　　　　　　　　　　　　リハビリテーション部門
　　　　　　　　　　 鳥 居 昭 久　東京保健医療専門職大学リハビリテーション学部理学療法学科
　　　　　　　　　　 三 宅 英 司　昭和大学保健医療学部リハビリテーション学科理学療法学専攻
　　　　　　　　　　 渡 邊 裕 之　北里大学医療衛生学部リハビリテーション学科理学療法学専攻

刊行のことば

　本15レクチャーシリーズは，医療専門職を目指す学生と，その学生に教授する教員に向けて企画された教科書である．

　理学療法士，作業療法士，言語聴覚士，看護師などの医療専門職となるための教育システムには，養成期間として4年制と3年制課程，養成形態として大学，短期大学，専門学校が存在しており，混合型となっている．どのような教育システムにおいても，卒業時に一定水準の知識と技術を修得していることは不可欠であるが，それを実現するための環境や条件は必ずしも十分に整備されているとはいえない．

　これらの現状をふまえて15レクチャーシリーズでは，医療専門職を目指す学生が授業で使用する本を，医学書ではなく教科書として明確に位置づけた．

　学生諸君に対しては，各教科の基礎的な知識が，後に教授される応用的な知識へどのように関わっているのか理解しやすいよう，また臨床実習や医療専門職に就いた暁には，それらの知識と技術を活用し，さらに発展させていくことができるよう内容・構成を吟味した．一方，教員に対しては，オムニバスによる講義でも重複と漏れがないよう，さらに専門外の講義を担当する場合においても，一定水準以上の内容を教授できるように工夫を重ねた．

　具体的に本書の特徴として，以下の点をあげる．

- 各教科の冒頭に，「学習主題」「学習目標」「学習項目」を明記したシラバスを掲載する．
- 1科目を90分15コマと想定し，90分の授業で効率的に質の高い学習ができるよう1コマの情報量を吟味する．
- 各レクチャーの冒頭に，「到達目標」「講義を理解するためのチェック項目とポイント」「講義終了後の確認事項」を記載する．
- 各教科の最後には定期試験にも応用できる，模擬試験問題を掲載する．試験問題は国家試験に対応でき，さらに応用力も確認できる内容としている．

　15レクチャーシリーズが，医療専門職を目指す学生とその学生たちに教授する教員に活用され，わが国における理学療法の一層の発展にわずかながらでも寄与することができたら，このうえない喜びである．

2010年9月

総編集　石川　朗

序　文

　入学試験で受験生の面接を担当すると，自分自身や友人のスポーツによるケガをきっかけに理学療法士を目指したと語る学生は多い．しかし，スポーツ理学療法への熱い想いをもって入学した学生たちも，卒業時に初志貫徹する者は極めて少ない．これは，スポーツ理学療法の本質が理解されていないため，学修が進むにつれて難しく感じたり，興味が他に移るのかもしれない．また，理学療法学教育のなかで，スポーツ理学療法の学修時間を十分に確保できないことも影響していると考えられる．

　スポーツ理学療法は，身体的問題や不調でスポーツ活動の休止を余儀なくされた者に対して，効率よく安全にスポーツ活動を再開・実践できるようにするものである．医療機関で行われる治療の過程では，運動療法や徒手療法，物理療法や補装具・補助具などが用いられており，一般の理学療法と何ら変わらない．大きな違いは，理学療法が日常生活や職場への復帰を目標にしているのに対して，スポーツ理学療法はスポーツ復帰を目標にしている点である．また，医療機関に限らず，スポーツ理学療法は広くスポーツフィールドなどでも行われている．

　スポーツ活動は日常生活活動と比べて，高い体力とスキルが必要なため，安静期間が長くなるとスポーツ復帰には悪影響を及ぼす．したがって，スポーツ理学療法においては損傷部を保護するだけでなく，リスク管理の下で対象者の体力を向上させることが必要となる．また，スポーツ動作は身体にかかる負荷も大きいため，日常生活に問題はなくてもスポーツ再開が難しい例は多い．スポーツ理学療法を行ううえで重要なことは，スポーツ動作を診る眼であり，誤った身体操作を改善することで再発予防にまで踏み込む必要がある．そのため，スポーツフィールドなどにおけるコンディショニングやリコンディショニングなどの知識も必要となる．

　スポーツ理学療法に求められる知識や技術は運動器系が主と思われがちだが，スポーツフィールドでは，頭部外傷や脳震盪，熱中症や内科系疾患などにも対応しなければならない．さらに，それらに対する応急処置や搬送法など，知っておくべき内容は幅広い．本書では，限られた誌面の範囲で，スポーツ理学療法を知るうえで必要な最低限の知識を網羅したつもりである．スポーツ領域に興味をもつ理学療法士の卵たちが，スポーツ理学療法の本質を理解し，身体的問題や不調に悩むスポーツ選手の力になることを期待したい．本書がその一助になれば幸いである．

2024 年 3 月

責任編集　加賀谷善教

15レクチャーシリーズ
理学療法テキスト／スポーツ理学療法学
目次

総論　　　　　　　　　　　　　　　　　　　加賀谷善教　1

4 スポーツ動作（1）
走動作
渡邊裕之　39

スポーツ動作（2）
投動作

スポーツ動作（3）
ジャンプ・着地・切り返し動作

スポーツ動作（4）
泳動作

スポーツによる内科的障害とその対処法

スポーツによる重篤な外傷とその対処法

加賀谷善教 99

10 スポーツ理学療法各論（1）
肩関節・肘関節
河端将司　109

15 パラスポーツ（障がい者スポーツ）

試験

加賀谷善教　194

15レクチャーシリーズ　理学療法テキスト

スポーツ理学療法学

シラバス

<table>
<tr><td>一般目標</td><td colspan="3">スポーツ理学療法は，スポーツ選手を元の競技により早く安全に復帰させることを目的とした理学療法である．一般的な理学療法との大きな違いはゴールが競技復帰となるため，競技復帰に向けた理学療法を理解することが目標となる．競技復帰に向けた理学療法を実践するためには，走動作，投動作，ジャンプ・着地・切り返し，泳動作などの基本的なスポーツ動作の特徴や評価方法を理解し，再発予防に向けて不適切な身体操作を修正することが重要となる．これらを理解したうえで，スポーツによる内科的障害や重篤な外傷への対処法，上肢・体幹・下肢の代表的なスポーツ傷害に対するスポーツ理学療法を学習する</td></tr>
</table>

回数	学習主題	学習目標	学習項目
1	総論	スポーツ理学療法の目的や対象，内容の概要を理解する スポーツ傷害の定義と発生要因を理解する スポーツ理学療法の進め方を理解する	スポーツ理学療法とは，スポーツ傷害の発生要因，スポーツ理学療法の進め方，損傷部位の修復過程と予後予測
2	機能評価と徒手療法	スポーツ理学療法を実践するうえで必要な機能評価の目的や方法を理解する スポーツ理学療法を実践するうえで必要な徒手療法の目的や方法を理解する	スポーツ理学療法における機能評価の目的，病態把握のための臨床推論，機能評価の方法と解釈，スポーツ理学療法に必要な徒手療法
3	傷害予防とコンディショニング	スポーツ傷害予防に必要な概念を理解する コンディショニングの意義や評価方法を理解する 傷害予防に必要な評価内容を理解する	スポーツ傷害予防の4段階モデルと実践例，コンディショニング，メディカルチェック，フィジカルチェック
4	スポーツ動作（1） ―走動作	歩行と走動作の違いを理解する 走動作のバイオメカニクスを理解する 走動作を改善するために必要な評価とエクササイズを理解する	歩行の基礎知識，歩行のパラメータ，歩行時の床反力，ロッカー機能，走動作のバイオメカニクス，走動作の特徴，走動作の相・床反力，走動作で生じる傷害と動作改善のポイント
5	スポーツ動作（2） ―投動作	投動作のバイオメカニクスを理解する 投動作を改善するために必要な評価とエクササイズを理解する	野球の投球動作の特徴・相・チェックポイント，投球動作で生じる傷害の特徴と動作改善のポイント，野球以外の投球動作の特徴と動作改善のポイント
6	スポーツ動作（3） ―ジャンプ・着地・切り返し動作	ジャンプ・着地・切り返し動作のバイオメカニクスを理解する ジャンプ・着地・切り返し動作を改善するために必要な評価とエクササイズを理解する	ジャンプ・着地動作・切り返し動作のバイオメカニクス，ジャンプ・着地・切り返し動作で生じる傷害の特徴と動作改善のポイント
7	スポーツ動作（4） ―泳動作	泳動作のバイオメカニクスを理解する 泳動作を改善するために必要な評価とエクササイズを理解する	泳動作のバイオメカニクス，泳動作の特徴，泳動作で生じる傷害のメカニズム，泳動作の評価，動作改善のポイントとエクササイズ
8	スポーツによる内科的障害とその対処法	スポーツによって生じる代表的な内科的障害の発生機序と病態を理解する スポーツ現場での対処法と予防について理解する	心臓突然死，心肺蘇生法と一次救命処置，熱中症・過換気症候群・オーバートレーニング症候群・貧血の予防と対処法，月経異常や女性スポーツ選手の3主徴と対応
9	スポーツによる重篤な外傷とその対処法	スポーツによって生じる重篤な外傷の発生機序と病態を理解する スポーツ外傷発生時の救急手当と応急手当の方法を理解する	スポーツによる重篤な外傷と初期対応（心肺蘇生法，止血法，RICE処置，骨折に対する固定法，搬送法），スポーツ頭部外傷（脳震盪，セカンドインパクト症候群，重症スポーツ頭部外傷）・頸髄損傷に対する評価と対応
10	スポーツ理学療法各論（1）―肩関節・肘関節	スポーツによって生じる代表的な肩関節・肘関節傷害の発生機序と病態を理解する 競技復帰，再発予防に向けた理学療法の評価と治療を理解する	投球障害肩や投球障害肘，肩関節脱臼，テニス肘の病態・評価・理学療法
11	スポーツ理学療法各論（2）―腰部	スポーツによって生じる腰痛の発生機序と病態を理解する 競技復帰，再発予防に向けた理学療法の評価と治療を理解する	腰椎分離症や腰椎椎間板ヘルニア，非特異的腰痛（腰痛症）の病態・評価・理学療法
12	スポーツ理学療法各論（3）―股関節・大腿部	スポーツによって生じる代表的な股関節・大腿部疾患の発生機序と病態を理解する 競技復帰，再発予防に向けた理学療法の評価と治療を理解する	グロインペインや大腿部筋挫傷，ハムストリングス肉離れの病態・評価・理学療法

回数	学習主題	学習目標	学習項目
13	スポーツ理学療法各論 (4)―膝関節	スポーツによって生じる代表的な膝関節疾患の発生機序と病態を理解する 競技復帰，再発予防に向けた理学療法の評価と治療を理解する	前十字靭帯（ACL）損傷の病態・評価・理学療法，競技復帰に向けたパフォーマンス評価，ACL損傷の予防，ジャンパー膝・オスグット病の病態・評価・理学療法
14	スポーツ理学療法各論 (5)―足部・足関節	スポーツによって生じる代表的な足部・足関節疾患の発生機序と病態を理解する 競技復帰，再発予防に向けた理学療法の評価と治療を理解する	足関節捻挫や後脛骨筋機能不全の病態・評価・治療・理学療法
15	パラスポーツ （障がい者スポーツ）	パラスポーツの意義と理念を理解する パラスポーツと理学療法士のかかわりについて理解する パラスポーツにおけるスポーツ外傷・障害の特徴を理解する	パラスポーツの理念・特徴，障がい者がスポーツをする意義，障がい者のスポーツの歴史的変遷，パラスポーツにおける理学療法士の役割と留意点，パラアスリートにおける医学的問題とリスク管理，パラアスリートにおけるスポーツ外傷・障害の特徴

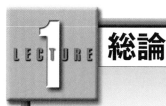

総論

到達目標

- スポーツ理学療法の目的や対象，行われる場面とその内容について理解する．
- スポーツ傷害の定義と発生要因について理解する．
- 動的アライメントとスポーツ傷害の関連性について理解する．
- スポーツ理学療法の進め方について理解する．

この講義を理解するために

　この講義では，スポーツ理学療法についての理解を深めるために，その目的や対象，行われる場面と内容，スポーツ傷害発生要因，スポーツ理学療法の進め方，組織の修復過程などについて学びます．基礎体力をベースに動的アライメントやフォームの観点からアライメント不良や誤った動作を修正することは，単にパフォーマンスを向上させるだけでなくスポーツ傷害の予防にも有効です．

　この講義の前に，以下の項目をあらかじめ学習しておきましょう．

　　□ 一般的な理学療法の目的や対象，行われる場面とその内容を学習しておく．

　　□ スポーツ傷害にはどのような疾患があるか学習しておく．

　　□ 伸張，圧迫，回旋，剪断などの身体にかかる負荷様式について学習しておく．

講義を終えて確認すること

　　□ スポーツ理学療法とは何かが理解できた．

　　□ スポーツ傷害の定義と発生要因について理解できた．

　　□ 動的アライメントとスポーツ傷害の関連性について理解できた．

　　□ スポーツ理学療法の進め方について理解できた．

スポーツ理学療法
（sports physical therapy）

1. スポーツ理学療法とは

スポーツ理学療法とは，さまざまな目的をもってスポーツに取り組む対象者が効率よく安全にスポーツ活動を実践できるよう，理学療法士の知識や技能を活用していくものである．

1）目的

傷害や疾病などによる身体的問題によって，スポーツ活動の休止や制約を余儀なくされた者に対して，早期のスポーツ再開・復帰を目的とする．また，スポーツ活動時に身体的不具合や体調の低下を感じている者に対して，より良い状態でのスポーツ活動を可能にすることを目指す．

さらに，年齢，性別，活動レベルや競技種目を問わずスポーツ活動に取り組む人々に対して，傷害や疾病の予防，スポーツ実践能力の向上を図る．

2）対象

スポーツに取り組む対象者すべてであり，競技スポーツ選手だけでなく，スポーツ愛好者や健康増進スポーツ実践者も含まれる．また，年齢，性別，競技種目を問わず，パラスポーツ選手や愛好家も含まれる．

3）スポーツ理学療法が行われる場面　（図1）

傷害や疾病などによる身体的問題で医療機関を利用している対象者は，体力・身体機能・体調が最も低下した状態にある．一方，プロスポーツや企業スポーツのフィールドで競技スポーツを行っている対象者は，体力・身体機能・体調が最も高められた状態である．

医療機関ではADLの改善を目的としたメディカルリハビリテーションが行われるが，スポーツ活動の再開・復帰を目標にしたスポーツ理学療法はアスレティックリハビリテーションである．プロスポーツや企業スポーツの現場では，スポーツ活動に必要な体力を高めるためのフィジカルトレーニングや技能を高めるためのファンダメンタルトレーニングが行われる．

フィジカルトレーニングやファンダメンタルトレーニングが行われる場面は広く，運動型健康増進施設や総合型地域スポーツクラブ，学校体育や運動部活動の現場でも行われている．アスレティックリハビリテーションはメディカルリハビリテーションとフィジカルトレーニングなどをつなぐ役割がある．

このように，スポーツ理学療法が行われる場面は医療機関で行われるアスレティックリハビリテーションにとどまらず，広くスポーツフィールドでも行われている．

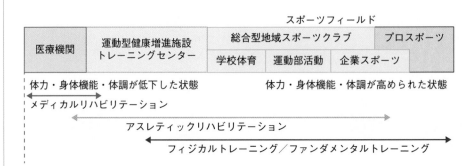

図1　スポーツ理学療法が行われる場面

MEMO

パラスポーツ（para-sports）
先天的・後天的に障がいを有する人が行うスポーツ全般をさす．以前は「障がい者スポーツ」とよんでいたが，2021年に日本障がい者スポーツ協会は「日本パラスポーツ協会」と名称変更をした．

MEMO

体力の構成要素には身体的要素と精神的要素があり，各要素は行動体力と防衛体力に分類される．身体的要素の行動体力には形態と機能があり，機能には筋力，柔軟性，持久性，敏捷性・スピード，平衡性・協応性がある．

ADL（activities of daily living；日常生活活動）

MEMO

フィジカルトレーニング
体力の強化や健康維持を目的とするトレーニングで，ストレッチやウエイトトレーニングなどの無酸素運動，ジョギングなどの有酸素運動が含まれる．スポーツフィールドではフィジカルトレーニングとよばれているが，医療機関では広義の運動療法として認識されている．

MEMO

ファンダメンタルトレーニング
ファンダメンタル（fundamental）とは「基礎の」「根本的な」を意味し，ファンダメンタルトレーニングはスポーツに必要な技術の基礎となるトレーニングである．バスケットボールにおける対面パスや連続ゴール下パスなども，ファンダメンタルトレーニングの一種である．

4）内容

運動療法，徒手療法，物理療法，補装具・補助具などを用いた傷害・疾病後のアスレティックリハビリテーションだけでなく，リコンディショニングやコンディショニングが含まれる．また，技能向上のためのエクササイズや傷害予防，学校保健における身心の健全な育成や地域スポーツでの健康チェック，パラスポーツに対する支援など，多方面で理学療法士の知識や技能が活用されている．

2. スポーツ傷害の発生要因

1）スポーツ傷害とは

スポーツによる運動器のけがの総称で，スポーツ外傷とスポーツ障害がある．疫学調査などでは"スポーツ傷害"が用いられるが，"傷害"は暴力行為によって他人に傷を負わせるイメージがあるため，一般的には"スポーツ外傷・障害"と表現されることが多い（**表1**）．

（1）スポーツ外傷

1回の強大な外力によって発生するけがで，急性外傷ともいわれる．

（2）スポーツ障害

比較的弱い力が同一部位に繰り返し加わることで発生するけがで，慢性外傷ともいわれる．

けがの程度は1回の負荷量と繰り返し回数の積で決まる．スポーツ障害は1回の負荷量が小さくても繰り返し回数が多く，結果としてスポーツ外傷より重度となる可能性もある．特に，スポーツ障害は選手が我慢して運動を続けることがあるため，状況によってはスポーツ外傷よりも復帰が遅れることは少なくない．

2）発生要因

個体要因，環境要因，トレーニング要因の3つがある（**表2**）．これらは複雑に影響し合っており，単に個体要因に対してアプローチするのではなく，選手の抱えている問題を総合的に評価することが重要である．

（1）個体要因

筋力や柔軟性，アライメントやスキルといった選手個人の要因である．

筋力や柔軟性の不足，knee in toe out や knee out toe in といった動的アライメントの問題などによりスポーツ傷害が発生する（**図2**）．

（2）環境要因

季節，天候，路面，靴，道具といった環境の要因である．

滑りやすい，または止まりやすいといった路面（サーフェイス）の状態や，使用しているラケットの重さなどが対象者の筋力に見合わないなど，環境要因によりスポーツ傷害が発生する．

表1　スポーツ傷害の代表例

スポーツ外傷 （急性外傷）	スポーツ障害 （慢性外傷）
1）骨折	1）疲労骨折，骨膜炎
2）捻挫，靱帯損傷	2）球障害肩・肘
3）脱臼	3）膝蓋大腿関節症
4）筋・腱断裂	4）筋腱付着部炎
5）肉離れ	5）後脛骨筋不全症， 　　扁平足障害
6）その他	6）その他

表2　スポーツ傷害の発生因子

個体要因	筋力，柔軟性，アライメント，スキル
環境要因	季節，天候，路面，靴，道具
トレーニング要因	運動の種類，方法，負荷量

表3 静的アライメントの代表例

肩甲帯	翼状肩甲，肩甲骨挙上位・外転位，骨頭前型など
脊柱	側彎，円背（胸椎後彎），腰椎前彎など
骨盤	骨盤前傾，骨盤後傾など
膝	O脚・X脚，Q角，膝蓋骨高位など
足部	回内足（扁平足），回外足（ハイアーチ），外反母趾，leg-heel angle，calcaneus-angle など

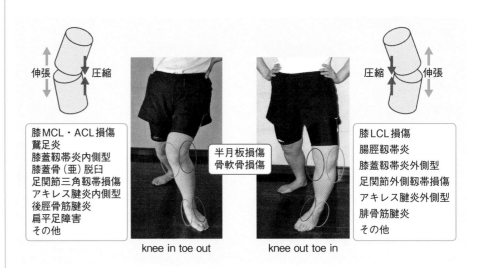

伸張　圧縮　　　　　　　　　　　　　　　圧縮　伸張

膝MCL・ACL損傷
鵞足炎
膝蓋靱帯炎内側型
膝蓋骨（亜）脱臼
足関節三角靱帯損傷
アキレス腱炎内側型
後脛骨筋腱炎
扁平足障害
その他

半月板損傷
骨軟骨損傷

膝LCL損傷
腸脛靱帯炎
膝蓋靱帯炎外側型
足関節外側靱帯損傷
アキレス腱炎外側型
腓骨筋腱炎
その他

knee in toe out　　　　　knee out toe in

図2 動的アライメントとスポーツ傷害の関係

(3) トレーニング要因

運動の種類と方法，負荷量といったトレーニングの要因である．

対象者の体力をはるかに超えた過大な負荷や，必要以上の運動を繰り返すことでスポーツ傷害が発生する．

3) 動的アライメントとスポーツ傷害の関連性

ランニング障害では，O脚と腸脛靱帯炎との関連性などが指摘されているが，静的アライメント（表3）とスポーツ傷害発生の関連性についてのエビデンスは十分とはいえない．これは，O脚であっても動作時に膝外反を呈する例は膝内側に伸張負荷が加わるからだと考えられる．一方，動的アライメントとは動作時のアライメントで，代表的な下肢動的アライメントとして knee in toe out や knee out toe in などがある．各種動作時の動的アライメントに着目することで，スポーツ傷害との関連性を考察しやすい．

(1) knee in toe out type

動作時に膝が内側に入り，足尖（つま先）が外を向くタイプ．

内側構成体に伸張負荷，関節外側に圧縮負荷が生じるため，スポーツ傷害との関係については，膝内側側副靱帯損傷や鵞足炎，足関節三角靱帯損傷や後脛骨筋腱炎などが発生する（図2）．

(2) knee out toe in type

動作時に膝が外側を向き，足尖が内に入るタイプ．

外側構成体に伸張負荷，関節内側に圧縮負荷が生じるため，スポーツ傷害との関係については，膝外側側副靱帯損傷や腸脛靱帯炎，足関節外側靱帯損傷や腓骨筋腱炎などが発生する（図2）．

3. スポーツ理学療法の進め方

スポーツ理学療法に必要なことは，スポーツ傷害を知り，動きを診て，適切な評価の下で結果を出すことである．そのためには事前に必要な情報を収集し，スポーツ傷害の特徴と疾患像を理解したうえで問診に臨むことが重要となる．

1) 対象者に対面する前に必要なこと

(1) 疾患像の把握

正確な病態を把握し，リスク管理の下で対象者に最適なスポーツ理学療法を行うためには，疾患像を理解することが最も重要となる．疾患像を把握することで，予後予測も可能となる．

(2) スポーツの理解

スポーツ再開・復帰を目的としているスポーツ理学療法にとって，スポーツ動作を診る眼とスポーツを知ることは重要である．

スポーツ動作については，少なくとも走動作や投動作，ジャンプ・着地動作や切り返し動作，泳動作などの基本的な動作について理解する必要がある．また，対象者におけるスポーツ特有の動作やルールについては，スポーツ理学療法を進めていくなかで理解を深めていく．

(3) 情報収集

チームアプローチを進めるうえでは，医師からの情報や画像所見だけでなく，監督・コーチ，アスレティックトレーナー，スポーツ栄養士など，対象者にかかわるスタッフからも必要な情報を収集する．

2) 問診

理学療法評価は問診の前から始まっており，入室時の表情や動作などを観察し第一印象をとらえる．スポーツ現場でけがに遭遇した場合には，けがの発生状況を視認し，対象者がどのような状況にあるか観察しながら近づく．

オープニングでは自己紹介とインフォームドコンセントを忘れずに，主訴を聞き出すためには 4W1H（表4）を念頭に開放型質問を用いた情報収集を行う．対象者の話を傾聴する際には共感を織り交ぜながら，促進と絞り込みを行い，最後に対象者が話したことを整理して確認する．なお，ここでは対象者と治療者とがゴールを明確に共有することが重要となる．

3) 理学療法評価

(1) ボトムアップモデルとトップダウンモデル

理学療法評価の進め方には，ボトムアップモデルとトップダウンモデルがある．ボトムアップモデルは必要と思われる検査・測定を一通り行い，その結果から統合と解釈によって問題点に対する介入計画を導き出す．この方法は，評価項目の漏れを少なくできるが，無関係な評価を漠然と行う可能性もある[1]．

トップダウンモデルでは，対象者の動作上の問題点を問診などのスクリーニングで絞り込み，仮説を裏づけるための詳細な検査・測定を選別して評価する．利点として

表4　痛みに関する問診における 4W1H

When（いつから）	急性外傷か慢性外傷か
Why（生じた理由）	発生機転により絞り込む
What（何をすると痛むか）	安静時痛，運動時痛など
Where（部位）	部位・組織を特定（合併損傷も把握）
How（どのように痛むか）	鈍痛，鋭い痛み，灼熱痛など

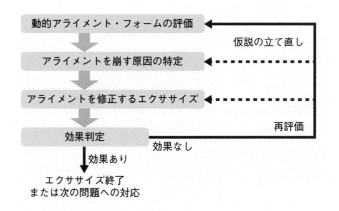

図3　動的アライメントからみたトップダウンモデル

徒手筋力検査
(manual muscle test：MMT)

関節可動域
(range of motion：ROM)

MEMO
鵞足炎に対するスポーツ理学療法の実践例
動的アライメントがジャンプ着地時のknee in toe outで，その原因が腸脛靱帯のスティッフネスによる膝内旋ROM制限および股関節外転筋機能不全によるものと推論したとする．この場合，腸脛靱帯のリラクセーションと膝内旋ROMの改善，股関節外転筋エクササイズを中心に運動療法を実施する．

MEMO
腓骨筋腱炎に対するスポーツ理学療法の実践例
動的アライメントがランニング時のknee out toe inで，その原因が距骨下関節回内制限および長・短腓骨筋機能不全によるものと推論したとする．この場合，距骨下関節回内可動域の改善と長・短腓骨筋エクササイズを中心に運動療法を実施する．
なお，腓骨筋腱炎はknee out toe inタイプに分類されているが，knee in toe outタイプでも足関節背屈荷重位で長腓骨筋が収縮を過剰に繰り返す場合も発生すると考えられる．

評価時間を節約できるが，検査・測定項目を絞る段階で経験に左右されるため，評価に漏れが生じる可能性がある．

慢性外傷においては，徒手筋力検査は正常で，ADLにはまったく支障がないにもかかわらず，「走ると痛い」，「投げると痛い」と訴える例も少なくない．これらの対象者にはトップダウンモデルが向いていると考えられるため，動的アライメントからみたトップダウンモデルが推奨されている．

(2) 動的アライメントからみたトップダウンモデル (図3)

このモデルの考え方は，最初に疾患像を把握し，リスクを念頭においたうえで痛みなどの炎症所見を評価する．次に姿勢やアライメント，フォームを評価し，痛みと身体にかかる過負荷を関連づけながら，動的アライメントの問題点について仮説を立てる．アライメント不良が原因で痛みが出現しているのではなく，疼痛回避のためにアライメントが変化している場合もあるため，注意深く考察を進める．

動的アライメントを崩す原因には，関節可動域，筋力や筋機能，関節不安定性などの影響が考えられるため，詳細な検査に基づきそれを特定する．この段階で，近接関節に対する評価も実施する場合が多い．例えば，膝関節障害に対しては患部である膝を中心とした評価を行うが，動的アライメントを崩す原因が足部や股関節，体幹にあると推論した場合は，それを裏づける評価を追加する．

4) 評価に基づくスポーツ理学療法の実践

実践にあたっては，動的アライメントやフォーム不良，誤った身体操作で生じる過負荷を減弱させるための効果的なエクササイズを立案することが重要である．そのためには，実際の動作中に生じている過負荷を的確に評価できる眼が必要となる．

問題となる動的アライメントやフォームを修正するために必要な関節可動域エクササイズや筋力エクササイズ，徒手療法や動作改善エクササイズなどを立案し実践する．炎症症状の強い時期には，運動療法のみに頼るのではなく効果的な物理療法を選択する．さらに，症状に応じてテーピングや足底板（インソール），サポーターといった補装具・補助具を活用し，炎症部位を保護することも必要である．

一時的に炎症が軽減しても，誤った身体操作が改善されなければ再発のリスクは高くなる．スポーツ理学療法の最終ゴールは，単に関節可動域や筋機能が改善し痛みが消失することではなく，実際のスポーツ動作時に問題となる動的アライメントやフォームが修正されていることが重要である．

4. 損傷部位の修復過程と予後予測

段階的に運動強度を上げる場合，痛みや関節可動域，筋力・筋機能が改善しても，損傷組織が修復されているかどうかは重要な要因となる．各組織の修復には一定の時間を要するため，その修復過程を知ることは再発予防の観点からも重要となる．

1) 骨の修復過程　（図4）

骨折の治癒過程には，骨折端に生じる内軟骨性骨化と骨膜で生じる膜性骨化がある．内軟骨性骨化は，骨折間隙に充満した血腫が凝血塊となり，毛細血管が進入して置き換わった肉芽組織で軟骨が誘導され，やがて消退した軟骨細胞に代わって骨芽細胞が出現することで仮骨が形成される．一方，損傷された骨膜からは軟骨を介さない骨化形態で治癒が進行するものを膜性骨化という

2) 筋の修復過程　（図5）

損傷した筋は筋衛星細胞が活性化され，筋芽細胞が発生する．筋芽細胞は残った筋線維の一端に接着し，徐々に癒合して成長する．受傷後5〜6日経つと筋管細胞が出現し，中心部に多くの核を有して一列に並ぶ．断面には中央部に空胞があって，その中に大きな核が存在する．受傷後2週を経過すると，空胞が消失して核は細胞周辺に寄り，中心部は筋原細胞が規則正しく配列し，正常な筋線維の形態に近づく．筋原線維の再生と同時にコラーゲン産生による瘢痕組織の形成が行われるため，損傷が強度の場合には筋組織の陥凹を残した瘢痕治癒となり，再損傷をきたすことがある．

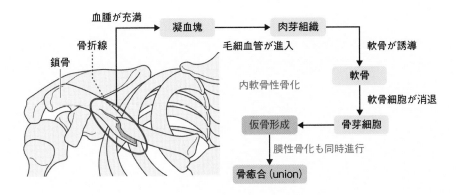

図4　骨の修復過程

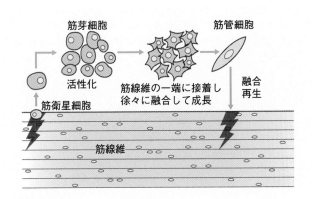

図5　筋の修復過程

MEMO
膜性骨化
損傷した骨膜から軟骨を介さない骨化形態．

MEMO
骨折治癒日数の目安（表5）
骨構造により治癒までの期間には差があり，海綿骨に比べ緻密骨のほうが修復に時間がかかる．

表5　グールト（Gurlt）表

部位	癒合期間
中手骨	2週
肋骨	3週
鎖骨	4週
前腕骨	5週
上腕骨体部	6週
脛骨・上腕骨頸部	7週
下腿骨・大腿骨	8週
大腿骨頸部	12週

MEMO
筋衛星細胞と基底膜
筋線維は筋形成膜と基底膜に包まれており，筋衛星細胞はこの2つの膜の間に存在する．筋の修復過程は，基底膜内で筋衛星細胞が活性化され進行する．そのため，基底膜損傷の程度が修復時間に影響を与えている可能性がある．

MEMO
結合組織
全身に広く分布し，上皮や筋，神経などを結びつける役割があり，細胞がまばらで細胞間質が豊富という特徴がある．一般的に，結合組織は「線維性結合組織」のことを指すが，広義には「軟骨組織」，「骨組織」，「血液」も含まれる．「線維性結合組織」はコラーゲン組織の含有率により，密性結合組織と疎性結合組織に分けられる．

気をつけよう！
腱は血流に乏しい
腱はコラーゲン線維が豊富な密性結合組織で，骨や皮膚と異なり血管網が貧弱である．そのため代謝率が低く，腱治癒能力は低い．

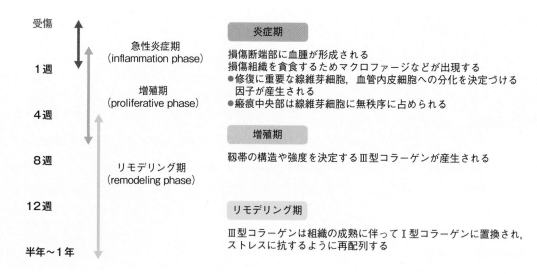

炎症期

損傷断端部に血腫が形成される
損傷組織を貪食するためマクロファージなどが出現する
●修復に重要な線維芽細胞，血管内皮細胞への分化を決定づける
　因子が産生される
●瘢痕中央部は線維芽細胞に無秩序に占められる

増殖期

靱帯の構造や強度を決定するⅢ型コラーゲンが産生される

リモデリング期

Ⅲ型コラーゲンは組織の成熟に伴ってⅠ型コラーゲンに置換され，
ストレスに抗するように再配列する

受傷
急性炎症期
(inflammation phase)
1週
増殖期
(proliferative phase)
4週
8週
リモデリング期
(remodeling phase)
12週
半年～1年

図6　靱帯の修復過程

MEMO
靱帯の構造
靱帯は腱と同じく密性結合組織
で，コラーゲン線維の配列が一
定のため引っ張る力に強い．約
65％の水分を除いた乾燥重量
に換算すると，80％はコラーゲン
線維である．

MEMO
Ⅰ型コラーゲン線維とⅢ型コラーゲン線維
靱帯はⅠ型コラーゲン線維が約
90％，Ⅲ型コラーゲン線維が約
10％で構成される．Ⅲ型はⅠ型に
比べて細く短い．靱帯修復過程
の増殖期では，靱帯の構造や強
度を決定するⅢ型が産生される．
リモデリング期では，Ⅲ型がⅠ型
に置き換わりストレスに抗するよう
再配列する．

3）腱の修復過程

　腱断裂後，3～4週で腱断端間の線維細胞および線維芽細胞の増殖が著明となり，5
～6週で腱断端間の癒合はほぼ完成するが，新生組織は正常腱組織ではなく瘢痕組織
である．6～8週で瘢痕組織はリモデリングを受け，コラーゲン線維は腱部の走行に
沿って縦に，周囲は横の方向に，腱鞘様組織となる．

4）靱帯の修復過程　（図6）

　靱帯断裂後の急性炎症期，特に最初の24時間は，単球やマクロファージが損傷組
織の貪食を行う．受傷後数日～1週間が経過すると増殖期に入り，靱帯損傷部の血腫
は新生血管が豊富な瘢痕組織に置き換わる．受傷後4～8週でリモデリング期に入る
が，損傷靱帯の形態や力学的特性が受傷前に近づくのは半年～1年の長期間を要する．

■引用文献

1）加賀谷善教：スポーツ障害に対する理学療法の基本的な考えかた．臨床スポーツ医学 2014；31
　（臨時増刊号）：2-4.

■参考文献

1）加賀谷善教：基礎体力を活かす身体の使い方とエクササイズ．西薗秀嗣ほか編著：ケガをさせ
　ないエクササイズの科学―トレーニングから運動療法まで．大修館書店；2015．p.104-18.
2）川野哲英：スポーツ動作からみた保存療法の考え方―トレーニング，機能的補助具療法を中心
　に．整形・災害外科 1988；41（10）：1195-204.
3）加賀谷善教，藤井康成ほか：腰部・下肢疾患に対する姿勢・動作の臨床的視点と理学療法．理
　学療法ジャーナル 2006；40（3）：163-70.
4）加賀谷善教：スポーツ外傷・障害における基礎知識　装具（補助具）療法．宗田 大編：復帰をめ
　ざすスポーツ整形外科．メジカルビュー社；2011．p.628-31.

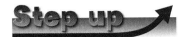

1. 関節運動連鎖

　身体各体節は関節によって連結されているため，体節の中心である骨盤の運動は近位から遠位関節に伝達される．足部のアライメント変化は上位関節のアライメントに影響を及ぼし，これを関節運動連鎖とよぶ．後足部外反に伴い下腿および大腿は内旋し骨盤は前傾する．後足部内反に伴い下腿および大腿は外旋し骨盤は後傾する．

　筆者らは，股関節外転筋機能の低下している動的トレンデレンブルグテスト（dynamic Trendelenburg test：DTT）陽性群は knee in および hip out ともに大きくなるのに対し，後足部機能が低下している動的 heel-floor test（HFT）陽性群は knee in は大きくなるが hip out は小さくなることを報告した[1]．これは，股関節や後足部機能低下が膝外反量に影響を及ぼすことを意味しており，アライメント評価からアライメントを崩す要因を分析し，エクササイズに活かす必要性が示された．

1）動的トレンデレンブルグテスト（DTT）

　片脚スクワットや片脚着地時に対側骨盤が水平位より下降する者を陽性，水平または挙上するものを陰性と判断する（図1）．中学および高校バスケットボール選手では約30%がDTT陽性となり，陰性例に比べて膝外反量が2倍となることがわかっている．下肢の関節運動連鎖では，膝外反により対側骨盤は挙上するが，スポーツ選手で認められるDTT陽性率を考えると，一般論に惑わされないよう，注意深い評価が重要となる．

2）動的 heel-floor test（HFT）

　片脚立位時の踵骨中央線と床面との角度を基準とし，片脚スクワットや片脚カーフレイズ（calf raise）時に踵骨が5°以上外反する者を強陽性（＋＋），0〜5°の外反を陽性（＋），踵骨が5°以上内反する者を強陰性（－－），0〜5°の内反を陰性（－）と判定する（図2）．HFTは片脚スクワットで約30%，片脚着地は約50%が強陽性となる．

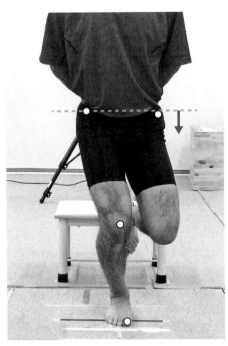

図1　動的トレンデレンブルグテスト（DTT）

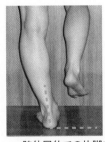

＋＋：5°以上の外反
＋　：5°未満の外反
±　：変化なし
－　：5°未満の内反
－－：5°以上の内反

a. 膝伸展位での片脚立位

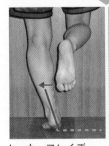

b. カーフレイズ

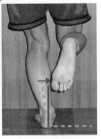

c. 約60°膝屈曲

図2　動的 heel-floor test（HFT）

2. 基礎体力と傷害予防

　理学療法の内容として，筋力エクササイズやROMエクササイズは広く用いられているが，スポーツ理学療法においては敏捷性・スピードや平衡性・協応性を考慮した動きづくりのエクササイズも重要となる．最大筋力は筋断面積に比例するため筋量が多いほど筋力発揮も大きいが，筋肥大が生じると体重も増加するため，敏捷性・スピー

ドの向上には不利となる．スポーツによって求められるパフォーマンスは異なるので，競技特性に応じたエクササイズの立案が必要となる．

競争力の向上だけでなく，けがの予防の観点から基礎体力を高めることは非常に重要である．同じ練習を行っていても基礎体力の低い選手にとっては高い負荷となり，体力レベルの高い選手にとっては低い負荷の練習となるため，基礎体力の低い選手は過負荷によるけがのリスクが高くなる（図3）．つまり，基礎体力を高めることは競技力向上にとって必要なだけでなく，けがの予防にとっても重要な要因となる．

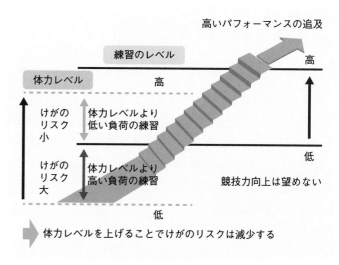

図3　体力レベルとけがの予防との関連

3. スポーツパフォーマンスとアライメントコントロール

刻々と変化する状況に応じて，多彩なプレーを効果的なタイミングで遂行するためには，スポーツ活動に必要な体力を基礎に"速く走る"，"高く跳ぶ"などの運動能力が要求される．

走動作を観察すると，骨盤前傾や腰椎前彎の増大などの問題がみられることがある．このアライメント不良は，股関節伸展制限により股関節伸筋群の機能の低下によることが多く，前方推進力を得るためのエネルギー伝達が非効率的になり走速度に影響を及ぼす．パフォーマンスへの影響のみならず，骨盤前傾に伴う knee in toe out での慢性外傷や腰椎前彎増大による腰痛症などの慢性外傷を引き起こすリスクも高まる．

着地動作においては，knee in toe out の動的アライメントがみられる例が多いが，これは単にスポーツ傷害との関連だけが問題視されるわけではない．高く跳ぶといった動作を考えた場合，膝外反といった前額面上の動きが大きくなると，各関節の力を上方への力に変換する過程でロスが生じる．着地動作に限らず，neutral position を意識した動的アライメントのコントロールは，スポーツパフォーマンスの向上にとっても重要である．

4. アライメント修正に影響を与える動作の難易性

アライメント修正には動作の難易性が影響する．単関節運動に比べて複合関節運動のほうが修正は難しく，両脚スクワットのような比較的単純な動作とジャンプのように全身的で姿勢制御を必要とする動作とでは難易性が異なる．三次元動作解析を用いた口頭指示による膝外反制動の研究によると[2]，"膝が内側に入らないよう"意識させた場合，膝外反量は片脚スクワットで有意に改善したのに対し，片脚着地で差はなかった．これは，片脚スクワットに比べて片脚着地のほうが難易性が高いため，口頭指示では改善に至らなかったと考えられる．

スポーツ活動は，周りの状況を判断しつつ複数の課題を同時に遂行しなければならない．2つの課題を同時に行う場合，中枢では注意を適切に配分することが求められるが，情報処理の容量には制限がある．要求される情報処理がこの容量を超えたとき，パフォーマンスは低下する．これは二重課題干渉とよばれ，二重課題への対応能力が低下している対象者へのエクササイズに応用されている．

非予測的動作が求められるスポーツでは，さらに動作の難易性は高まる．規定された条件下で片脚着地の膝外反量が修正できたとしても，実際のスポーツ場面で修正されなければ意味はない．アライメント修正のエクササイズを考える場合，これらの難易性を考慮し，簡単なエクササイズから複雑なエクササイズ，より実践的なスポーツ動作に近づけていく必要がある．

■引用文献

1) 加賀谷善教，西園秀嗣ほか：高校女子バスケットボール選手の股関節外転筋・後足部機能と Knee in および Hip out の関係について．体力科学 2009；58（1）：55-62.
2) 加賀谷善教：基礎体力を活かす身体の使い方とエクササイズ．西薗秀嗣ほか編著：ケガをさせないエクササイズの科学―トレーニングから運動療法まで．大修館書店；2015．p.104-18.

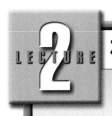

機能評価と徒手療法

到達目標

- スポーツ理学療法を実践するうえで必要な機能評価の目的や方法を理解する.
- 機能評価の結果を分析して問題点を抽出するプロセス（臨床推論）を理解する.
- スポーツ理学療法を実践するうえで必要な徒手療法の目的や方法を理解する.

この講義を理解するために

　この講義では，スポーツ理学療法を実践するうえで必要な機能評価や徒手療法について学習します.

　スポーツ理学療法では，最終的なゴールが「日常生活活動（ADL）への復帰」ではなく「スポーツ活動への復帰」となることが一般的な運動器疾患と異なる点です. 競技復帰のために必要となる運動機能は，ADL レベルよりも高い水準となることを理解しましょう.

　スポーツ選手のニーズの多くは「運動時の痛みの解消」です. 痛みがあるためにスポーツ活動に参加できない, パフォーマンスが発揮できないといった訴えに対して，何が痛いのか，なぜ痛くなったのか，といった視点で機能的に評価ができることが求められます. また，痛みや不調などの関節機能障害に対するコンディショニングの手段として，徒手療法が多く用いられます. 代表的な徒手療法について学び，実践できるようにしましょう.

　この講義の前に，以下の項目をあらかじめ学習しておきましょう.

　　□ 運動器を構成する，骨，関節，筋肉，神経系の機能解剖について学習しておく.

　　□ 関節可動域と筋力の基本的な評価方法として，関節可動域測定と徒手筋力検査法を学習しておく.

　　□ 関節モビライゼーションに必要な関節運動学について学習しておく.

　　□ ストレッチングに必要な中枢・末梢神経系による運動制御について学習しておく.

講義を終えて確認すること

　　□ スポーツ理学療法を実践するうえで必要な機能評価について理解できた.

　　□ スポーツ理学療法を実践するうえで必要な徒手療法について理解できた.

1. スポーツ理学療法における機能評価の目的

スポーツ理学療法の目標は,「スポーツ傷害や後遺症,疾病などによってスポーツ活動を休止,あるいは制約されているスポーツ選手をより早期に,より安全に,よりよい状態で競技復帰に導くこと」である.スポーツ活動の休止の原因は,多くの場合,運動時の痛みや不調である.これらを解決するための理学療法では,問題志向型システム(POS)における臨床推論が必要不可欠である.

臨床推論による機能評価の目的は,「対象者の情報や問題点を機能的側面から分析し,最善の対応方法を決定するための資料を得ること」である.競技復帰のためには,病態把握のための視点だけでなく,スポーツ活動に参加できる身体機能や耐久性が備わっているかといったパフォーマンス的な視点も必要となる.以下に,機能評価の目的をまとめる.

①対象者の病態の把握
②対象者の身体機能(パフォーマンスを含む)と構造の把握
③問題解決に向けた治療方針の決定
④予後予測
⑤効果判定

2. 病態把握のための臨床推論

スポーツ理学療法の治療の出発点は,"何が痛いのか?"といった患部の同定と,"なぜ痛くなったのか?"といった受傷メカニズムの同定である.これら2点の病態把握のための臨床推論は,組織学的評価,力学的評価,機能的評価によって構成され[1],これらすべてが機能評価に含まれる.

1) 組織学的評価

痛みを発している組織を同定するための臨床推論である.画像所見や問診などの情報をふまえて機能解剖学や組織学の観点から損傷組織の仮説を立て,視診や触診(特に圧痛所見)などから検証を行う.

2) 力学的評価

痛みを発している組織に加わる機械的ストレス(図1)を同定するための臨床推論である.組織学的評価の結果をふまえて力学的観点から問題となる機械的ストレスの仮説を立て,疼痛誘発/疼痛増悪・減弱テストや動作観察(動的アライメント)から検証を行う.

3) 機能的評価

力学的評価の結果をふまえて,痛みを発している組織に機械的ストレスが集中する原因を機能的側面から仮説を立て,機能(アライメント,可動域・可動性,筋力・筋機能,神経学的機能など)から検証する.

3. 機能評価の方法と解釈

1) 損傷組織の同定(組織学的評価)

損傷組織の同定には画像所見が最も明確に把握できる.一方,画像所見上の異常が実際の症例が訴える疼痛部位と一致しない場合もあるため,触診による理学所見(圧痛所見)が重要となる.触診レベルは評価者の技量や解剖学的知識,経験によるところが大きいが,どの組織を触知しているのかを精密に把握できることが大切である.

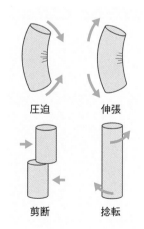

圧迫　　　伸張

剪断　　　捻転

図 1　機械的ストレスの種類

2) 疼痛誘発テスト，増悪・減弱テスト（力学的評価）

　疼痛誘発テストは受傷メカニズムの原因となる機械的ストレスの種類を同定するために，患部に負荷を加えて痛みの再現性を診る力学的評価である．さらに，負荷の増大や減少をもたらす条件下で疼痛増悪・減弱テストを検証することで，運動耐久能の把握や関連する機能不全の推定ができる（**図2，3**）．

（1）外力の変化

　徒手操作（整形外科的徒手検査を含む），関節運動，動作の選択により，患部に加わる外力の大きさ，力発揮の大きさ，運動速度，運動方向などを変化させ，どの程度の外力（運動レベル）で症状が誘発されるかを検証する．

（2）姿勢・肢位の変化

　四肢・体幹の姿勢や肢位を変化させることで，痛みへの影響を検証する．

（3）関節アライメントの変化

　徒手操作やテーピングなどのデバイスにより関節アライメントを変化させることで，痛みへの影響を検証する．

ここがポイント！
問診の重要性
問診で現病歴と疼痛評価（いつから，どこが，どのように，どうしたら痛むか）を聴取することで組織学的，力学的な病態の仮説が立てられる．また，既往歴や活動習慣などのトレーニング要因，環境要因などを詳細に聴取することで，スポーツ外傷・障害に至った根本的な発生要因につながる手がかりを得る．問診の段階で対象者の病態の70～80％程度の仮説ができていることが理想的である．問診技術が高いセラピストほど病態把握が早く，的確な評価項目をあげられるため，おのずと治療成績が良好となる．

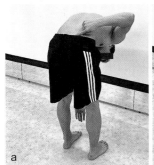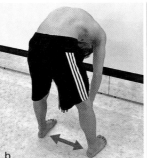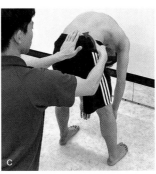

図2　仙腸関節障害の症例に対する疼痛誘発/減弱テストの例
a. 体幹前屈で右の仙腸関節上部（PSIS 付近）に疼痛が誘発される（運動の選択による外力の変化）．
b. 股関節外転位とすると前屈時痛が減弱する（姿勢・肢位の変化）．
　→股関節外転位で中殿筋，小殿筋，大腿筋膜張筋の緊張が低下するため，これらのタイトネス（筋の硬さが増加した状態）が関与していると推定される．
c. 仙骨に対して右寛骨を上方回旋方向に徒手誘導すると前屈時痛が消失する（関節アライメントの変化）．
　→右寛骨の下方回旋のマルアライメント（不良なアライメント）により仙腸関節上部が伸張されて痛みが生じていると推測される．b. の結果をふまえて中殿筋と小殿筋のタイトネスが主要因と推測される．

MEMO
整形外科的徒手検査
筋骨格系機能障害における症状や部位，原因を同定する目的あるいは原因と考えられるものを除外する目的で行われる徒手検査で，「整形外科的スペシャルテスト」ともよばれる．検査の信頼性は評価者の技量によるため，十分に練習を積んだうえで患者に実施することが重要である．

PSIS（posterior superior iliac spine；上後腸骨棘）

MEMO
● カーフレイズ：踵上げで身体を持ち上げる動作．
● ホッピング：片脚ジャンプを反復して行う動作．

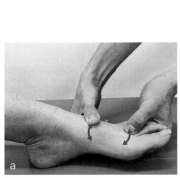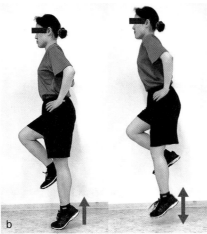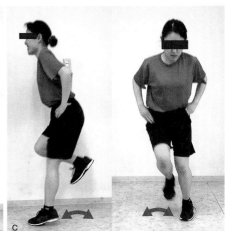

図3　第2中足骨疲労骨折の症例に対する疼痛誘発/増悪テスト（外力の変化）の例
a. 患部に伸張・圧迫・捻転負荷を加えて疼痛が誘発される機械的ストレスの種類を検証する（徒手操作）．
b. カーフレイズ（左）や垂直ホッピング（右）で疼痛が誘発されるか検証する（運動の選択）．
c. 前方ホッピング（左）や側方ホッピング（右）で疼痛が誘発されるか検証する（運動の選択）．
段階的に負荷の多い（難易度の高い）運動を選択して疼痛の有無を検証することで，その時点での運動耐久能を把握できる．

LECTURE
2

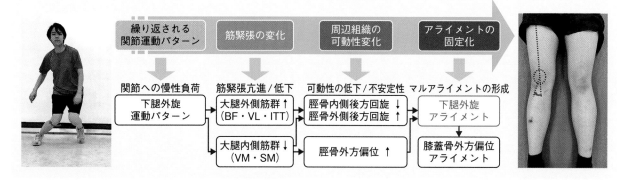

図4　下腿外旋を例としたマルアライメント形成の概念図

BF（bioceps femoris；
大腿二頭筋）
VL（vastus lateralis；外側広筋）
ITT（iliotibial tract；腸脛靱帯）
VM（vasutus medialis；
内側広筋）
SM（semimembranosus；
半膜様筋）

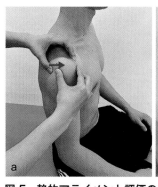
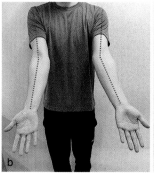
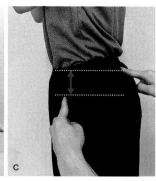

図5　静的アライメント評価の代表例
a. 上腕骨頭前方偏位の評価. 正常では肩甲骨関節窩のほぼ中心に上腕骨頭があるが, 図の症例では
　骨頭が前方に偏位している.
b. 肘関節外反（キャリーアングル）の評価. 図の症例では右肘と比較して左肘の外反角度が大きい.
c. 骨盤前後傾の評価. 正常では矢状面で上前腸骨棘（anterior superior iliac spine：ASIS）に対して
　PSIS が 2 横指程度高位にあるが, 図の症例では 4 横指あり過前傾位となっている.

3）アライメント

　アライメントは関節を構成する「骨と骨の配列や位置関係」を意味する. 異常な関節運動パターンが繰り返されればマルアライメントが形成され, 関節周囲の軟部組織への負荷が増大する要因となる（**図4**）. また, 関節の接触圧や接触位置が変化するため, 関節の剛性にも影響する. これらの結果, 可動性や筋機能が変化して多関節運動における運動連鎖にも影響を与える.

（1）静的アライメント

　静的アライメントを示す用語には, 体節間の相対位置関係や状態を表すものと関節の運動学的用語で表すものがある.

①体節間の相対位置関係や状態を表す静的アライメント：頭部前方偏位, 頸椎前彎減
　少（ストレートネック）, 翼状肩甲, 上腕骨頭前方偏位, 円背, 脊柱側彎, O 脚・X
　脚, 扁平足, 凹足, 開張足など.

②運動学的用語で表す静的アライメント：肩甲骨下制位・外転位・下方回旋位, 内反
　肘・外反肘, 胸椎後彎, 腰椎前彎, 骨盤前傾位・後傾位, 内反股・外反股, 内反
　膝・外反膝, 下腿外旋位, 回内足・回外足, 外反母趾, 内反小趾など.

　静的アライメントの評価は, ランドマークを指標に骨と骨の配列や位置関係を視診や触診で確認する（**図5**）. マルアライメントの判定は左右差や正常範囲との比較から判断するが, 予後予測や効果判定に重要な指標であれば客観的指標で記録することが望ましい.

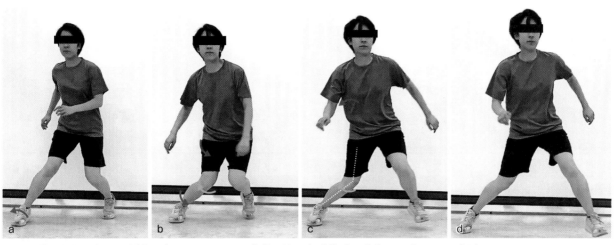

図6　鵞足炎を発症した症例モデルのカッティング（切り返し）動作時の動的アライメントの観察
a.　減速時に体軸より外方で接地して足部外側荷重となり，足部回外位での接地となっている．
b.　方向転換時に体幹が外方傾斜して股関節が内転・内旋し，足部は過回内して脛骨が内方傾斜し，膝関節では外反・外旋位となっている．
c.　方向転換からの蹴り出し時に体幹の外方傾斜が強まり，膝関節の外反・外旋がさらに増加している．
d.　カッティング動作の終了．

（2）動的アライメント

　動的アライメントを表す用語には，肩関節挙上運動中の肩甲上腕リズム，脊柱前屈運動中の腰椎骨盤リズム，下肢荷重動作中の knee in toe out や knee out toe in などがある．また，動作中のある特定のフェイズの関節アライメントを運動学的用語で表すことも多い．

　動的アライメントの評価は，主に視診による動作観察で行い，関節運動の左右差や関節アライメントの偏位の大きさを評価して外傷・障害との関連を推し量ることが多い．カッティング（切り返し）動作時に鵞足部痛を訴える症例の動作観察では，「右脚でのカッティング動作の方向転換時に股関節が内転・内旋し，膝関節が外反・外旋位（knee in）となるマルアライメントが過度に生じるため，膝内側の鵞足部に伸張負荷と捻転負荷が加わって鵞足炎を発症した可能性がある」といったように，マルアライメントと障害発生メカニズムの関連を具体的な仮説で立てられるとよい（**図6**）．

4）関節可動域（ROM）・可動性

　外傷・障害による組織損傷や術後侵襲の影響により，瘢痕化や癒着の形成，不動による組織の伸張性の低下や短縮，疼痛による筋の過緊張，腫脹や浮腫などによって関節可動域が低下する．関節可動域の低下は，いずれも組織損傷の二次的な機能低下であるため，関節可動域測定によって機能低下の程度やその時点での回復段階を把握することにつながる．治療対象としての制限因子を推定するためには，関節可動域の数値だけではなく，エンドフィールや可動性の評価が重要となる．

（1）可動域の評価

a.　関節可動域の測定

　関節可動域検査（ROM-t）に基づいて客観的指標で測定する．

b.　筋タイトネステスト（図7）

　対象となる筋の柔軟性や伸張性を客観的指標で測定する．

（2）可動性の評価

a.　エンドフィール

　エンドフィールとは，関節可動域の最終域で評価者が触診で感じる組織特有の抵抗感である（**表1**）．病態によって痛みや組織変化，筋緊張亢進などに応じた異常なエンドフィールとなる．関節可動域の制限因子を推定する際には，評価者が感じる抵抗の部位や抵抗の量・質・方向などの情報から推測する．

MEMO
フェイズ（phase）
位相を意味する．動作を観察する際には，問題となる動作局面の分析をしやすくするために，いくつかの相に分けて観察することが多い．
▶ Step up 参照．

カッティング（切り返し）動作
▶ Lecture 6 参照．

関節可動域
（range of motion：ROM）

MEMO
筋タイトネステスト
ROM-t は，原則として多関節筋の影響を取り除いた肢位での可動域を測定するが，筋タイトネステストは筋が最も伸張される肢位での関節角度や距離を測定する．

エンドフィール
（end feel；最終域感）

異常なエンドフィールと制限因子
▶ Step up 参照．

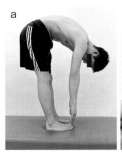 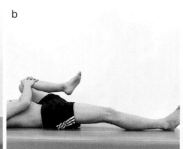 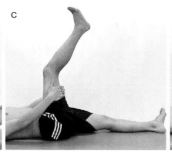 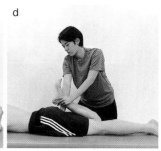

a   b   c   d

図7　筋タイトネステストの代表例
a. ハムストリングスと腰背部筋：立位体前屈での指床間距離（finger floor distance：FFD）
b. 腸腰筋：トーマステストによる膝窩床間距離（popliteal floor distance：PFD）
c. ハムストリングス：股関節90°屈曲位からの膝伸展角度（knee extension angle：KEA）
d. 大腿四頭筋：エリーテストによる踵殿間距離（heel buttock distance：HBD）

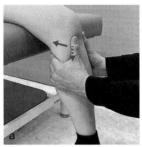
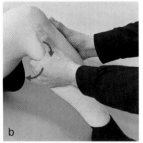

図8　膝関節屈曲制限を呈する症例の副運動の評価
a. 膝関節屈曲位で大腿骨に対する脛骨の離開（点線矢印）や後方への滑り（矢印）の関節の遊びを確認する。
b. 膝関節は屈曲運動に脛骨内旋が伴うため，脛骨内側の後方すべりと脛骨外側の前方すべりの関節の遊びを確認する。

MEMO

副運動（accessory movements）
関節包内運動ともよばれ，構成運動と関節の遊びに分類される。関節包や靱帯の損傷で関節の遊びが過度に大きくなった状態が関節不安定性であり，もともと生理的に関節の遊びが大きい状態が関節弛緩性である。

徒手筋力検査
（manual muscle test：MMT）
抑止テスト（break test）
抗抵抗自動運動テスト
（full arc test）

表1　関節可動域のエンドフィール

	エンドフィール	停止感	代表例
ソフト（soft）	soft tissue approximation 軟部組織の衝突感	筋の接近によるしなやかな圧迫感	膝関節屈曲（大腿と下腿後面の軟部組織の接触）
	muscular end feel 筋の伸張感	ゴムのような弾力性のある停止感	SLR（ハムストリングスの緊張）
ファーム（firm）	tissue stretch 軟部組織の伸張感	関節包や靱帯が伸張された停止感	手指MP関節伸展（関節包の伸張）肩関節外旋・水平外転（関節包の伸張）
ハード（hard）	bone to bone 骨と骨の衝突感	骨と骨の接触による停止感	肘関節伸展（肘頭と肘頭窩の骨の衝突）

SLR：下肢伸展挙上（straight leg raising），MP：中手指節（metacarpophalangeal）

b．副運動

副運動の評価は，ゆるみの肢位だけでなく関節可動域の最終域でも評価し，関節の遊びの左右差から異常を判定する（**図8**）。関節包の短縮がある場合，硬い関節包性や骨性に近いエンドフィールになり，関節の遊びは減少する。関節弛緩性や関節不安定性がある場合は，関節の遊びが大きくなり過可動性を呈する。

c．軟部組織の滑走性

精密な触診によって評価し，左右差や周辺組織との比較によって癒着感や滑走性の低下を判定する（**図9**）。近年では，超音波診断機器を用いて軟部組織の滑走性の動態評価を行うこともある（**図10**）。

5）筋力・筋機能

筋力の低下は，組織損傷や炎症に起因する運動単位の興奮性低下，痛みや違和感による中枢神経性の筋力発揮の抑制，不動による筋萎縮などによって生じる。関節可動域と同様に筋力測定でも二次的な機能低下の程度やその時点での回復段階を把握することができる。病態把握や治療においては，筋力（どれくらい筋出力ができたか）だけでなく，筋機能（筋に関連する機能）の評価も重要となる。

（1）筋力の評価

a．徒手筋力検査（MMT）（図11a，b）

等尺性筋力を検査する抑止テストと，関節運動の開始から終了までの等張性筋力を検査する抗抵抗自動運動テストがあり，目的に応じて使い分ける。検査結果はグレード判定であるが，あくまで順序尺度であるため評価者の主観が大きく関与することに注意する。用具を必要とせず，応用的な評価が可能であるため臨床では最も多く用いられる。

LECTURE
2

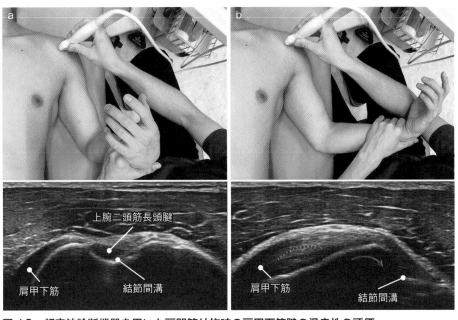

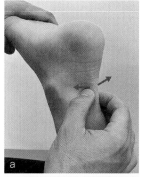

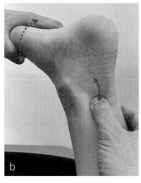

図10 超音波診断機器を用いた肩関節外旋時の肩甲下筋腱の滑走性の評価
a. 肩関節中間位での評価（上）と肩関節前方組織の超音波画像（下）.
b. 肩関節外旋位での評価（上）と超音波画像（下）. 上腕骨の外旋（矢印）により肩甲下筋が滑走している動態（点線矢印）がわかる.

b. 筋力測定機器を用いた筋力評価（図11c）

測定機器により，等尺性と等速性の筋力測定が可能となる. 測定値が客観的指標（間隔尺度）であることが最大のメリットで，左右差の把握や目標値設定，競技復帰指標などに利用しやすい. 一方，測定機器が非常に高額で測定できる施設が限られる点や，運動方向が限られるため実際の競技動作に応用しにくい点がデメリットとなる.

c. マシンやフリーウエイトを用いた筋力評価（図11d）

運動強度（重量）と最大反復回数（RM）により筋持久力や最大重量が計測できる. 最大重量（1RM）の測定はけがの危険を伴う可能性が高いため，推定1RMと最大反復回数の関係（表2）により，最大重量を推定する方法で計測される場合が多い.

（2）筋機能の評価

a. 筋収縮感・筋緊張

筋収縮時の筋硬度や緊張の度合い，筋のボリュームの変化などを評価者が触診や視診によって主観的に評価する（図12）.

b. 関節運動パターン

自動運動による関節運動パターンは，主働筋と拮抗筋，あるいは協働筋群の張力バランスや協調性，収縮のタイミングなどの評価につながる（図13）.

c. 関節の動的安定性の評価[2]

徒手筋力検査は外乱に抗して力を発揮するという観点から，関節の動的安定性の評価という側面をもつ. 徒手筋力検査変法として応用的に評価することで実際の動作時の筋機能の特徴や問題点を推測するツールとなる.

a）関節角度や肢位を変える徒手筋力検査変法（図14a）

症状を有する関節で筋出力が発揮しやすい中間域では十分に筋収縮が可能であっても，最終域付近で筋出力が発揮できないなどの角度特異性を呈することがある.

b）抵抗の方向を変える徒手筋力検査変法（図14b）

実際のスポーツ動作では，関節に多方向への力が同時に加わっている. 徒手筋力検査の規定とは異なる方向の抵抗を加えることで，運動方向以外の外乱に対する動的安定性の評価となる.

図9 足関節背屈制限に対する軟部組織の滑走性の評価
a. アキレス腱を把持して左右への滑走性を評価する.
b. 長母趾屈筋腱を触知して足関節底背屈時の滑走性を評価する.

MEMO
●順序尺度
データ間の順序関係（大小関係）のみを表す尺度. なんらかの特性においてa>b>cのような関係性を示すが，その差の大きさが等しいわけではない. 例えば，MMTのグレード（0～5）やアンケートでの〔1：良い・2：普通・3：悪い〕などがあげられる.
●間隔尺度
データが連続変数で，そのデータ間の大小関係を数値の差として表す尺度. 例えば，身長や体重，年齢などがあげられる.

MEMO
●マシン
運動方向が規定された機器を意味する.
●フリーウエイト
ダンベルやバーベルなどの，エクササイズの際に運動方向を自由に動かすことのできるトレーニング用具を意味する.

最大反復回数
（repetition maximum：RM）

最終域付近（end range）

17

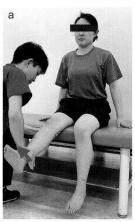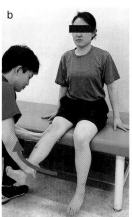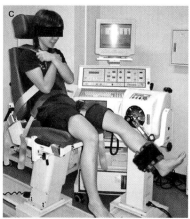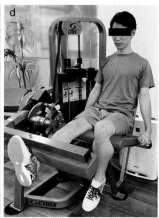

図 11　筋力評価
a. 大腿四頭筋の MMT（抑止テスト）.
b. 大腿四頭筋の MMT（抗抵抗自動運動テスト）.
c. 等速性筋力測定機器（Biodex system 3）を用いた膝伸展筋力の測定.
d. レッグエクステンション機器を用いた膝伸展筋力の測定.

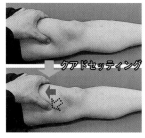

図 12　筋機能（筋収縮感・筋緊張）の評価例
大腿四頭筋の等尺性収縮（クアドセッティング）での筋機能評価. 特に内側広筋の収縮時の筋硬度とボリュームを徒手で確認し, 左右差で評価する. また, 外側広筋の収縮に対する内側広筋の強度バランスの低下や収縮タイミングの遅延などがあると膝蓋骨が過剰に外方に引き上げられる異常運動パターン（点線矢印）を呈することがある.

表 2　推定 1 RM と最大反復回数の関係

%1 RM	100	95	93	90	87	85	83	80	77	75	67	65	60
最大反復回数（RM）	1	2	3	4	5	6	7	8	9	10	12	15	20

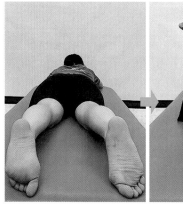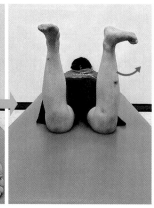

図 13　筋機能（関節運動パターン）の評価例
右膝前十字靱帯（anterior cruciate ligament：ACL）再建術後症例の膝関節屈曲の自動運動時の異常運動パターンの例. 外側ハムストリングスに対して内側ハムストリングスの収縮バランスが低下すると下腿外旋を過剰に伴った膝屈曲運動を呈する.

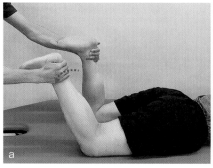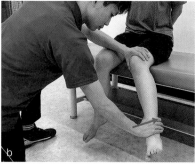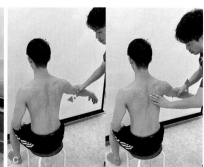

図 14　筋機能（関節の動的安定性）の評価例
a. ハムストリングスの MMT で浅屈曲位では力を発揮できるが, 深屈曲位（90°以上）で出力低下を認める例（点線矢印）では, 半腱様筋や半膜様筋の機能不全が推測される.
b. 大腿四頭筋の MMT で中間位では力を発揮できるが, 徒手抵抗を外反方向に加えると脱力する場合, 膝関節外旋や膝蓋骨のマルアライメントの影響が推測される.
c. 肩関節外転の MMT で通常の方法では筋力低下を認めるが（左）, 肩甲骨下角を徒手で支持すると出力が改善する場合（右）, 肩甲上腕関節の安定性の低下が推測される.

c）近位関節の安定性の影響をみる徒手筋力検査変法（図14c）

対象関節での筋収縮は十分であっても安定性が発揮できない場合，近位関節の安定性が問題となっていることがある．この場合，徒手的に安定性を補助して評価することで近位関節の影響を把握できる．

6) 神経学的機能

運動において適切に筋出力が発揮されるためには，感覚器で感覚情報が適切に入力されて感覚神経から求心性に脳に伝達され，脳では適切な情報統合と運動プログラミングが行われ，運動指令が運動神経を介して遠心性に出力されて初めて実行される．

運動制御にかかわる末梢の感覚入力は，表在感覚や深部感覚による体性感覚や，視覚や前庭覚などによる特殊感覚の関与が大きい．筋出力低下を呈する症例に対して徒手療法や感覚入力エクササイズを行うことで即時的に筋出力改善を示すことは多い．これは，介入によって末梢からの感覚情報の入力量が増加して中枢での運動学習に統合が生じた結果の一つと考えられる．運動機能の低下があった場合には，支配神経の神経学的検査や固有感覚，特殊感覚にも着目する必要がある．

4. スポーツ理学療法に必要な徒手療法[3]

徒手療法は，治療者の手で行う直接的な手技，あるいは一部の器具を用いた手技の総称である．運動器を構成する関節や軟部組織に対して，徒手による適刺激の外力を加えることで，痛みや不調，可動性の低下や筋機能の低下などの改善を図ることが目的となる．臨床場面では，①外傷・障害後の治療，②外傷・障害予防やパフォーマンス発揮のためのコンディショニングおよびリコンディショニングの場面で用いられる．

代表的な徒手療法には，関節モビライゼーション，クリニカルマッサージ，パートナーストレッチングなどがある．治療対象となる身体部位や組織特性，疾患や症状，機能障害などのさまざまな側面から評価し，適用する手技や組み合わせを決定する．

1) 関節モビライゼーション

関節の副運動に制限が生じると運動軸の崩れや位置異常により骨運動が制限され，痛みや違和感，筋出力低下，可動性低下などの関節機能障害が生じる．この関節機能障害に対して，副運動の改善を図って正常な骨運動を獲得するアプローチを関節モビライゼーションとよぶ．関節モビライゼーションの方法は，大別すると痛みのない可動範囲内で行う穏やかなものと，より強いものに分けられる．

(1) 治療手順

関節面の離開から開始して，関節面での滑りと軸回旋を獲得する．治療初期は関節の最大ゆるみの肢位で実施し，徐々に制限角度で実施する．

● 関節面の離開（図15a）[4]：治療面（関節の凹面〈関節窩〉に引いた接線）に対して垂直方向に牽引し，関節包を最大に伸張する．

● 関節面の滑りと軸回旋の獲得（図15b）[4]：治療面に対し平行に徒手操作を加え，目的の方向への滑りおよび軸回旋運動を行う．

● 他動運動や自動（介助）運動，抵抗運動との組み合わせ：凹凸の法則に基づく副運動の誘導や関節位置異常を補正しながら，他動運動や自動（介助）運動，抵抗運動を行う．

(2) 関節モビライゼーションの実際

肩関節と膝関節に対する関節モビライゼーションを図16，17に示す．

2) クリニカルマッサージ

クリニカルマッサージは，「痛みや機能障害などの身体症状を改善するために軟部組織に医療的な徒手治療を施すこと」と定義される．広い概念でとらえるならば，い

調べてみよう

末梢神経の圧迫や損傷により伝導障害が生じると，神経が走行する部位の疼痛や異常感覚，神経脱落症状（髄節レベルでの筋力低下，腱反射の低下や消失，皮膚節レベルの感覚低下や消失）が生じる．下肢の神経学的検査を巻末資料・図1に示す．その他の神経学的検査について調べてみよう．

関節モビライゼーション
(joint mobilization)

モビライゼーションの適応と禁忌
▶巻末資料・表1参照.

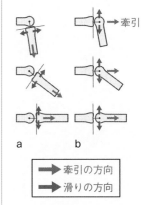

図15　関節モビライゼーションの治療面と離解および滑り
治療面は関節の凹面に引いた接線となる.
a. 操作側の関節面が凹面の場合，治療面は凹面とともに動くため関節の離解の牽引方向および滑りの方向は関節角度に応じて変化する.
b. 操作側の関節面が凸面の場合，治療面は静止しているため関節の離解の牽引方向および滑りの方向は関節角度にかかわらず一定となる.

（奈良 勲ほか編：系統別・治療手技の展開．協同医書出版社；1999．p.303[4]をもとに作成）

19

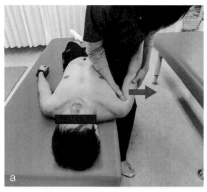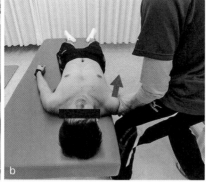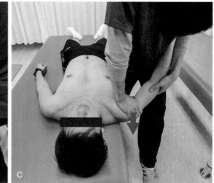

図 16　肩甲上腕関節の関節モビライゼーション
a. 関節の離解．肩甲骨関節窩の関節面（凹面）に対して，骨頭（凸面）を垂直方向に牽引する．
b. 上腕骨頭の尾側（下方）滑り．上腕骨を牽引しながら骨頭を下方に滑らせるように徒手操作を加える．
c. 上腕骨頭の背側（後方）滑り．上腕骨を牽引しながら骨頭を後方に滑らせるように徒手操作を加える．

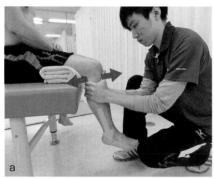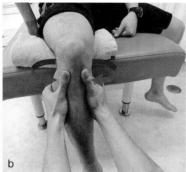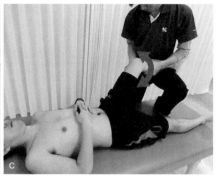

図 17　脛骨大腿関節の関節モビライゼーション
a. 関節の離解と脛骨の前方・後方への滑り．大腿骨顆部（凸面）に対して，脛骨（凹面）の骨軸方向に牽引を加えて（青矢印）関節面を離開し，脛骨を前後方向に滑らせるように徒手操作を加える（赤矢印）．
b. 脛骨の軸回旋．大腿骨に対して脛骨の内旋と外旋の軸回旋運動を改善する．
c. 膝関節の正常な screw home movement を誘導しながら，膝関節の他動運動や自動（介助）運動を行う．

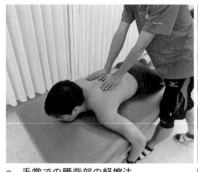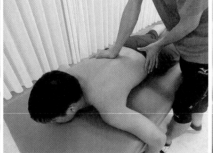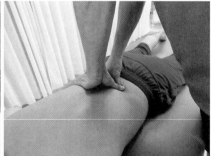

a. 手掌での腰背部の軽擦法　　b. 手掌での腰背部の揉捏法　　c. 母指での腰背部の圧迫法

図 18　スポーツマッサージの基本手技（腰背部）
a. 体表面を軽く擦って皮膚刺激から開始し，徐々に筋肉に 5kg 程度の圧をかけて擦る．
b. 治療部位に少し圧を加えながら輪状あるいは楕円状に把握して組織を揉みほぐしていく．
c. 局所の筋を持続的に垂直に圧迫する手技で，神経系の興奮を鎮静させて疼痛減弱を図る．

わゆる伝統的マッサージのほかに，筋肉や脂肪組織，神経や血管，筋膜および組織間に対する軟部組織モビライゼーションやリリースなどの手技も用いられる．

（1）伝統的マッサージ

　いわゆる「こり」をほぐす手段として古くから用いられている．マッサージの効果として，組織癒着および瘢痕組織の改善，血流量やリンパ流量の増加による疲労回復や遅発性筋痛の減少，筋スパズムの軽減，疼痛の減少（ゲートコントロール理論や内因性鎮痛物質の放出による作用），心理的あるいは神経学的作用によるリラクセーション効果などがあげられる．

LECTURE **2**

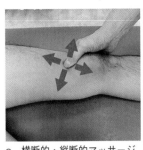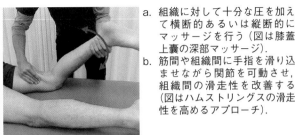

a. 組織に対して十分な圧を加えて横断的あるいは縦断的にマッサージを行う（図は膝蓋上嚢の深部マッサージ）.
b. 筋間や組織間に手指を滑り込ませながら関節を可動させ，組織間の滑走性を改善する（図はハムストリングスの滑走性を高めるアプローチ）.

a. 横断的・縦断的マッサージ　b. 組織間の滑走性を高めるアプローチ

図19　軟部組織モビライゼーションの一例

　スポーツ領域で用いられるスポーツマッサージでは，主に軽擦法と揉捏法，圧迫法の手技が用いられる（**図18**）．最初に軽擦法で対象部位の筋の状態を触察し，軽い皮膚への刺激から徐々に筋に圧力を加える．次に揉捏法で，疲労回復が目的の場合は硬くなった筋を揉みほぐして循環改善を図り，試合直前のコンディショニングの場合は，パフォーマンス発揮のために痛みの改善や筋緊張を調整する．局所に硬結部位がある場合は圧迫法を用いて改善を図り，最後に効果判定を含めて軽擦法で調整する.

（2）軟部組織モビライゼーション

　軟部組織の瘢痕や癒着，滑走不全に対してアプローチする手技を軟部組織モビライゼーションとよぶ.

　軟部組織内に硬結や瘢痕化がある場合，患部に対して適切な深度で徒手による圧を加えて横断的あるいは縦断的にモビライゼーションを行う（**図19a**）．組織間の滑走性の低下がある場合は，滑走不全が生じている組織間に手指を滑り込ませて可動性や滑走性を改善する手技などもある（**図19b**）．近年，超音波診断機器による軟部組織の動態評価で組織の癒着や滑走性の低下をリアルタイムで視覚的にとらえることが可能となり，超音波画像をみながらモビライゼーションを行うことも多い.

（3）筋膜に対するアプローチ

　軟部組織のなかでも，特に筋膜を対象とした徒手療法として，筋膜リリースや筋膜マニピュレーションなどの手技がある．筋膜障害に対する介入は，主に浅筋膜と深筋膜を対象としたアプローチが行われる.

　浅筋膜を対象としたアプローチでは，皮下組織の浅筋膜層に適切な圧を加えながら滑走を促す手技（stroking）や皮下組織を軽くつまみ上げて頭尾側や左右に動かす手技（skin rolling）などがある（**図20a，b**）．深筋膜を対象としたアプローチでは，深筋膜層に適圧と伸張を加える深筋膜リリースや，摩擦を用いて深部組織の滑走を促すストリッピングマッサージなどがある（**図20c，d**）.

3）ストレッチング

　ストレッチングとは組織を伸張することであり，特に筋腱由来の可動域制限に対する運動療法として広く用いられている．ストレッチングは非常に多くの方法が報告されているが，大別すると随意的な筋収縮を用いない静的ストレッチングと，筋収縮による自動運動を用いた動的ストレッチングに分類される．ここでは徒手療法としての静的なパートナーストレッチングを中心に概説する.

（1）ストレッチングの効果

　ストレッチングにより可動域が増加することは多くの研究で証明されている．そのメカニズムは生体力学的変化と感覚の変化の2つが関与する（**図21**）．短時間の介入による即時効果は主に感覚の変化による可動域の増加であり，筋腱の筋束長の増加や物理的な伸張性の増加といった生体力学的変化には，長期的なストレッチングの継続が必要となる.

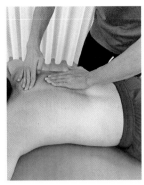

a. stroking

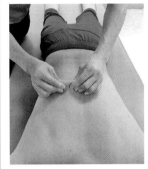

b. skin rolling

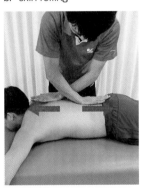

c. 深筋膜リリース

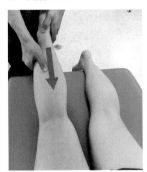

d. ストリッピングマッサージ

図20　筋膜へのアプローチ
a. 一方の手を固定し，もう一方の手で皮下組織をさまざまな方向に伸張する.
b. 皮膚をつまみ上げる．牽引を加えながら頭尾側や左右に可動する.
c. 深筋膜へのアプローチでは十分な圧を加えながら90〜120秒のリリースを行う.
d. 筋の起始部から停止部にかけて指圧を加える.

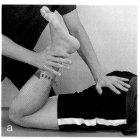

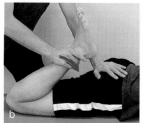

図23 等尺性収縮後弛緩を応用した静的ストレッチング

a. 大腿四頭筋の最大伸張位で，痛みのない範囲（最大出力の5〜10%）で大腿四頭筋の等尺性収縮（点線矢印）を5〜10秒間行う．
b. 完全に脱力したのちに静的ストレッチング（矢印）を15〜30秒行う．

POD (point of discomfort)

NRS (numerical rating scale；数値的評価スケール)

📝 MEMO

● Ib 抑制

骨格筋の腱内に存在する受容器（ゴルジ腱器官）にストレッチや筋収縮などで伸張刺激が加わることで，腱紡錘からIb神経線維を介して脊髄に刺激が伝達される．その結果，α運動神経を介して同名筋（伸張された筋線維）の緊張が抑制される脊髄反射．

● クリープ現象

筋や腱などの粘弾性がある組織に対して，一定の力を加えたままの状態でいると，時間とともにひずみが大きくなって抵抗が減少する現象．

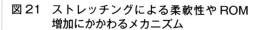

生体力学的変化
（筋腱伸張性の増加）
● スティフネスの低下
● 受動抵抗トルクの低下
● 筋硬度の低下
● 筋束長の増加
● 筋羽状角の低下

柔軟性の増加
ROMの増加

感覚の変化
● 痛み閾値の上昇
● 伸張感覚や伸張耐性の上昇

図21 ストレッチングによる柔軟性やROM増加にかかわるメカニズム

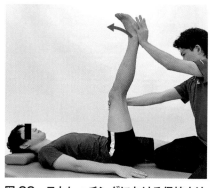

図22 ストレッチングにおける保持方法
ハムストリングスのストレッチング例．クリープ現象による抵抗感の低下に応じて，徐々にストレッチ角度を増加して筋腱の伸張感を一定に保持する．

（2）ストレッチングの実際

a. 強度

当該筋に伸張感が生じた関節角度（POD）を基準として，最低でもPOD以上に設定する．強度が強すぎても疼痛が増加して筋腱の伸張性が得られないため，110% POD程度（NRS 1〜4程度）とすることが推奨される．

b. 肢位および保持方法

最終域での持続伸張によりIb抑制が起こると，筋緊張が低下してクリープ現象が生じ，伸張に対する抵抗が減少する．そのため，クリープ現象に応じて徐々にストレッチ角度を増加させて筋腱への伸張負荷を一定に保持する方法が伸張性増加に効果的である（**図22**）．

c. 時間およびセット数

伸張負荷を一定に保持する方法では，30〜60秒のストレッチングで伸張性増加が得られることが報告されている[5]．セット数を考慮すると，20〜30秒を2〜3セット処方することが効果的と考えられる．

（3）応用的な方法

a. 等尺性収縮後弛緩を応用したストレッチング（図23）

筋緊張が高くて柔軟性の低下が顕著な場合，当該筋に対して最大出力の5〜10%程度の等尺性収縮を5〜10秒行い，完全に脱力したのちに静的ストレッチングを行う．等尺性収縮によるIb抑制（自己抑制）を応用した方法であり，筋節の増加・合成，筋内の循環改善による発痛物質の除去などの効果が得られ，筋緊張の低下や筋の伸張性の改善，疼痛の軽減が期待できる．

b. ダイレクトストレッチング（巻末資料・図2）

筋硬結や軟部組織の線維化，瘢痕化がある場合，徒手操作を加えたダイレクトストレッチングが有効である．筋や軟部組織を可能な範囲で伸張位として，硬結部や瘢痕部に対して徒手で垂直方向に圧刺激を加えることで直接的に組織を伸張する．

■引用文献

1) 佐藤正裕：椎間関節性腰痛 理学療法．青木保親ほか編著：フルカラーでやさしくわかる！ 腰痛の理学療法．日本医事新報社；2022．p.138-53．
2) 玉置龍也，鈴川仁人：stability．片寄正樹ほか編：スポーツ理学療法プラクティス 機能評価診断とその技法．文光堂；2017．p.39-47．
3) 佐藤正裕：科学的根拠に基づいた柔軟性向上エクササイズ．西園秀嗣ほか編著：ケガをさせないエクササイズの科学—トレーニングから運動療法まで．大修館書店；2015．p.156-74．
4) 奈良 勲，黒澤和生ほか編：系統別・治療手技の展開．協同医書出版社；1999．p.246-79, 303．
5) Ryan ED, Herda TJ, et al.：Determining the minimum number of passive stretches necessary to alter musculotendinous stiffness. J Sports Sci 2009；27 (9)：957-61.

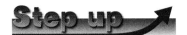

1. フェイズ分類

　問題となる動作局面の分析をする際は，いくつかの相（フェイズ）に分類して動作を観察する必要がある．走動作とサッカーのボールキック動作のフェイズ分類を図1に示す．力学的評価における動作観察では，痛みが出現する相を同定し，その相や前後の動的アライメントを分析することで受傷メカニズムを推察することが多い．

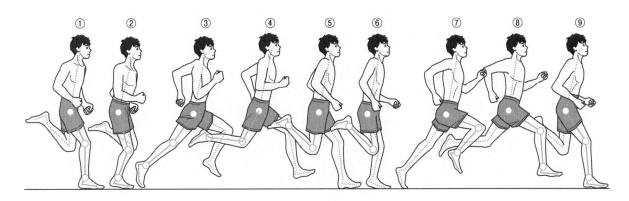

走動作のフェイズ分類
foot strike（接地瞬時）：①・⑨，mid support（接地中期）：②，take off（離地瞬時）③・⑦，support phase（支持期）：①～③，forward recovery phase（遊脚期）：③～⑤，⑦～⑨（右のみならば③～⑨）

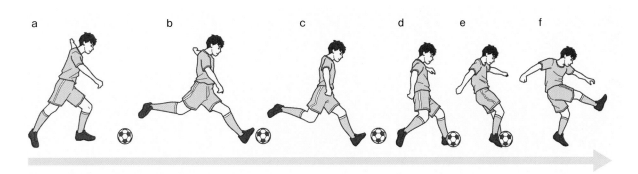

ボールキック動作のフェイズ分類
a. approach 相，b. take back 相，c. cooking 相，d. acceleration 相，e. impact 相，f. follow-through 相
図1　フェイズ分類の例

2. 異常なエンドフィール（最終域感）と制限因子

　エンドフィールとは，関節可動域の最終域で評価者が触診で感じる組織特有の抵抗感である．病態によって痛みや組織変化，筋緊張亢進などに応じた異常なエンドフィールとなる（表1）．
　関節可動域の制限因子を推定する際には，評価者が感じる抵抗の部位や抵抗の量・質・方向などの情報から推測する．肩関節可動域に制限を認める症例におけるエンドフィールによる関節可動域の推測例を図2に紹介する．

表1　異常なエンドフィールと代表例

異常なエンドフィール	代表例
early muscle spasm 早い筋スパズム	痛みや恐怖心による運動初期に起こる防御性筋収縮 組織損傷の急性期に多い
late muscle spasm 遅い筋スパズム	運動最終域に起こる筋スパズム 不安定性や痛みが原因の場合が多い
"mushy" tissue stretch 弱々しい組織伸張感	筋緊張の亢進や短縮した筋や結合組織，瘢痕組織など，伸張性の低下した軟部組織の伸張感
soft capsular 軟らかい関節包性	滑膜炎や軟部組織の浮腫，関節内腫脹のある関節での関節包の抵抗感
hard capsular 硬い関節包性	関節包や靱帯が短縮して慢性の関節拘縮を生じた状態の関節包パターン 凍結肩など
springy block バネ様の弾性制止	半月板損傷によるロッキングや関節唇のインピンジメントにより生じる跳ね返り
empty end feel 空虚感，抵抗感の喪失	抵抗感のない急性の疼痛，急性肩峰下滑液包炎など 心理的要因が影響することもある
bone to bone 骨と骨の衝突感	骨棘形成や軟骨損傷などによる軟骨や骨の衝突 変形性関節症や骨折治癒後の骨肥大や関節遊離体の影響

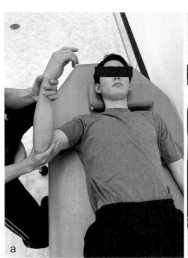
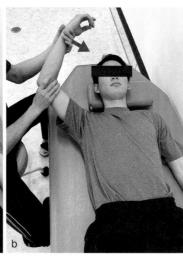

図2　肩関節可動域制限症例におけるエンドフィールによる関節可動の制限因子の推測例

a. 開始肢位.
b. 他動的な肩関節の肩甲骨面上屈曲の100°付近で軟部組織性のエンドフィールを呈し，肩関節内転・内旋方向に筋性の抵抗感（矢印）を示した.

表2を参照すると，外転90°以上で外旋方向に抵抗を示す筋性の組織は，肩甲下筋下部，大胸筋肋骨部，大円筋であることから，これらが制限因子の候補と推測できる.

表2　肩関節の各種運動方向に対する軟部組織性の制限因子

運動方向	関節肢位	烏口上腕靱帯 大結節	烏口上腕靱帯 付着線維	烏口上腕靱帯 小結節	烏口上腕靱帯 付着線維	関節上腕靱帯 上部	関節上腕靱帯 中部	関節上腕靱帯 下部	関節包前方 上部	関節包前方 中部	関節包前方 下部	関節包後方 上部	関節包後方 中部	関節包後方 下部	肩甲下筋 上部	肩甲下筋 中部	肩甲下筋 下部	棘上筋	棘下筋 上部	棘下筋 下部	小円筋	大胸筋 鎖骨部	大胸筋 胸骨部	大胸筋 肋骨部	大円筋	広背筋	上腕三頭筋長頭
屈曲	肘伸展位																								●	●	
	肘屈曲位																								●		●
外旋	内転位	●		●		●			●						●							●					
	45°外転位						●			●													●				
	90°外転位	●		●				●			●						●							●	●	●	
内旋	45°外転位												●						●								
	90°外転位			●										●					●	●							
	90°屈曲位													●													
内旋・内転	伸展位		●						●			●							●	●							
水平屈曲	外旋位											●							●								
	内旋位													●								●	●	●			
水平伸展	外旋位	●		●			●		●								●							●			
	内旋位			●	●				●																		

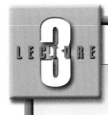
傷害予防とコンディショニング

到達目標

● スポーツ傷害予防の4段階モデルを理解する.
● コンディションおよびコンディショニングについて説明できる.
● 傷害予防のためのメディカルチェックについて説明できる.
● 傷害予防のためのフィジカルチェックについて説明できる.

この講義を理解するために

　スポーツ選手は一般人に比較して高い体力レベルを有していますが,スポーツパフォーマンスは容易にスポーツ傷害を発生させます.繰り返されるスポーツ傷害は,スポーツ選手の機能障害を徐々に増悪させ,選手としての能力を低下させます.したがって,高いパフォーマンスを維持するためには,スポーツ傷害からの速やかな改善や予防がきわめて重要となります.

　スポーツ選手は,競技会などで高いパフォーマンスを発揮するために多くの準備過程を必要とします.しかしながら,スポーツ選手を取り巻く環境や選手自身の問題からコンディションを崩すことがあります.理学療法士はスポーツ選手がコンディションを崩す原因を理解することに加えて,コンディショニングの提供や他職種との連携が必要となります.

　この講義の前に,以下の項目をあらかじめ学習しておきましょう

　　□ スポーツ傷害の病態について学習しておく.
　　□ スポーツ傷害の原因について学習しておく.
　　□ スポーツ選手に必要な体力について調べておく.

講義を終えて確認すること

　　□ スポーツ傷害予防の4段階モデルの各段階について理解できた.
　　□ コンディションを維持するためのコンディショニングの考え方を理解できた.
　　□ スポーツ傷害の予防のための手段を理解できた.

1. スポーツ傷害予防の4段階モデルと実践例

1) 概要

スポーツ傷害は，外傷によって生じるスポーツ外傷と，オーバーユース（繰り返される微小な損傷）によって生じるスポーツ障害に分類される．スポーツ外傷の受傷機転は競技特性からみた分類として，コンタクト（接触）によるものとノンコンタクト（非接触）によるものに分けられる．コンタクトスポーツは同じフィールド上にチームメイトや相手選手が存在し，競技に際してコンタクトの生じる競技となる．反対に個人種目や相手選手とコートが分かれる競技は，コンタクトの機会が少なく，ノンコンタクトスポーツとなる．

スポーツ障害はスポーツのもつ特徴的な動作が障害の原因となることが多く，スポーツ種目の名称が用いられることがある．例えば，テニス肘や野球肩などである．スポーツ障害はスポーツに特異的な同じ動作パターンによって身体の同じ部位に繰り返し負荷が加わることで発生する．

スポーツ外傷，スポーツ障害のいずれも繰り返すことにより，選手はパフォーマンスを低下させるため，それらを未然に防ぐスポーツ傷害予防はきわめて重要となる．

2) 4段階モデル

スポーツ外傷は受傷機転となる動作や状況をつくる要因，スポーツ障害では繰り返されるストレスの発生源を明らかにし，事前にエクササイズ指導や環境要因を改善させる．例えば，スポーツ外傷の膝前十字靱帯（ACL）損傷は損傷に至る膝関節アライメント（個人要因）やグラウンドサーフェイスなど（環境要因）の改善などが行われている．また，女子選手のスポーツ障害としてよくみられる下肢の疲労骨折は，低栄養や月経異常などによる骨密度低下が原因の一つとして指摘されている．疲労骨折に至る原因から対処法（栄養の改善や薬物療法など）が導かれる．

スポーツ傷害の発生率や予防効果を正確に判定するためには，発生状況を偏りなく収集することが求められる．これまでスポーツ傷害の発生頻度は，傷害発生の件数や外来受診者の内訳から検討されてきた．しかし，競技種目ごとに競技人口は異なり，競技レベルによって練習時間や試合期の長さも異なる．そこで近年では，試合・練習回数（時間）などの頻度と参加選手数の積に対する外傷の発生件数から算出する方法が推奨されている．試合・練習回数による算定は athlete exposure（AE），試合・練習時間による算定は player hours（PH）と表現されている．**表 1**[1] に前十字靱帯損傷の発生率を報告した例（AE による評価）を示す．バスケットボールの女子では試合での発生率が最低で 0.28 なので，仮に 10 名の選手が 1,000 回の試合を行うと 2～3 件の前十字靱帯損傷が発生することになる．

スポーツ傷害を予防する手段には4つのプロセスを必要とする．**図 1**[2] に示す左上方にある「1. スポーツ傷害における発症率，重症度」から時計回りに，右上方の「スポーツ傷害の原因となる損傷メカニズムとリスク要因の解明」，「3. 予防策の導入」，そして最後に「4. 効果の検証」と進み，ループ状に繰り返されることにより，真のスポーツ傷害のリスク因子の解明，そして予防へと近づいていく．

3) 実践例

膝前十字靱帯損傷予防モデル

膝前十字靱帯損傷はスポーツの中でも散見される外傷であり，多くがコンタクト損傷ではなくノンコンタクト損傷である．受傷すると保存療法による加療が困難である

📖 **調べてみよう**

コンタクトスポーツとノンコンタクトスポーツ
コンタクトスポーツの例として，サッカー，バスケットボールなどがある．ノンコンタクトスポーツの例として，テニスのシングルスや陸上競技の投擲種目などがある．また，同じコンタクトでも衝撃の強さからラグビーやアメリカンフットボールなどを「コリジョンスポーツ」とよぶこともある．他にどんなスポーツがそれぞれに該当するか調べてみよう．

前十字靱帯（anterior cruciate ligament：ACL）

📖 **調べてみよう**

グラウンドサーフェイス
グラウンドに使用される素材のことで，シューズとの関係からパフォーマンスや外傷発生にも影響する．サッカーであれば土，天然芝，人工芝などである．土のグラウンドは降雨時に滑りやすくなり，人工芝グラウンドであればスパイクによる制動力が高くなり，関節への負担増や外傷発生の原因となる．他にどんな素材があり，どのようにスポーツ障害と関連するか，調べてみよう．

✋ **試してみよう**

傷害発生率の算出方法
athlete exposure（AE）

$$= \frac{外傷数 \times 1,000}{参加選手数 \times 参加（試合・練習）回数}$$

player hours（PH）

$$= \frac{外傷数 \times 1,000}{参加選手数 \times 参加（試合・練習）時間数}$$

表1 各種スポーツ競技における ACL 損傷の危険率

	スポーツ	性別	競技での発生率[1]	トレーニングでの発生率[1]	順位[2]	コメント
チームスポーツ	バスケットボール	女性	0.28〜0.40	0.14*	15〜1	NBA & WNBA
		男性	0.08〜0.16*	0.04*	7	NCCA データ 2006
	サッカー	女性	0.33〜2.2	0.1*	9〜15	NCCA データ 2006
		男性	0.12	0.04*		
	ハンドボール	女性	1.3〜2.8		8〜10	エリートレベル
		男性	0.23			
	バレーボール	女性	0.19	0.05	NA	NCCA データ 2006
	ホッケー	女性	0.15	0.05	NA	NCCA データ 2006
	アイスホッケー	女性	0.14			NCCA データ 2006
		男性	0.21			
個人スポーツ	アルペンスキー	女性	4.4**	NA	NA	複数の研究から女性は男性の2倍
		男性	4**			
	体操競技	女性	0.33*	12.0〜15.0	12〜15	
	レスリング	男性	0.7	NA	NA	NCCA データ 2006

1 発生率は成人の報告であり，競技選手が1,000時間練習や競技を行った際の外傷の総数（*1,000 AE）で，アルペンスキーの場合は**100,000日での外傷総数である．
2 順位は各スポーツの中でのACL損傷の相対的順位．
NA：入手不可．
（陶山哲夫，赤坂清和監訳：スポーツ外傷・障害ハンドブック―発生要因と予防戦略．医学書院；2015. p.51[1]）
NBA：National Basketball Association（全米バスケットボール協会），WNBA：Women's National Basketball Association（全米女子バスケットボール協会），NCCA：National Collegiate Athletic Association（全米大学体育協会）．

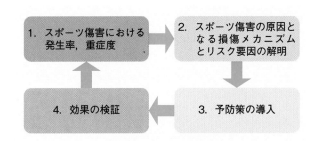

図1 スポーツ外傷予防の4段階モデル
（van Mechelen W, et al.：Sports Med 1992；14〈2〉：85-99[2]）

ため，外科的治療を要し，競技復帰までリハビリテーション期間を含めて最短で8〜10か月を必要とする．このため前十字靱帯損傷に対する予防戦略は長い期間を経て検討されており，他のスポーツ傷害予防に比較して大きく発展している．

　膝前十字靱帯損傷の予防プログラムは，受傷機転がノンコンタクト損傷であるため，スポーツ選手個人の内的な要因を改善することを目的としている．予防プログラムは多くの種類が開発されており，プライオメトリックを利用するもの，固有感覚にはたらきかけるもの，そして複合的なメニューを組み合わせたもの，などとなる．例をあげると，大見らは女子バスケットボール選手に対して8年間の股関節に着目したトレーニング介入を行い，前十字靱帯のノンコンタクト損傷が介入前（0.21/1,000 AE）に対して介入後は0.08/1,000 AEに減少したことを報告している（**図2**）[3]．

2. コンディショニング

1）概要

　スポーツ選手は常に同じ体力レベルや競技スキルを備えているわけではなく，日々変動する中で良い結果が出せるように競技シーズン中にトレーニングを行ったり，試合期に合わせた段階的なトレーニングを行ったりしている．また，スポーツ選手は外傷や障害状況などが状態（コンディション）を決める要因となることがある．理学療

MEMO
プライオメトリック
トレーニングの最初に遠心性収縮を生じさせた後に求心性収縮を行う方法である（ストレッチショートニングサイクル：SSC）．遠心性収縮は腱の受動張力を発生させるため，爆発的な瞬発力を発揮することが可能となる．

MEMO
●遠心性収縮
筋の収縮を伴いながら，起始・停止が遠ざかり，筋長が伸張する収縮様式．
●求心性収縮
筋の収縮を伴いながら，起始・停止が近づき，筋長が短縮する収縮様式．

MEMO
ストレッチショートニングサイクル（stretch shortening cycle：SSC）
動作の最初に筋をいったん伸張させて，筋内に存在する腱性組織に対して受動張力を発生させる．その後，主動筋の活動が開始されるが，受動張力の影響を受けて高いパフォーマンスを発揮することが可能となる．一方，筋に高い張力が発生するため，肉離れなどのスポーツ傷害の危険性も高くなる．

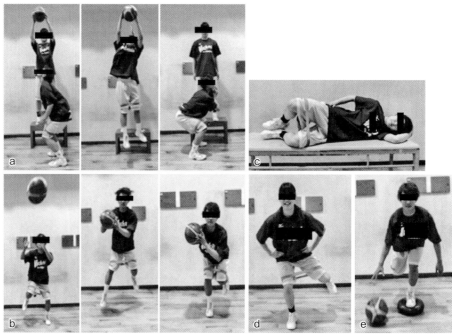

図2　膝前十字靱帯損傷予防プログラムの介入例
a. 180°ターンジャンプ（ボールキャッチ），b. サイドジャンプ（ボールキャッチ），c. 股関節外旋
筋トレーニング，d. 片脚股関節外転トレーニング，e. 片脚バランスドリブル．
(Omi Y, Sugimoto D, et al.：Am J Sports Med 2018；46〈4〉：852-61[3])

法士はスポーツ傷害の状況や治癒過程の中でできるだけ早く，かつ競技特性に合わせた機能・能力の回復へのサポートを求められることが多い．ここでは，選手のコンディションやコンディション悪化から改善・回復させるコンディショニングについて解説し，具体的な評価方法やコンディショニングの実践方法について学ぶ．

2) 意義と目的

日本スポーツ協会の「公認アスレチックトレーナー専門科目テキスト」によると「コンディション」は「ピークパフォーマンスの発揮に必要なすべての要因」と定義されている[4]．一方，「コンディショニング」とは「ある運動技術を高めるための体力を準備する過程であり，トレーニングは，その準備された体力を基礎にある特定の目的を持つスキルの習得を目指す過程である」と記されている[4]．この関係は「競技力＝体力×技術」で表すことができる．メディカルリハビリテーションは医療機関管理下でのリハビリテーション，アスレティックリハビリテーションはスポーツ現場での競技復帰のためのリハビリテーションであり，治療過程の後半ではコンディショニングの概念が少なからず含まれる（**図3**）．

(1) スポーツ選手がコンディションを崩す原因

トレーニング強度・量は競技能力，競技レベル，個体特性，スポーツを行う目的などにより判断される．また，競技シーズンや目標とする大会に向けてトレーニング強度・量をコントロールし，ベストな能力を発揮できるようにコンディションを調整する．過剰なトレーニング強度・量となればオーバートレーニングのリスクが高まり，過少となれば効果的なトレーニングとならないことに留意すべきである．

疲労骨折などの慢性のスポーツ障害は高校1年，大学1年，実業団1年目に発生しやすい．トレーニング環境が変化し，今までに経験したことのないトレーニング強度・量に身体が適応できないためである．スポーツ傷害の発生を予防するためにも，競技に適応した体力レベルにない未熟な1年目は慎重に調整し，身体づくりを速やかに進めるべきである．

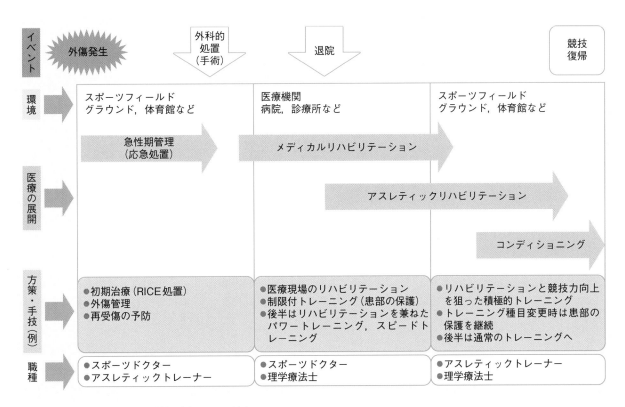

図3 スポーツ傷害発生から競技復帰までの流れ

(2) 環境要因

a. 気温, 湿度, 気圧

　高温環境下では熱中症のリスクが高まり, 暑熱順化されていない状況ではさらなるリスクが高まる. 湿度は75%を超えると発汗による熱放散が困難となるため, 熱中症のリスクとなる.

b. 遠征先の環境 (大気汚染, 水)

　遠征先の環境によっては日本よりも大気汚染が強く, 呼吸器疾患 (例:喘息) の症状が再燃するなどの影響を受ける. 不衛生な水は感染症の原因となるだけでなく, 軟水や硬水など水の質によってもコンディションを崩す原因となる. 特に水は病原体で汚染されていた場合にチーム全体のコンディション悪化となることがある.

c. 移動時間

　競技レベルが高くなるほど, 遠隔地への移動が多くなる. 長距離の移動ではバスや航空機のシートに座り続けることになり, 疲労や不眠などを引き起こすことがある.

d. ジェットラグ (時差ぼけ)

　国際大会への出場や海外遠征の際に遠征先や帰国時の時差調整が必要となる. 時差調整がうまくいかない場合は不眠などを引き起こす. 現地での十分な時差調整を行うことは理想であるが, 通常はそのような余裕のないことが多い. 高照度光の照射などで体内時計の調整を図ることが必要になる.

(3) スポーツ傷害

a. スポーツ外傷

　スポーツ外傷には相手選手とのコンタクトや転倒など明確な受傷機転が存在する. 相手選手やチームメイトとのコンタクトは不可抗力によって生じることもあるが, グラウンドやエキップメントなど環境要因や身体のアライメントなどの身体特性を原因として生じることがある. グラウンドなど競技環境は容易に改善することは難しい

MEMO
暑熱順化
暑熱環境 (気温, 湿度, 輻射熱) への適応現象であり, 春季は未熟なため, 熱中症を発症しやすい. 子どもや高齢者は体温調節機能が低いので注意が必要である.

MEMO
熱中症分類
熱中症は熱失神, 熱けいれん, 熱疲労, 熱射病に分類される. 熱射病は熱疲労がさらに進行したもので, 意識障害やショック状態などの症状が観察され, 多臓器不全やDIC (播種性血管内凝固症候群) などを合併し死に至ることがある.

MEMO
エキップメント (equipment)
競技を実施するうえで, 必要とする用具のこと (例:テニスやバトミントンのラケット, 野球のグローブなど).

が，エキップメントなどを改善することは可能である．身体特性についてはメディカルチェックなどスポーツ選手に対する定期的な検査をもとに予防法が検討される．

b. スポーツ障害

スポーツ障害は慢性の経過をたどるスポーツ傷害である．スポーツ選手は競技種目を繰り返し練習することで動作が向上し洗練される．一方，常に同じ動作を繰り返すため，身体の同じ部位に繰り返しストレスを加え続けることになる．このため，負荷強度に耐え切れず破綻した部位にスポーツ障害が発生する．この破綻に至る過程のストレスはさまざまな要因により増強される．筋・腱炎であれば筋緊張亢進やアライメントの変化による影響がある．

3) コンディションの評価

(1) 形態・身体組成

a. 形態計測

- **身長**：身長の変化については発育との関係を観察することが多い．発育段階に応じて骨端線閉鎖時期が骨により異なるので，骨端症の発症部位は年齢との関係が強い．また，思春期に生じる第二次成長期は男性で13歳前後，女性で10歳前後で発育のスパートを迎え，骨の長軸成長が先行することにより伸張される筋の筋緊張亢進などが発現する．

- **体重**：体重は骨格，筋，体脂肪，水分，皮膚，髪などの総計であり，体重の変化がみられたとき，これらの成分のうち何が変化しているのかを明らかにする．過体重の場合は体脂肪が増加しているのか，浮腫が生じているのか，低体重の場合は体脂肪が低下しているのか，脱水が生じているのか，などを考える必要がある．

b. 体組成計測

- **体脂肪量**：皮下脂肪を測定して体脂肪量を得ることにより，肥満の程度やエネルギー貯蔵量がわかる．計測した体脂肪量から除脂肪量を算出し，水分や蛋白質貯蔵量も知ることができる．体脂肪はエネルギーの備蓄であり，緩衝材であり，断熱・保温材であるが，同時にその重量は負荷になる．また，体重が同じで体脂肪量が多いということは筋量が少ないことになる．

- **除脂肪量**：体重から体脂肪量を引いたものが除脂肪量となる．除脂肪量は骨格筋の目安と考えられているが，除脂肪量は骨格筋以外に骨，脳，心臓，小腸，大腸，性器，靱帯，腱で約半分が占められている．

(2) 柔軟性・骨格 (アライメント)

a. 柔軟性

柔軟性の計測は関節周囲組織（関節包，靱帯，単関節筋など）と筋（主として二関節筋）に大別し評価する．評価方法は，関節周囲組織の柔軟性を関節弛緩性，筋の柔軟性を筋柔軟性として評価する．

b. アライメント

アライメントは多くの評価項目がある．脊椎であれば前彎や後彎，長管骨であれば捻転（ねじれの程度），関節であれば内反や外反，過伸展や伸展制限などである．アライメントは参考値が存在するが，アライメントの変化は競技特性への適応現象としても出現するので，必ずしも一般健常者の参考値を参照することはできない．

(3) 精神・心理面

POMS

POMSは6つの気分（T-A：緊張-不安，D：抑うつ〈落ち込み〉，A-H：怒り-敵意，V：活力，F：疲労，C：混乱）を測定するものでオーバートレーニングのチェックとしても使用される．好調時のPOMSのプロフィールは「V：活気」のみが高く，他が

気をつけよう！
身体特性もメディカルチェックによって明らかにすることが可能である．その際は，検査項目について競技特性を十分に考慮する．

体組成 (body composition)

体脂肪量 (body fat mass)

ここがポイント！
球技系競技はハイスピードランニング，スプリント，アジリティ，ジャンプといった動作が多いため，それらを阻害しないように体脂肪の増加を防ぐ．

除脂肪量 (lean body mass)

MEMO
気分プロフィール検査 (profile of mood states：POMS)
現在は改訂版が出ており，「友好」が加わって7つの尺度で評価する．
▶ Lecture 8 参照.

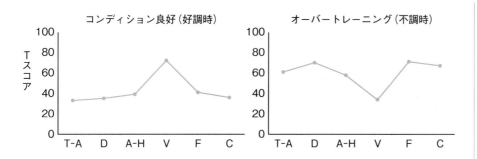

図4　POMSの結果
T-A：緊張-不安，D：抑うつ（落ち込み），A-H：怒り-敵意，V：活力，F：疲労，C：混乱.

低いという「氷山型」といわれる型を示し，逆に不調時には「逆氷山型」を示す（**図4**）.

3. メディカルチェック

メディカルチェック
(medical checkup)

1）目的

　疾病や外傷の発症前や受傷前に診察・評価を行い，予防策を講じる手段にメディカルチェックや検診がある．メディカルチェックはスポーツ選手を対象とする場合に全身の状況の確認，機能検査，フィジカルチェックなどを含み，スポーツ傷害予防のための方策を臨床的側面や機能・体力的側面から指導することを目的とする．検診はある特定の疾病や外傷を予防するために実施されるが，スポーツ選手を対象とする際に理学療法士が関与することで機能検査や身体特性の評価が並行して行われることがある．メディカルチェックは競技特性に応じて包括的に実施されるのに対し，検診は特定の疾患に限定して実施される．

2）適正な実施時期

　メディカルチェックは競技シーズン前後に実施されることが多く，競技シーズン終了後は来期に向けてのスポーツ傷害の状況の改善に加えてフィジカル面の強化などについても指導が行われる．

3）メディカルチェックで実施される評価項目

（1）画像所見

　画像検査は身体表面からの理学所見では判別困難な対象を評価する場合に実施される．競技によっては重度な外傷となる脳や頸椎への評価として用いられることが多い．脳振盪の発生の多いラグビー，アイスホッケーなどでは脳のMRI撮影などが行われる．また，同様にタックルを繰り返すラグビー，アメリカンフットボールでは頸椎の単純撮影が行われ，頸椎アライメント，脊柱管の評価などが行われる（**図5**）．近年では超音波画像診断装置が発達しており，体表面に近い組織の評価が行われる．外側型野球肘である離断性骨軟骨炎やオスグッド・シュラッター病などは超音波画像診断装置で容易に確認することが可能である（**図6**[5]，**7**）.

（2）理学所見

　理学所見は視診，触診，運動器疾患であれば疾患特異的な徒手検査手技などから症状や部位，重症度，原因などを特定するのに有用である．メディカルチェックでは競技に多く発生するスポーツ傷害の有無の確認や，スポーツ傷害の状況や重症度などを確認する．

　内側型野球肘であれば，手関節屈筋群の起始である上腕骨内側上顆の圧痛の有無や肘関節外反テスト（ミルキングテスト）などが行われる.

MEMO
近年，全国的に実施されている野球肘検診は肘関節離断性骨軟骨炎(osteochondritis：OCD)を発見することを目的とするが，理学療法士も参画し機能評価やストレッチ指導なども組み込まれていることが多い.

オスグッド・シュラッター
(Osgood-Schlatter) 病

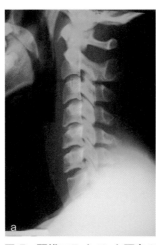
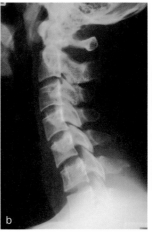
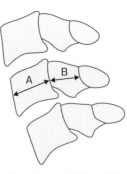

Torg-Pavlov Ratio＝B/A

図5 頸椎アライメント不良の画像

a. 前彎の消失したストレートネック（アメリカンフットボール選手）.
b. S字状に変形した頸椎アライメント（アメリカンフットボール選手）.
c. Torg-Pavlov比. 頸部脊柱管の狭窄を示す指標で，椎体横径に対する脊柱管横径の比（0.8以下を狭窄と判定）.

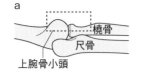
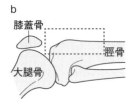

図7 図6の超音波画像の 撮像位置（赤点線）
a. 肘関節，b. 膝関節.

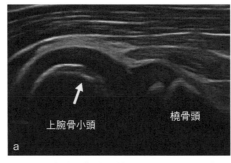
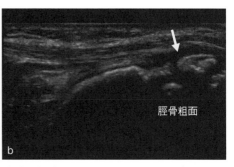

図6 超音波画像診断装置を利用したスポーツ傷害の観察

a. 野球選手に発生した肘関節離断性骨軟骨炎（OCD）. 上腕骨小頭の軟骨下骨に生じた不整像を認める（矢印）.
b. サッカー選手に発生したオスグッド・シュラッター病. 遊離した二次骨化核を認める（矢印）.
（横山賢二ほか：関節外科 2021；40〈14〉：87-96[5]）

📖 調べてみよう

インピーダンス法
bioelectrical impedance法（BI法）ともよばれる. 生体内に微弱な電流を流し，生体の電気抵抗から体組成を推定する. 近年では，体脂肪量だけでなく，骨格筋量など計測範囲が拡大している. 他に計測できる項目や精度について調べてみよう.

関節可動域
（range of motion：ROM）

関節弛緩性（joint laxity）
カーター（Carter）法
ベイトン（Beighton）法

筋柔軟性（muscle flexibility）

（3）体組成

　メディカルチェックにおける体組成計測はインピーダンス法を用いた簡易的な計測が一般的である. 体重，体脂肪率，除脂肪量，筋肉量などが計測されるが，競技特性やポジション特性を考慮して判断する. 特に体重を必要とする競技では体脂肪率が過度に増大していることがあり，注意が必要である.

（4）柔軟性

● **関節可動域**：アライメントと同じく，競技特性に対する適応現象として観察されることが多く，野球や水泳の肩の過可動性などが特徴的である. 観察される関節可動域が競技特性の適応現症によって生じているのか，傷害を基点としているのか判断する. 関節可動域の評価を実施する際は，競技特性を十分に理解したうえで評価することが望ましい.

● **関節弛緩性**：カーター法，ベイトン法などがあるが，日本では東大式による関節弛緩性検査（図8）が一般的に用いられている. 東大式の対象関節は手関節，肘関節，肩関節，膝関節，足関節，脊柱，股関節の7大関節とし合計得点を7点満点としている. 数値が高いほど弛緩性が高く関節がゆるいことを示している.

● **筋柔軟性**：スポーツ選手のコンディションを推し量るうえできわめて重要な評価である. スポーツ選手は高い筋出力を発揮する必要があるため，常に高い筋緊張を有している. 一方，疲労などの蓄積からコンディション低下の結果として筋緊張を高

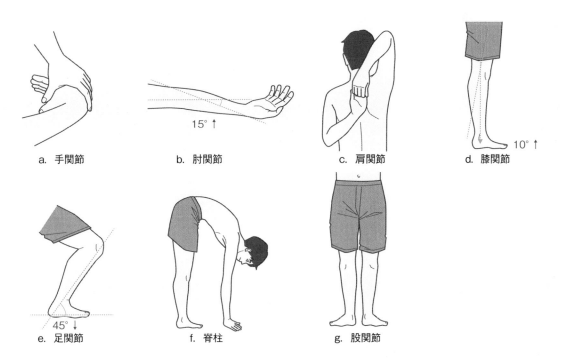

a. 手関節　　b. 肘関節　　c. 肩関節　　d. 膝関節

e. 足関節　　f. 脊柱　　g. 股関節

図8　東大式関節弛緩性テスト

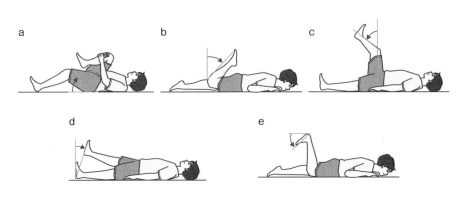

図9　筋柔軟性の評価 (muscle tightness test)
a. 腸腰筋，b. 大腿四頭筋，c. ハムストリングス，d. 腓腹筋，e. ヒラメ筋.
（阿部 宙，渡邊裕之ほか：日本臨床スポーツ医学会誌 2012；20〈2〉：336-43[6]）

> **気をつけよう！**
> 成長期のスポーツ選手は骨の長軸成長に伴う筋柔軟性の低下がみられることから，筋柔軟性を評価する際には年齢を考慮に入れる.

めている場合がある．理学療法士は選手の状況を考慮し，筋柔軟性評価の結果を解釈する．筋柔軟性は筋に対する伸張抵抗を徒手的に検知するため，誤差の大きい評価方法と考えられる．鳥居らの方法を改変した muscle tightness test は，代償動作を極力抑制した手技の一つである（**図9**）[6].

（5）筋力

- **ハンドヘルドダイナモメーターを用いた評価**：関節ごとの競技特性を考慮した評価が多い．肩の障害が発生する野球や肩外傷の多いラグビーなどで肩関節外旋・内旋筋力測定が行われる．タックルを行うアメリカンフットボールでは頸部の筋力測定（**図10**），バスケットボールやサッカーでは足関節捻挫既往者に足部の内・外反筋力測定などが実施されている.

- **等速性筋力測定**：特殊な機器を用いた測定方法である．膝関節は筋力の標準値が存在するため，最も使用頻度が高い．一般的には角速度 60 degree/sec で体重比 300％が必要である．また，仕事量や主動筋/拮抗筋比など複数の項目を観察することで詳細な分析を行うことが可能である.

- **体重支持指数**：体重あたりの膝関節伸展筋力を示したもので，機能との関係が示さ

ハンドヘルドダイナモメーター
(handheld dynamometer：HHD)

等速性筋力
(isokinetic muscle strength)

体重支持指数
(weight-bearing index：WBI)

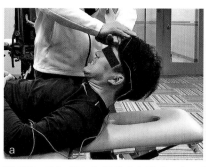
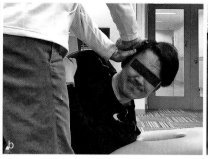
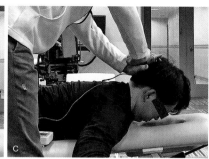

図10　ハンドヘルドダイナモメーター（HHD）を用いた頸部筋力測定
a. 屈曲筋力，b. 側屈筋力，c. 伸展筋力.

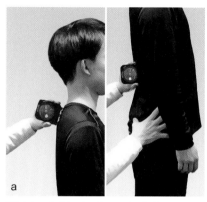
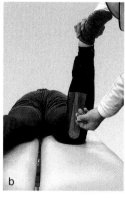
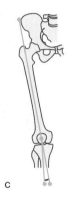
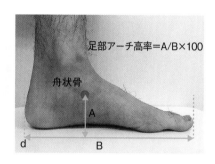

足部アーチ高率＝A/B×100
舟状骨

図11　各種アライメント計測
a. 胸椎後彎角，b. クレイグテスト，c. Q角，d. 足部アーチ高率.

れている.

- **立ち上がりテスト**：両脚あるいは片脚で座位から立ち上がる能力を評価し，下肢筋力を推定する方法である．計測開始時の座位となる台の高さは10 cm，20 cm，30 cm，40 cmに設定されている．スポーツ傷害や術後の機能回復を評価するためには，片脚による立ち上がりが選択される．立ち上がりテストは上記の従来の筋力評価（等速性筋力測定，体重支持指数）とも関連性を示している.

(6) アライメント（図11）

胸椎後彎角
(thoracic kyphosis angle)

- **胸椎後彎角**：胸椎の前後彎は体幹運動と関連し，かつ肩関節の可動性（内・外旋運動）にも大きな影響を与える．計測方法は第1胸椎棘突起を中心に脊椎と平行となる線と床面からの垂線との成す角と第12胸椎を中心に脊椎と平行となる線と床面からの垂線との成す角の合計値となる．35°を超えると過度な脊柱後彎と判断する.

クレイグ（Craig）テスト

- **大腿骨前捻角**：クレイグテストは徒手的に大腿骨前捻角を測定する．被検者は腹臥位となり，測定肢の膝を90°屈曲させる．大転子を触知し股関節を内外旋させ，大転子が最も外側に位置する場所を見つけ，このときの床面からの垂線と脛骨長軸との成す角を計測する．大腿骨前捻角は平均12°程度であるが，過度な前捻角は股関節を適合させた際に大腿骨が内旋位となり膝が内側を向くknee inの肢位となる.

Q角（quadriceps angle）

- **Q角**：上前腸骨棘と膝蓋骨中心を結ぶ線と膝蓋骨中心から脛骨粗面までを結ぶ線との成す角である．一般的にQ角には性差があり，男性で約10°，女性で約15°程度と考えられている．Q角が大きいと膝関節の外反を生じやすくなるため，いわゆる膝関節の受傷機転となるknee in toe outのアライメントを形成する.

- **足部アーチ高率**：足部の内側縦アーチを計測する手技は多く存在する．足部アーチ高率は内側縦アーチの頂点に位置する舟状骨の高さに対して足長で除した値となる．低アーチを示す扁平足や高アーチを示すハイアーチは，いずれもスポーツ傷害

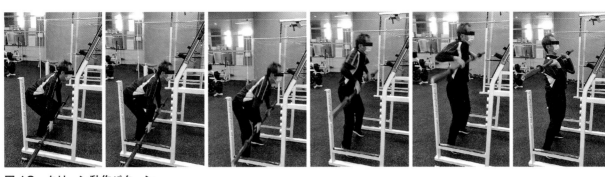

図12　クリーン動作パターン
下肢の力を利用して一気にバーベルを持ち上げる.

と強い関連性が認められている.

(7) パフォーマンス (Functional Movement Screen)

Functional Movement Screen (FMS) は米国の理学療法士によって開発され, スクワット, モビリティそしてスタビリティなど複数の身体機能動作を点数化する質的な評価である. あらゆる競技種目のスポーツ選手に対して普遍的に使用できるパフォーマンステストである. FMS とスポーツ外傷・障害との関係については多くの報告があり, 獲得した項目および点数からスポーツ傷害との関連が認められている.

Functional Movement Screen
(FMS)

4. フィジカルチェック

フィジカルチェック
(physical check)

1) 目的

フィジカルチェックは以下に示す瞬発力系, 持久力系, 跳躍力系など多岐にわたる. すべての計測項目が実施されるわけではなく, 競技特性, ポジション特性, 時期を考慮して種目や計測項目が選択される. 各選手の身体能力やコンディションの状況を知ることができ, 新たなトレーニング目標を設定する際に役立つ.

MEMO
フィジカルチェックは筋力バランスなど傷害状況の分析に役立つ資料としても利用することができる.

2) 適正な実施時期

新人の場合には競技能力の評価の一環として行われるが, 試合期が終了したのちに基礎体力の回復, 向上目的に実施される. また, 試合期の長い競技 (プロ野球など) は試合期の開始当初から後半に進むに従い, 体力低下が生じていることが多い. そこで, 試合期の中でフィジカルチェックや体力向上目的のトレーニングが実施される. さらに, スポーツ傷害から復帰するタイミングで, 十分な回復が得られているかチェックが行われる. 回復が不十分な状態だと再受傷のリスクとなることがある.

3) 瞬発力系運動のチェック

瞬発力の計測はフリーウエイトを用いた各種ウエイトトレーニングの手法が用いられる. 負荷量の決定には最大反復回数 (1 RM) を計測する必要があり, 直接計測するのは危険を伴うため対象者によっては間接法を用いて行う.

最大反復回数
(repetition maximum : RM)

代表的な手法にクリーン, ジャーク, スナッチ, ベンチプレス, スクワットなどがある. クリーンは, 爆発的なパワーや身体各部位のコーディネーション能力を把握するもので, その方法は床にバーベルを置いた状態から下肢の力を利用して胸まで一気に挙上する (**図12**).

MEMO
間接法による1 RM の測定方法
5〜10 RM 程度の負荷を用いて最大反復回数を測定する. 反復ができなくなった時点で測定を終了する. 挙上できた回数から1 RM を推定する. 反復回数をできるだけ少ない回数で終えるようにすると精度が向上する.

4) 持久力系運動のチェック

(1) 最大酸素摂取量

単位時間内に体内に酸素を取り込む能力の指標で, 有酸素能力との関連性が高い. 計測には呼気ガス分析装置が用いられるが, 一般的な機器ではないので, 心拍数と運動負荷の関係から推定する方法がある.

最大酸素摂取量 (maximal oxygen consumption : VO$_2$ max)

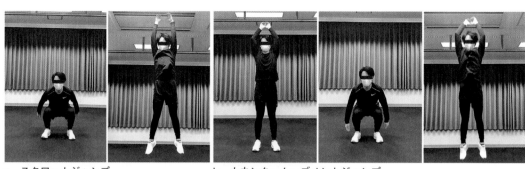

a. スクワットジャンプ　　　　b. カウンタームーブメントジャンプ

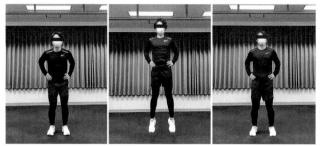

c. リバウンドジャンプ

図13　跳躍力系運動のチェック

（2）血中乳酸濃度

　運動負荷強度を明らかにするための指標である．運動負荷強度の増加とともに増大する．漸増的に運動負荷強度を増加させた場合の血中乳酸濃度が2 mmol/Lを乳酸性作業閾値，4 mmol/LをOBLA（オブラ）とよび，運動負荷強度の目安となる．

5）跳躍力系運動のチェック　（図13）

（1）スクワットジャンプ

　スクワット姿勢から垂直にジャンプを行う．跳躍から着地までのあいだに適正な下肢アライメントを保持する必要があり，特に着地時の knee in toe out の肢位を示す場合はスポーツ傷害のリスク因子となる．

（2）カウンタームーブメントジャンプ

　スクワットジャンプに似ているが，立位姿勢からしゃがみ込むことで筋のストレッチショートニングサイクルを利用してジャンプする．筋が伸張することで遠心性の運動様式が要求されるためプライオメトリック運動の要素を評価することができる．

（3）リバウンドジャンプ

　手を腰に置き，できるだけ着地時間を短くして高い跳躍を繰り返すように指示する．身体のもつ反発係数であるばねとしての機能を評価することができる．

■引用文献

1）陶山哲夫，赤坂清和監訳：スポーツ外傷・障害ハンドブック―発生要因と予防戦略．医学書院；2015．p.51.
2）van Mechelen W, Hlobil H, Kemper HC：Incidence, severity, aetiology and prevention of sports injuries. A review of concepts. Sports Med 1992；14（2）：85-99.
3）Omi Y, Sugimoto D, et al.：Effect of Hip-Focused Injury Prevention Training for Anterior Cruciate Ligament Injury Reduction in Female Basketball Players：A 12-Year Prospective Intervention Study. Am J Sports Med 2018；46（4）：852-61.
4）日本スポーツ協会 指導者育成専門委員会アスレティックトレーナー部会監，川野一郎，福林徹編：公認アスレティックトレーナー専門科目テキスト1 アスレティックトレーナーの役割．文光堂；2020.
5）横山賢二，松浦哲也：肘関節における超音波診療．関節外科 2021；40（14）：87-96.
6）阿部　宙，渡邊裕之ほか：Muscle tightness test の検者内および検者間信頼性．日本臨床スポーツ医学会誌 2012；20（2）：336-43.

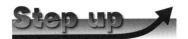

1. コンディショニングにおける留意点

- **リカバリーの科学**：練習や試合後などに十分な回復が得られないと翌日のコンディションは低下し，連戦などで試合が続く場合は疲労の蓄積が生じる．一般的な疲労回復手段（リカバリー）は睡眠，食事，入浴あるいは運動を中止して休息をとることなどであるが，スポーツ選手を対象とした試合期の状況ではアクティブレスト（積極的休養）を活用して能動的な疲労回復を行う積極的なアプローチを用いることが多い（図1）[1]．

- **エネルギーの枯渇**：脳や筋肉はATP（アデノシン三リン酸）によって活動する．ATPの供給機構であるグリコーゲンの枯渇は疲労を招きパフォーマンスは低下する．このため，日々の練習や試合でのエネルギー源の消費量を把握する必要がある．対戦相手に応じて運動強度や内容，時間が異なる試合が連続する場合，個々の選手の体重，年齢などにより必要なコンディショニングを必要なタイミングで提供することが，理学療法士には求められる．

- **競技特性**：競技特性に応じたリカバリーについては調査報告が少なく，定められた基準は存在しない．しかしながら，競技特性は競技によって集中的に用いられる運動様式や身体に負荷の加わる部位が異なるため，コンディショニングの方法や程度も異なる．コンディショニングを実施するうえで必要となる競技特性の分類を**巻末資料・表2**に示す．

- **環境要因**：競技環境は暑熱，寒冷，水中，グラウンドサーフェイス，時間帯など多岐にわたる．特に，暑熱は脱水とも関連するため，コンディションに大きく影響する．

- **筋の損傷と柔軟性低下**：筋は疲労状態となると柔軟性が低下する．過度な筋活動によるエネルギー源の枯渇に加えて，伸張性収縮が多用される競技では筋の微細損傷や炎症反応が生じる．また，ラグビーやアメリカンフットボールなどコリジョンスポーツでは高強度でコンタクトが生じることから，打撲などによる微細な筋損傷が生じる．損傷が過度の場合には筋力回復や筋柔軟性の回復に48〜72時間ほどの時間を必要とする．

2. コンディショニングの実践

1）睡眠

　睡眠はスポーツ選手のリカバリー戦略上きわめて重要である．スポーツ選手が睡眠障害をきたす原因として，不眠症，オーバートレーニング症候群，そして抑うつ傾向など心理面に影響する原因も少なくない．

　スポーツ選手に必要な睡眠時間は8〜10時間程度と考えられている．睡眠の時間や質の向上には入浴のタイミングや寝室の温度と湿度など睡眠環境の改善や，適切な寝具を使用するなど外的な要素も重要である．

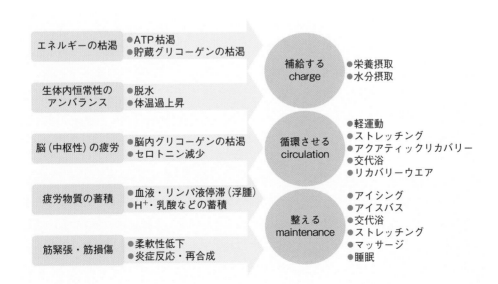

図1　運動による疲労とリカバリー方法
（山本利春：臨床スポーツ医学 2017；34〈11〉：1110-17[1] をもとに作成）

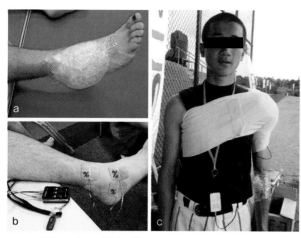

図2 局所へのアイシング
a. 足関節捻挫後のアイシング.
b. 足関節捻挫後のマイクロカレント.
c. 投球後の肩・肘関節へのアイシングとマイクロカレントの併用.

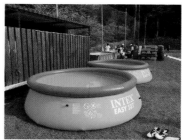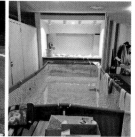

図3 アイスバス
練習終了後に全身を浸けて体温を下げる.

表1 アイスバスの基本的な使用方法

対象	筋へのダメージがある場合 過剰な体温を下げる場合
温度	10～15℃
時間	5～15分
タイミング	運動直後～30分以内
浸水部位	肩まで浸かる

2) 栄養摂取

　試合や練習後など消耗や損傷を受けた身体が速やかに回復するためには効果的な栄養摂取が必要である. このため, 日々のトレーニングメニューの把握から普段の栄養摂取状況を確認することはきわめて重要である. 特に, リカバリーの観点からの栄養摂取はグリコーゲンの回復, 発汗によって失われた電解質・水分の補給, 筋蛋白質の再合成などである. グリコーゲンの回復は試合や練習後の疲労回復に重要で, 中～高強度の運動で1日体重1kgあたり6～10g程度である. 糖質摂取のタイミングは運動後できるだけ早い時間が理想とされている.

3) クーリングダウン

- **局所へのアイシング**：近年, スポーツフィールドでのアイシングの是非が問われている. 基礎研究の段階では実験モデルとして作製された骨格筋損傷モデルに対してアイシングを行うと, 筋衛生細胞の発現が減弱し, 骨格筋の再建が遅延する. 骨格筋の再建遅延は損傷部位の線維化を生じさせ瘢痕化する. 骨格筋損傷に対するアイシングは骨格筋の再生を遅延させるだけでなく, 治癒に関しても不完全なものとなる. また, アイシング対象となる筋以外の靭帯, 腱, 関節包への影響については不明である. しかし, 受傷時の急性期には組織の炎症や浮腫などにより疼痛を伴うため, 速やかな症状の除去にアイシングを利用する. 患部へのアイシングの際には放置せず, 時間設定をするとともに, 経過観察のもと短時間で処理する. また, アイスバスなどの全身冷却などは疲労回復が目的のため, 必ずしも局所のアイシング問題が影響するわけではない. マイクロカレントを用いた組織修復の促進は, 冷却効果がないためアイシングを用いたくない場合の急性期対応に有効である (図2).
- **アイスバス** (図3)：身体の一部を冷水に浸ける方法や, 全身で行う方法などさまざまである. 冷水に浸かることで身体を冷却し, 炎症の軽減や疲労回復に効果が期待できる. しかし, その効果についてはメリット, デメリットがあり, 過剰な冷却は筋温が下がりパフォーマンスを低下させてしまう. 試合後の短期的な運動負荷後の回復に使用するのか, 連戦中の疲労の蓄積に対して軽減目的に使用するのかなど, スポーツ選手の状況を十分に理解して適応する必要がある. アイスバスの基本的な使用について表1に示す.

4) ストレッチング

　練習や試合後の筋疲労に伴う筋柔軟性の低下に対してストレッチングは有効な手段である. 近年, ストレッチングによる筋力低下が指摘されているが, その影響は短時間であることから練習後のコンディショニングにおいては積極的な実施が望ましい. また, 成長期は骨の長軸成長に伴う筋タイトネスの亢進が顕著に認められる. したがって, 成長期では運動後だけでなく運動前のウォームアップにおいてもストレッチを実施すべきである.

■引用文献

1) 山本利春：アスリートにおける戦略的リカバリーの考え方. 臨床スポーツ医学 2017；34 (11)：1110-17.

LECTURE 4

スポーツ動作（1）

走動作

到達目標

- 歩行と走動作の違いを理解できる.
- 歩行周期を説明できる.
- 走動作の各相を説明できる.
- 走動作のバイオメカニクスを理解できる.
- 走動作を改善するために必要な評価と理学療法を理解できる.

この講義を理解するために

ヒトの移動手段は歩行，走行，跳躍と分かれ，走動作はスポーツのなかでも多くの競技種目に求められる基本能力です．歩行は走動作のすべてを反映する移動手段ではありませんが，医療機関やトラックなどのない環境では走動作による障害発生の原因を予測するための指標となります．走動作によるスポーツ傷害を明らかにするためにも，歩行を含めた動作分析の知識，技術を身につけることがスポーツ選手に対する理学療法を実施するうえで重要となります．また，走動作の各相は歩行と異なり，両脚が地面に接触しない時期があります．下肢に加わる負荷も歩行では体重の2倍程度ですが，走動作では5～6倍となり過大な負荷の結果としてスポーツ傷害が生じていることを理解する必要があります．

この講義の前に，以下の項目をあらかじめ学習しておきましょう．

□ 歩行のバイオメカニクス（床反力，関節角度，筋活動）について学習しておく．
□ 走行のバイオメカニクス（床反力，関節角度，筋活動）について学習しておく．
□ 歩行，走行の動作分析について学習しておく．

講義を終えて確認すること

□ 歩行の動作分析について理解できた．
□ 走動作の動作分析について理解できた．
□ 走動作に関連する下肢の各関節の評価について理解できた．
□ 足部形態の評価について理解できた．
□ 走動作にみられるスポーツ傷害について理解できた．

1. 歩行の基礎

1) 概要

歩行はヒトの移動手段の中で最も基本的な動作能力となる．歩行は立位姿勢を保持するためのバランス能力を発揮しつつ，移動のため支持基底面から重心を脱しなくてはならない．このため，歩行は身体に対して複雑なメカニクスが要求されている．さらに歩行の一連の流れは，随意的な要素の他に反射的な要素が加わり，半自動的な動作として遂行されている．

歩行周期は大きく立脚期と遊脚期に分かれている．この立脚期から遊脚期までの歩行の流れの中で，8期に分類されている（**表1**）．歩行中に生じている運動学的な問題を解明するには，歩行の各期を理解する必要がある．

歩行分析はスポーツ選手の走動作の障害ならびに外傷の原因を評価するうえで有効な手段となる．走動作は必ずしも歩行時の移動速度を拡大させた動作ではないが，走動作の問題を歩行動作から知ることが可能である．スポーツ傷害を評価するうえで，最終的には走動作の観察が必要となるが，歩行分析は走動作の困難な医療機関やトラックなどのない環境において有効な手段となる．

2) 歩行におけるパラメータ （図1）

(1) 歩幅

一側の踵から対側の踵までの距離，ステップ長ともよばれる．正常歩行では，ほぼ左右対象となる．

(2) 歩隔（ストライド幅）

両側の踵の中点同士の距離．歩行の支持基底面を示す．

(3) 足角

足長軸と歩行の進行方向との成す角．

(4) 歩行率

単位時間内の歩数を歩行率あるいはケイデンスとよび，歩/分（steps/min）や歩/秒（steps/sec）で表す．歩行率は身長（下肢長），年齢，性別で異なる．

(5) 重複歩距離

片側の踵が接地して，次に同側の踵が再び接地するまでの動作を重複歩という．この一連の動作を歩行周期とよぶ．

(6) 歩行周期（図2）

自然歩行では立脚期は歩行周期の60%に相当する．立脚期は遊脚期に比較して時間的には長くなる．

歩行（walking）

表1 歩行周期

立脚期	遊脚期
● 着床初期	● 遊脚前期
● 荷重応答期	● 遊脚初期
● 立脚中期	● 遊脚中期
● 立脚終期	● 遊脚終期

歩幅（step）

歩隔（stride width）

足角（foot angle）

MEMO
足長軸
踵部後端から第2中足骨軸をとおる線．

ここがポイント！
歩行率（walking rate），ケイデンス（cadence）
歩行の中で障害が生じた際に歩行率を変化させて歩行や歩行能力を維持することがある．歩行率の変化が何を意味するか考えることが必要である．例えば，大きな歩幅は歩行率を小さくするが，筋力低下により歩行速度が維持できないときは歩幅を小さくすることによって歩行率を上げて歩行速度を維持しようとする．

重複歩距離（stride）

歩行周期
（walking cycle, gait cycle）

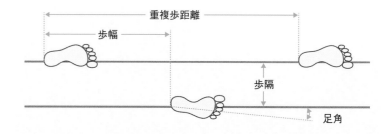

図1 歩行における各種パラメータ

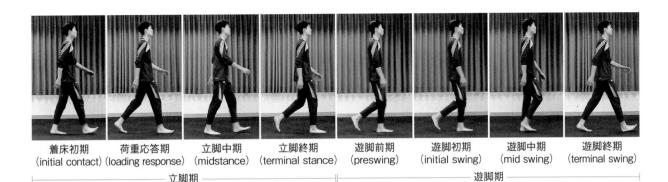

| 着床初期
(initial contact) | 荷重応答期
(loading response) | 立脚中期
(midstance) | 立脚終期
(terminal stance) | 遊脚前期
(preswing) | 遊脚初期
(initial swing) | 遊脚中期
(mid swing) | 遊脚終期
(terminal swing) |

立脚期 ——————————————｜ 遊脚期

図2 歩行周期

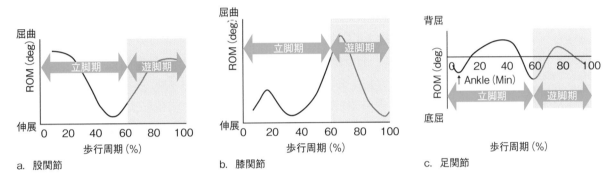

a. 股関節　　　　b. 膝関節　　　　c. 足関節

図3 歩行時の各下肢関節の角度変化

（7）同時定着時期

歩行の際に片脚で支持する時期（single supporting period）と両脚で支持する時期（double supporting period）がある．両脚で支持する時期は立脚期と遊脚期の移行期にある．運動学的には同時定着時期と表現され，歩行周期内に10％ずつ2回あり，合計で20％存在する．歩行速度が速くなると歩行周期における立脚期と同時定着時期の占める比率が減少して，遊脚期の割合が増加する．

3) 各関節の角度変化

（1）体幹

歩行時，体幹の上部と下部は逆方向の回旋運動を示している．遊脚期に入り下肢の前方スウィングと同時に同側の骨盤が前方回旋する．骨盤の回旋は約8°，大腿骨と骨盤の相対的回旋角度は8°，脛骨と大腿骨との相対的回旋は約9°であり，これらの3体節の回旋角度の合計は25°となる．

（2）股関節（図3a）

1歩行周期内に伸展と屈曲がそれぞれ1回生じる．踵接地後，支持脚の股関節は伸展を続けて，体幹が前方に移動する．対側の脚が接地して支持脚となると遊脚期への準備として屈曲を開始する．遊脚期へと移行すると急速に屈曲が進み，下肢は前方に振り出される．

（3）膝関節（図3b）

1歩行周期に2回の屈曲と伸展を行う．この2回の屈曲をダブルニーアクションとよび，膝関節を起点とする障害発生時には消失することが観察される．支持脚は踵接地後，速やかに軽度屈曲し，立脚期後半になると体幹は支持脚よりも前方へ移動し，膝関節は伸展する．対側の脚が接地すると，再び膝関節は屈曲し，その後は屈曲の速さを強めて遊脚期へ移行する．遊脚期後半には急速に伸展を始める．

同時定着時期
(double stance phase)

調べてみよう
ダブルニーアクション（double knee action）の消失
さまざまな要因で発生する．例えば，大腿四頭筋の筋力が低下し，着床初期に大腿四頭筋の遠心性収縮による緩衝機能がはたらかないと膝をロックすることとなり，膝関節の屈曲運動は消失する．他にはどのような理由があるか調べてみよう．

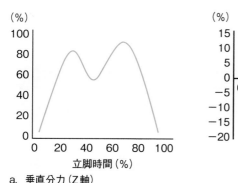
a. 垂直分力（Z軸）

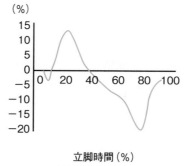
b. 前後分力（X軸）

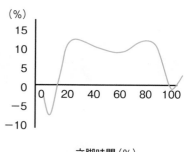
c. 側方分力（Y軸）

図4　床反力の3分力（垂直，前後，側方）

覚えよう！

足部クリアランス
遊脚期につま先が床面に接触しないように背屈位が維持されることである．また，同時に膝関節も屈曲し，足部クリアランスを助けている．腓骨神経麻痺は前脛骨筋の機能を低下させるため，足部クリアランスが低下する．

床反力（floor reaction force）

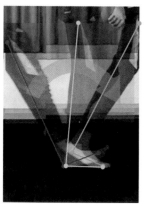

図5 歩行時のロッカー機能
赤：ヒールロッカー．
緑：アンクルロッカー．
青：フォアフットロッカー．

MEMO
位置エネルギーの変換
高い位置に置かれた物体は位置エネルギーをもち，低い位置への移動が可能となった時点で重力の影響を受ける．理想とする歩行は重心の上下動の少ない動作であるが，身体の構造上少なからず上下動が生じる．この際に位置エネルギーを着地衝撃とするか，速やかに並進運動へと転換できるかによってエネルギー効率が大きく変わる．障害によって生じている重心の上下動は効果的に並進運動へと転換できていない．

（4）足関節（図3c）

　1歩行周期に2回の背屈と底屈を行う．踵接地の際，足関節は軽度背屈しているが，次に底屈して足底接地となる．その後，体幹の前方移動とともに背屈へと変化する．この背屈は体幹が支持脚の前方へ移動するまで続き，再び足関節は底屈して踵離地となり，つま先離地後は急速に背屈へと変わる．遊脚期の足部クリアランスでは，比較的長く背屈位を維持している．

4）歩行時の床反力　（図4）

　歩行の際に下肢に作用する力は筋力，重力，下肢運動による慣性力および足底に加わる床反力である．歩行で足底が床反力計のプラットフォームに着いたとき，身体からプラットフォームに作用する力がはたらき，プラットフォームからの反作用として，同じ大きさで向きが反対の力が床反力としてはたらく．床反力は前後分力（X軸，図4b），側方分力（Y軸，図4c），垂直分力（Z軸，図4a）に分けられる．垂直分力は常に上向きである．

　側方分力（Y軸）は最初の両脚支持期で外向きから内向きに変わり，短脚支持期のあいだは内向きにはたらいている．前後分力（X軸）は踵接地で制動力として後ろ向きにはたらき，短脚支持期になるときに最大となる．垂直分力（Z軸）には1つの谷を挟んだ2つのピークがあり，いずれも体重を超える大きな力になっている．第1のピークは初期に身体を上方へ加速するとき，第2のピークは下方へ減速するときに生じる．

5）ロッカー機能　（図5）

　効率的な歩行機能は身体のもつ位置エネルギーを推進運動へと変換させることである．しかしながら，歩行時の過度な上下運動はエネルギーの損失につながるので，効率的な前方推進への転換が求められる．ロッカー機能はペリーが提唱した身体メカニズムで，踵部，足関節，前足部，足趾が連続的に軸運動をスイッチさせ，身体を振り子運動のように前進運動へと導く動作様式となる[1]．

（1）ヒールロッカー

　着床初期は体重が下肢に加わるとともに踵骨隆起部による地面との接触が生じる．踵骨隆起部は円形を呈しているため，前方への転がり運動へと変換される．また，足関節をまたぐ前脛骨筋や膝関節をまたぐ大腿四頭筋のはたらきによって，足関節，膝関節の連結を生じさせ，前方への推進運動を加速させる．

（2）アンクルロッカー

　荷重応答期に入り足部が固定されると，受動的に足関節は背屈を続け脛骨の前方推進が継続される．

（3）フォアフットロッカー

　足圧中心が中足骨頭に到達すると，踵部が挙上を開始する．中足骨頭の円形の形状はロッカーとして機能し，足圧中心が足部の支持面を越えて前方に移動すると前進は加速される．フォアフットロッカーは歩行周期の中で高い推進力を生み出す．

（4）トゥロッカー

　立脚終期において足圧中心が足趾に到達すると，足趾は加速のための支点となる．

2. 走動作のバイオメカニクス

1）概要

　走動作が歩行の延長線上のように表現されることがあるが，必ずしも同じ移動の身体メカニクスを有しているわけではない．歩行も走動作も一連のサイクルで繰り返される動作様式ではあるが，その内容は異なる部分を多く含む．走動作は歩行に比較して遊脚期間が長くなり，走行速度が増加するとさらに長くなる．また，両脚ともに支持しない期間も存在することが歩行と大きく異なる．これらの運動学的な変化に伴って，下肢各関節の角度や筋活動も異なる様式へと変化する．

2）走動作の特徴

（1）陸上競技種目による走動作の特徴

a．短距離走

　爆発的なパワーを必要とし，無酸素的なエネルギー使用が求められる．該当する陸上競技種目は100 m，200 m，400 mである．「スタート」，「加速疾走」，「中間疾走」，「フィニッシュ」の4つの局面に分かれる．100 m走の場合，50 mあたりで最大速度に達し，その後はゆるやかに減速しフィニッシュに至る．また，スタート時の姿勢が特徴的で，スターティングブロックを使用する．

b．中距離走

　無酸素的なエネルギー使用とともに有酸素的なエネルギー使用も必要となる．該当種目は800 mと1,500 mで，持久的な運動能力に加えて，走りの効率をよくすることによって消費するエネルギーを抑える必要がある（ランニングエコノミー）．ラストスパートでは競り勝つための瞬発力も求められる．

c．長距離走

　トラックを使用する場合，5,000 mと10,000 mが該当する．マラソンや駅伝などは一般道を使用するため，ロード種目として分類されている．有酸素的なエネルギー使用となる．

（2）着地パターンによる走動作の違い

　近年，フォアフット（前足部）で着地する走法（フォアフット走法）を行うスポーツ選手が増えている．ランニングシューズが開発される前，ヒトは走るときにフォアフット走法を行っており，一部はフラット着地（ミッドフット走法）を行っていた．ランニングシューズの開発により，踵に緩衝性の高い機能をもつシューズは踵での着地（リアフット走法）を可能とした．高い衝撃力を踵に受けるリアフット走法はランニングシューズの開発が基点となっている．しかしながら，近年ではフォアフット走法，ミッドフット走法を有効とする高機能のシューズが開発されたため，トップアスリートのランナーでリアフット走法を行う選手は少ない．

　異なる走動作の足圧中心を**図6**[2]に示す．リアフット走法では外側後方から足圧中心が発生し，第2中足骨へ抜けていく．ミッドフット走法，フォアフット走法の足圧中心は，着地後に一度後方へ移動してから前方へ再度移動する．

ここがポイント！
ロッカー機能における関節の連結
ロッカー機能は骨構造や関節機能による転がり運動だけでなく，生じた運動エネルギーを他の関節や骨に伝達する必要がある．このため，各関節をまたぐ筋の緊張は効率よく運動エネルギーを伝達する役割をもつ．

MEMO
足圧中心
（center of pressure：COP）
最初は center of foot pressure と記述されていたが，近年は徐々に center of pressure が用いられるようになった．本テキストでは，center of pressure として統一して記述している．

ここがポイント！
走動作の種類
短距離走（スプリント），中距離走，長距離走に分けられる．エネルギー代謝的には短距離走は無酸素的，長距離走は有酸素的な代謝過程を使い，中距離走はその中間に位置する．

MEMO
スターティングブロック
短距離走でスタートの際に用いられる．ブロックのフットプレートは角度を変えることが可能である．一般的にはスタート時に膝関節，股関節がともに90°となるように設定することが多い．

調べてみよう
ランニングエコノミー
「走動作の経済性」ともよばれ，最大下の強度で一定の速度でランニングを行う際に必要な酸素摂取量である．ランニングエコノミーの高いスポーツ選手は最大下ランニング中のエネルギーコストが低くなり，一定の距離をより速く走ることや，一定の速度でより長く走ることができるようになる．

LECTURE 4

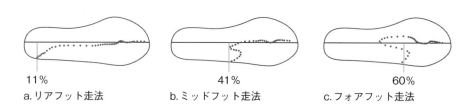

11%
a.リアフット走法

41%
b.ミッドフット走法

60%
c.フォアフット走法

図6　走動作ごとのCOPパターン
(Cavanagh PR, et al.：J Biomech 1980；13：397-406[2])

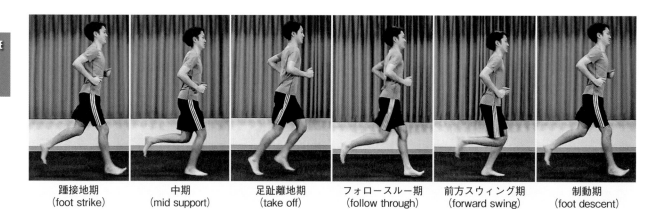

踵接地期
(foot strike)

中期
(mid support)

足趾離地期
(take off)

フォロースルー期
(follow through)

前方スウィング期
(forward swing)

制動期
(foot descent)

図7　走動作の各相

MEMO
走法の種類
リアフット走法，ミッドフット走法，フォアフット走法など複数存在する．

3) 走動作の各相　（図7）

走動作は地面に足が接触しているsupport phaseと接触していないrecovery phaseに大別できる．詳細な相分類は歩行のように細かく分けられていないが，support phaseは踵接地期，中期，足趾離地期，recovery phaseは前期（フォロースルー期），中期（前方スウィング期），後期（制動期）などに分類されている．走動作は歩行と異なり，立脚期が全周期の40％を占め，残り60％が遊脚期となる．

ここではリアフット走法を基本に解説する．

（1）support phase
①**踵接地期**：踵部が地面に接触した瞬間．
②**中期**：足底で体重を支持してから踵部が地面から離れる直前まで．
③**足趾離地期**：踵が地面から離れてから足趾が地面から離れる瞬間．

（2）recovery phase
①**フォロースルー期**：下肢の後方へのバックスウィングが終わるまで．
②**前方スウィング期**：下肢が後方から前方へスウィングする期間．
③**制動期**：足底部が接地する直前．

4) 走動作の床反力

（1）垂直方向への床反力（図8）

垂直成分については走向周期の中で2回のピークが認められる二峰性である．最初のピークは踵接地によって生じ，2回目のピークは中期から足趾離地期における蹴り出しによって生じる．最初の第1のピークが大きい場合は，スポーツ傷害の発生が生じやすいことが報告されている[3]．

（2）前後方向への床反力

リアフット走法では踵部が地面に接地した後から足底の一部が地面に接触する踵接地期から中期までのあいだに後方への力が作用する．これは重心の並進運動に対して制動効果を示す．一方，中期以降の足趾離地期では前方への力が作用する．これは立

LECTURE
4

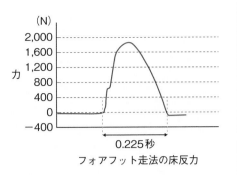

図8　走動作の床反力
走動作時の走法の違いによる垂直方向への床反力の特徴を示す.

MEMO
フォアフット走法は，着地後に足関節による緩衝作用が生じるので，リアフット走法に比較して床反力のピークは低くなる.

脚期の蹴り出しによる推進作用によるものである.

（3）左右方向への床反力

　左右方向の床反力は垂直，前後に比較して低い値を示すが，近年，ランニング障害の原因として考えられている．左右方向への床反力を生じさせる要因として後足部の外反モーメントがある．外反モーメントの程度が左右方向への床反力の強度となり，過度な左右方向の床反力はスポーツ傷害の原因となる可能性がある.

5）各関節の角度変化

（1）股関節（屈曲・伸展）

　走動作では運動速度の増大に伴って関節可動域も拡大する．特に，屈曲が顕著であり，歩行に比較して10°前後増大する．一方，伸展は歩行に比較して軽微の増大となる．最大伸展は足趾離地期であり，最大屈曲は遊脚後期に発生する.

（2）膝関節

　股関節と同様に運動速度の増大とともに屈曲角度の増大と伸展角度の微小な減少を示す．歩行動作での最大屈曲角度は64°にまで達し，最大伸展は-8°となる．走動作では最大屈曲は79°に達し，最大伸展は屈曲傾向を強め-16°となる.

（3）足関節

　走動作中の足関節動態は歩行動作と比較して大きく異なる．踵接地するランナーは股関節と膝関節の屈曲が大きく増大することによって，衝撃吸収過程には急激な背屈を行う．走動作では歩行動作にみられる程度の底屈は生じない.

6）良い走動作とは

　歩行，走行ともに左右対称的な動作を繰り返す運動様式の印象を与えるが，実際には左右対称的ではない．ヒトの身体は上肢に利き手，非利き手が存在するように下肢にも利き脚，非利き脚（軸足）が存在する．一般的には右利きの場合に右足が利き脚となり左足が軸足となることが多い．踏み出し脚の身体的特徴は骨盤の前方回旋，股関節屈曲が優位に生じ，ストライド幅を大きく増大させる側となる．一方，蹴り出し脚は骨盤の後方回旋，股関節伸展が優位に生じ，推進のために大きく地面を蹴り出す特徴を有している．走動作においてもこの概念は有効であり，同様の視点から観察すべきである．この歩行，走動作における非対称性を前提とすることで良い動作の判別が可能となる．走動作は，歩行以上に個体の特徴的な動作が反映されるため多様な特徴を示す．観察するスポーツ選手の個体特性や競技特性を考慮しつつ，走動作が適正であるかどうか検討する.

　また，走動作は歩行に比較して速い動作ではあるが，歩行と同様に身体の重心位置を想定して動作分析を行うと障害を明確にすることが可能となる．例えば，走行時の重心の左右への動揺は膝関節の外側支持組織である腸脛靱帯に負荷が加わることが考

MEMO
左右方向への床反力
マラソンで30 km付近に到達すると身体に備えたグリコーゲンが枯渇する．疲労の蓄積も重なり，さまざまな変化が生じ，左右方向への床反力の増大も観察される．左右方向への床反力の増大は身体の左右方向への動揺として走動作に悪影響を与える.

ここがポイント！
入谷は歩行動作の利き脚と非利き脚の機能において，利き脚は踏み出し脚として，非利き脚は蹴り出し脚（軸足）としての役割を有していると述べている（図9）[4].

MEMO
走動作において，疾走速度はストライド幅とピッチ（一定時間内における歩数）の積である．ストライド幅とピッチは一方を大きくするともう一方が減少する負の相関関係にある.

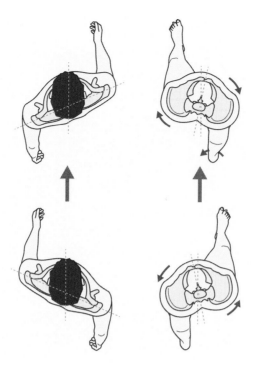

図 9　蹴り出し脚（軸足）と踏み出し脚
歩行では蹴り出しと踏み出しを交互に繰り
返しながら身体を前進させている．蹴り出
し脚（軸足）と踏み出し脚の定義は，立脚
期で下肢全体の動きにおいて，後方への動
きが大きい側が蹴り出し脚（軸足）で，前
方への動きが大きい側が踏み出し脚となる．
（入谷 誠：入谷式足底板―基礎編．運動と医学
の出版社；2011．p.72[4]）

えられる．さらに蹴り出し時に足関節背屈が不十分となり，重心位置が後方に残るよ
うになると膝前面にある大腿四頭筋に負荷が加わり，膝蓋腱炎や膝蓋大腿疼痛症候群
などを生じやすくする．

　スポーツ選手は本来用いてきたフォームを基盤に身体が強化されている．このた
め，ランニングフォームを意図的に修正した場合に，本来の能力を発揮できず逆に低
下させてしまうことがある．一見，非対称で不適切に見えるランニングフォームも選
手にとっては最も効果的なフォームであることがある．理学療法士は，スポーツ選手
の現在のフォームを前提としてスポーツ傷害の原因を評価し治療を実施する．

3. 走動作で生じる傷害と動作改善のポイント

1）走動作にみられるスポーツ傷害の特徴

（1）筋損傷

　スポーツで生じる筋損傷は筋挫傷と肉離れに大別される．筋挫傷は相手選手やチー
ムメイトなどとの接触によって生じ，肉離れは自家筋力の張力によって生じる筋組織
内の結合組織成分の損傷である．走動作では主にスプリントによる肉離れが多い．

ハムストリングス肉離れ（図 10）

　全競技を通じて最も発生頻度が高い．特に，陸上競技では短距離走者，ハードル走
者，ジャンパーであり，球技ではスプリントの多いサッカー，アメリカンフットボー
ル，テニスなどに多く発生する．原因としては，柔軟性，大腿四頭筋との筋バランス
などが考えられていたが，近年では前方スウィング期や踵接地期の股関節屈曲運動に
よる遠心性運動が考えられている．

（2）筋・腱炎

　繰り返される動作により生じるオーバーユースが原因となる．障害部位に生じる炎
症はオーバーユースに加え，マルアライメントによる影響を受ける．

a. 腸脛靱帯炎

　起始部側に炎症が生じる弾撥股と停止に近い大腿骨外上顆に生じる 2 か所がある．
弾撥股は，走動作に伴い大腿骨大転子上を腸脛靱帯が通過する際に疼痛が生じるもの

筋挫傷（muscle contusion）

肉離れ（muscle strain）

📝 MEMO
**肉離れの分類（ハムストリングス
の例）**
● I 型：筋肉内または筋間や筋
膜の損傷．
● II 型：筋腱移行部の腱膜の損
傷．
● III 型：坐骨付着部の腱の完
全断裂または付着部完全剥離．

腸脛靱帯炎
（iliotibial band syndrome）

弾撥股（snapping hip）

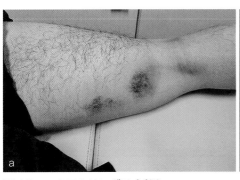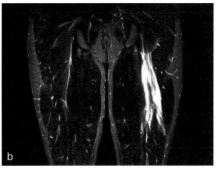

図10　ハムストリングス肉離れ
a. 肉離れ受傷後の体表に出現した血腫.
b. MRI所見. 高輝度を示す部分が出血を示している.

である. 起始部は同じく走動作の際に大腿骨外上顆を腸脛靱帯が通過する際に炎症が生じたものである. 特に起始部の腸脛靱帯炎は膝関節内反アライメントにより発症のリスクが高くなる.

b. 鵞足炎

停止する筋群がオーバーユースにより伸張ストレスを受けて発症する. 腸脛靱帯炎とは異なり膝関節の外反アライメントが発症リスクを高める.

c. 膝蓋靱帯炎

主として膝蓋腱中央に痛みの生じる中央型が多いが, 内側に痛みの生じる内側型も散見される. 中央型はオーバーユースに加え, 走動作の際に後方重心となることで膝蓋腱にストレスが生じる. 内側型は膝関節の外反や後足部回内のマルアライメントなどが原因となる.

d. 膝蓋大腿疼痛症候群

関節内病変や膝蓋腱炎, 滑膜炎などを除いた, 多くは膝前面に生じる症候群である. レクリエーションランナーの障害発生状況は1年間で50％前後となるが, これらのスポーツ傷害の中で膝の障害が30〜50％程度であり, その多くは膝蓋大腿関節に生じる. この膝蓋大腿関節に生じるスポーツ傷害の原因として, 膝関節アライメントや膝蓋骨のトラッキング不良などが考えられており, 女性のスポーツ選手に多い傾向がある.

e. シンスプリント

近年, 脛骨過労性骨膜炎と表現され, ランナーのオーバーユースによる障害である. 脛骨の遠位1/3に圧痛を認める. ただし, この部位は脛骨内側後方骨幹部の疲労骨折の圧痛と近似するため注意が必要である. 発症の原因は, 後足部に加わる外反力, 内反膝, Q角, 過度の足部回内, 扁平足などである.

f. アキレス腱炎

アキレス腱炎あるいは腱周囲炎はランナーに一般的にみられるオーバーユースによる障害である. 症状は腱に限局した腫脹と圧痛が認められる. 慢性化した状態では難治性となり, 長期間の運動量制限かランニング禁止となるため, 慢性経過をたどる前に早期の適切な治療を行う.

g. 足底腱膜炎

足底腱膜は踵骨隆起部から始まり, 第1〜5中足骨頭に停止する結合組織である. 内側, 中央, 外側の各線維に分かれ, 中央の線維が最も厚い. 足底腱膜の機能的な特徴は足趾を背屈させた際に巻き上げ現象として緊張し, 足部内側縦アーチを挙上させるウィンドラス機構である. 走動作の蹴り出す際に足趾は背屈し, ウィンドラス機構がはたらくことで足底腱膜が緊張し足部の剛性が高まり, 蹴り出しによる地面への張

MRI（magnetic resonance imaging；磁気共鳴画像）

LECTURE 4

鵞足炎（pes anserinus bursitis）

気をつけよう！
鵞足に停止する筋群は縫工筋, 半腱様筋, 薄筋である. 広範囲に筋群の停止があり, 圧痛の際にはどの筋に痛みが生じているかを確認する.

膝蓋靱帯炎（patellar tendinosis, jumper knee）

膝蓋大腿疼痛症候群（patellofemoral pain syndrome）

シンスプリント（shin splint）

脛骨過労性骨膜炎（medial tibial stress syndrome：MTSS）

Q角（quadriceps angle）

アキレス腱炎（Achilles tendonitis）

足底腱膜炎（plantar fasciitis）

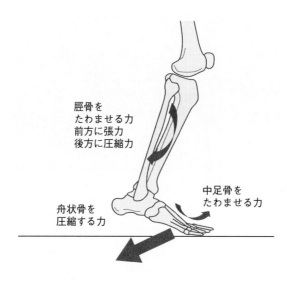

図11 短距離走における下肢に加わる負荷
（鳥居 俊：臨床スポーツ医学 2019：36〈12〉：1340-3[5]）

膝骨を
たわませる力
前方に張力
後方に圧縮力

舟状骨を
圧縮する力

中足骨を
たわませる力

力発生を助けている．このため，走動作はオーバーユースによる炎症を生じさせやすい．

（3）疲労骨折

疲労骨折（fatigue fracture）

完全骨折に至る外力は加わらないものの，骨のリモデリングによる修復を上回る微小な外力が繰り返し加わることにより発生する．ランナーにおける疲労骨折発生率は8〜37％である．疲労骨折の部位は短距離走と長距離走で異なり，短距離走では脛骨が多く，次いで舟状骨，中足骨となる．長距離走では脛骨が最も多く，次いで中足骨，大腿骨となる．

MEMO
骨のリモデリング
骨吸収（破骨細胞）から骨形成（骨芽細胞）までの周期的な骨細胞のはたらきであり，荷重などの静力学的要請に応答して骨形成が活発となる．

疲労骨折の発生メカニズムとなる力学的な作用は複雑である．負荷の要因としては剪断力，軸圧そして筋による牽引力などがある．短距離走では**図11**[5]に示すような負荷が繰り返される．

a．大腿骨疲労骨折

大腿骨頸部，転子下，骨幹部，遠位部に生じる．大腿骨疲労骨折は他の下肢疲労骨折に比較して症状の訴えがあいまいであり，鼠径部痛や大腿部前面の痛み，膝への関連痛と他のスポーツ傷害との鑑別が困難である．

b．脛骨疲労骨折

脛骨中央前方部分に生じる骨折を跳躍型，中下1/3に発生（実際にはさまざまな位置で発生）する骨折を疾走型とよぶ．跳躍型疲労骨折は完全骨折のリスクがある．

c．中足骨疲労骨折

第2〜4中足骨に多く発生する．疲労骨折を生じさせる原因として扁平足，凹足，肥満，中足骨頭への非対称的な荷重などが考えられる．第5中足骨基部の骨折であるジョーンズ骨折はランナーではまれである．

ジョーンズ（Jones）骨折

（4）神経障害，絞扼性神経障害

a．梨状筋症候群

梨状筋症候群
（piriformis syndrome）

臨床症状は下肢後面へ放散する痛みから骨盤出口付近の圧痛である．股関節内旋が制限されることもある．梨状筋のストレッチペイン（股関節屈曲内転）が認められる．また，腰部疾患を背景とすることもあり，鑑別が必要となる．

b．足根管症候群

足根管症候群
（tarsal tunnel syndrome）

後脛骨神経，内側足底神経，外側足底神経などが足関節レベルで障害され，足関節の後内側部，足内側部，足底部に神経症状が出現する．原因の一つとして，過度の回内が母趾外転筋の緊張を高め，後脛骨神経や足底神経に対して絞扼を生じさせる可能性がある．

c. モートン神経腫

　第3，4趾間にある総足底神経が障害され疼痛が発生する．絞扼は中足間靱帯の表層を通る総足底神経が中足趾節間関節の背屈強制により中足間靱帯に圧迫（伸展力も加わる）を受けるためである．原因は長時間の歩行やランニング，蹲踞，ハイヒールやバレーシューズの着用などである．

2）動作評価のポイント

　走動作によって生じるスポーツ障害は走動作の特徴である連続運動による影響を強く受けているものの，種々の内因的要因と外因的要因が存在することによって発症を促進する．走動作の評価では内因性を原因とする要因を明らかにするために実施される．走動作におけるリスク因子を**表2**に，評価項目を**表3**に示す．

3）動作改善のポイント

（1）柔軟性の低下による動的アライメント不良の改善

　陸上長距離選手は傍脊柱筋やハムストリングスの緊張亢進が認められることが多い．両筋ともに疾走に関連するため，競技特性の影響を受けている．ハムストリングスの筋緊張亢進は，骨盤を後傾させ，前方スウィング期で股関節を屈曲させたときに十分な前方へのスイングが困難となる．また，足関節の背屈制限は陸上選手に限らず頻繁に観察される柔軟性の低下である．足関節の背屈制限により，立脚中期以降の踵部離地が早くなり，前足部への負担も大きくなる．

　これらの筋群の柔軟性の低下は競技特性に影響を受けているので，単純なストレッチだけでは効果的な改善を得ることは難しい．状況によっては足底挿板（インソール）などを併用してアライメントの改善を試みる必要がある．

（2）筋力低下

　筋力低下はさまざまな状況で発生する．下肢に有痛性の障害が発生するとスポーツ選手は無意識に疼痛側への荷重を避けて走行するようになり，健側に比較して筋萎縮がみられる．また，走動作の際に左右非対称のアライメントを呈している場合も左右への負荷のバランスが異なり，一側への筋力低下を生じさせる．

　下肢筋力の低下を評価する方法として，片脚立位による左右への重心移動を観察する．最初に両脚均等の荷重下で立位をとる．重心は身体中心にあり，片脚立位をとった際に支持脚側に重心が移動する．下肢筋力の低下がある場合に重心は大きく側方に移動する（骨盤の側方移動として観察される）．この評価によってみられる筋力低下は中殿筋のものを認めることが多い．

　改善のポイントは，筋力低下が疼痛に由来する場合は，最初に除痛が必要となる．除痛の方法は，物理療法やアライメント改善など対象者の状態に応じて多岐にわたる．疼痛の原因を明らかにし，再発を予防する．筋力低下が疼痛などによる一過性の問題ではなく，萎縮を伴うものであれば，筋力発揮の再教育や強化が必要となる．

モートン神経腫
（Morton neuroma）

MEMO
蹲踞（そんきょ）
相撲や剣道などの武道で，競技開始前に取る姿勢（構え）のこと．立位からしゃがみ込み，股関節，膝関節を屈曲させ，足関節は底屈位でつま先立ちとなる．

**表2　走動作における
リスク因子**

内因性
●下肢マルアライメント
●筋力低下
●筋力バランスの不良（伸筋と屈筋，外旋筋と内旋筋など）
●柔軟性低下
●関節の不安定性

外因性
●環境（トラック，ロード，グラウンドサーフェイスなど）
●用具（シューズ）
●トレーニング方法
●スキル
●食事（栄養状態）

LECTURE
4

トーマス（Thomas）テスト
オーバー（Ober）テスト

表3　走動作の評価項目

アライメント	柔軟性
●立位姿勢 ●走動作の各相の姿勢 ●脚長：棘下長，転子果長 ●下肢アライメント： 　①股関節・大腿（前捻角〈クレイグテスト〉） 　②膝関節・下腿（膝関節内・外反角，Q角，knee in toe out, knee out toe in） 　③足関節・足部（後足部アライメント〈leg-heel alignment〉，扁平足〈navicular drop，足部アーチ高率など〉）	●関節可動域：股関節，膝関節，膝蓋大腿関節，足関節 ●関節弛緩性：股関節，膝関節，足関節 ●筋柔軟性：傍脊柱筋，腸腰筋（トーマステスト），殿筋，大腿四頭筋，大腿筋膜張筋（腸脛靱帯；オーバーテスト），ハムストリングス，腓腹筋，ヒラメ筋

筋力
●殿筋群　●股関節内転筋　●大腿四頭筋　●ハムストリングス

動的評価
●ビデオ分析　●三次元動作解析　●床反力　●筋電図

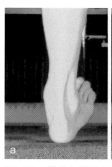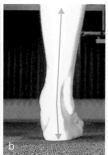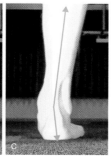

図 12　着床初期の後足部回内運動
a. 着床初期：外がえし傾向の強いランナーはすでに足圧中心が内方へ向かおうとしている.
b. 荷重応答期：前方へ重心が移動するとともに後足部（踵部）の回内が始まる.
c. 立脚中期：最も回内が強まり，足部内側縦アーチは低下する.

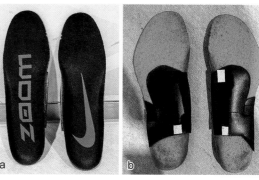

図 13　足底挿板（インソール）療法の作製例
a. 表面，b. 裏面.

LECTURE
4

（3）ハムストリングス肉離れ後の競技復帰のための動作改善

　ハムストリングス肉離れは，スプリントや球技などでスプリント能力の求められるポジションで多く発生する. ハムストリングス4筋の中で，大腿二頭筋長頭が最も多く発生する. ハムストリングス肉離れの受傷機転は，スプリントの際の制動期に膝関節が伸展しハムストリングスが遠心性収縮となる時期と，踵接地後に股関節を屈曲させ同様にハムストリングスが遠心性収縮となる時期である.

　肉離れは繰り返されることが多く，二次予防が重要となる. 受傷後のハムストリングスは固く短縮位となるため，柔軟性を確保すると同時に筋力回復に努める. ノルディックハムストリングスやシングルレッグデッドリフトはハムストリングスに対する遠心性収縮を発揮させると同時に筋を伸張位へと導く. これらのエクササイズは受傷後の損傷の回復後にアスレティックリハビリテーションの一環として行われる.

（4）後足部の過回内アライメントの改善

　後足部の過回内アライメントは踵接地と同時に後足部の回内が生じ，足圧の前方移動とともに後足部から前足部にかけて足部回内が過度に生じた状態である. 足部の過回内はシンスプリント，下腿の疲労骨折，外反母趾などの原因となり，種々の足部障害を誘発する（**図12**）.

　改善のポイントは，踵接地から中期までの回内を抑制する. 後脛骨筋は足部回内を制限する筋であり，走行時には歩行の4倍の張力が加わる. 後脛骨筋の筋力強化は回内を改善する手段と考えられ，過度な後脛骨筋の使用により十分に機能しないときは物理的に回内を改善させる必要がある. 足底挿板療法はシューズの中敷きに種々の足底板を内挿させ，足部アライメントの改善を図る手法である（**図13**）. 物理的に矯正するため，重度な扁平足にも対応できる. 静的なアライメントの矯正だけでなく，動的なアライメントの評価にも使用できるため，走動作の改善にはきわめて有効な手法となる.

ここがポイント！
ハムストリングス肉離れは繰り返すことが多いため，二次予防がきわめて重要となる.

ノルディックハムストリングス，シングルレッグデッドリフト
▶ Lecture 12 参照.

気をつけよう！
テーピングは最も簡便に足部回内を抑制することが可能であるが，重度の扁平足では不十分であり，現場などで即時的な効果を得るために使用されることが多い.

■引用文献

1）武田 功，弓岡光徳ほか監訳：ペリー 歩行分析―正常歩行と異常歩行，原著第2版. 医歯薬出版；2020. p.47-51.
2）Cavanagh PR, Lafortune MA：Ground reaction forces in distance running. J Biomech 1980；13（5）：397-406.
3）ジョン・ブルーワー著，菅しおり訳：ランニング・サイエンス. 「走る」を科学する. 河出書房新社；2017.
4）入谷 誠：入谷式足底板―基礎編. 運動と医学の出版社；2011. p.72.
5）鳥居 俊：ランニングによる下肢への負荷. 臨床スポーツ医学 2019；36（12）：1340-3.

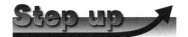

1. ランニングシューズの役割

　ランニングシューズは足と地面との接点をつくるスポーツ用具（エキップメント）である．当初の目的は足の保護であったが，近年では走動作の向上目的にさまざまな工夫が施されている．

　歴史的な背景からランニングシューズは足部への保護を目的としたタイプと裸足感覚に近いベアフット・ミニマリストランニングシューズに分類される．

1）ランニングシューズの構造とその機能　（図1）

　基本構造は靴紐，アッパー，ソールに分類される．

　靴紐はスポーツ選手自身によって調整されるが，靴紐を通す穴の数や位置，そして結ぶ強さによって足部の動的アライメントが変化する．例えば，靴紐をすべての穴に通しきつく結んだ場合は，負荷の程度や後足部の回内速度が減少する．

　アッパーはソールの上に位置する足部を包む布部分である．アッパーには多くの素材が用いられており，ランニングシューズは足部の動きを制限しない快適性，容易に型崩れしない強固さや通気性が求められる．

　ソールは内部支持材であるインソール，ミッドソール，アウトソールに分かれる．ソールはランニングシューズのなかでもきわめて重要な構造を有し，材料としても多くの素材が使用されている．さらにミッドソールはソール構造のなかでも最も重要で，さまざまな構造的バリエーションが考えられている．特に過度な負荷の加わりやすい内側を補強したタイプやU字形に踵を包む構造などがある．代表的な使用素材としてエチレンビニルアセテート（ethylene-vinyl acetate：EVA）があり，軽く，衝撃吸収性に優れている．歴史的に古くから用いられてきた素材であるが，現在のランニングシューズでも用いられている．EVAの欠点は耐久性に欠けることで，長期間の使用により衝撃吸収性が減少し，足部の動的なアライメントに影響を与える．アウトソールやミッドソールは足部の回内運動による荷重や摩耗を内側に受けやすい．内側の衝撃吸収性が減少した場合に，シューズの使用が逆に足部への過度な回内を誘導しスポーツ障害の原因となることがある（図2）[1]．

　ソールに求めるもう一つの機能に反発性がある．ランニングシューズに反発性をもたせる場合，ミッドソールをハード系素材とするか，前足部へのプレート挿入となる．前足部の反発係数の増大は種々のランニング能力を向上させる．

　シューズと足との適合性に関しては，日本人の足型データによるラスト（木型）であっても個体の有する多様性は千差万別であるため，足長や足幅だけでなく踵幅まで含めて選ぶべきである（図3）．履いたときに踵部が不安定になるシューズは不適切である．また，指先を収めるトゥーボックスは足趾に対する余裕をもたせる必要がある．トゥーボックスが不適合なシューズは足趾が十分に機能しないだけでなく，外反母趾などアライメント不良を生じさせる．

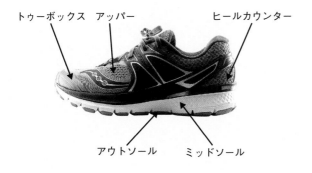

図1　ランニングシューズの構造

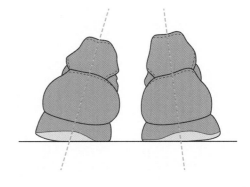

図2　過回内足により摩滅したアウトソール（左）
（石塚忠雄：スポーツシューズの医学．1996；金原出版．p.35[1]）

2）ベアフット・ミニマリストランニングシューズ （図4）[2]

　裸足で走動作を行うスポーツ選手の多くは踵接地ではなく，つ
ま先接地（フォアフット走法）となる．ヒト本来の走動作として
はつま先接地となるが，クッション性の高いランニングシューズ
が開発されたことで踵から接地することが可能となった．フォア
フット走法は現在のトップランナーの主たる走法であり，もとも
とはケニア人ランナーがこの走法を用いて高い競技力を発揮して
いたことによる．また，フォアフット走法は接地による床反力の
小さい走法としても特徴的である．

　ベアフット・ミニマリストランニングシューズは足の自然な動
きの制限を最小限とし，柔軟性が高く，踵部が低く，軽量な靴で
あり，踵接地ではなく，前足部や中足部での接地での走法を想定
している．ベアフット・ミニマリストランニングシューズはフォ
アフット走法による下肢への傷害予防が期待されるが，逆に前足
部への負荷の増大からリアフット走法に比較して中足骨などの疲労骨折の増加が指摘されている．

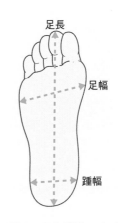
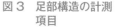

図3　足部構造の計測
　　　項目

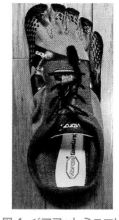

図4　ベアフット・ミニマリ
　　　ストランニングシューズ
（安田稔人：MB Orthop 2018；
31（3）：59-64[2]）

　従来のランニングシューズを使用しているスポーツ選手の50％はリアフット走法であり，ベアフット・ミニマ
リストランニングシューズを使用しているスポーツ選手の多くはフォアフットあるいはミッドフット走法である．
踵への衝撃緩衝作用の少ないベアフット・ミニマリストランニングシューズを使用すると，スポーツ選手はフォア
フットあるいはミッドフット走法へと変化させていく．

2．ランニングシューズによる下肢外傷予防

　多くのランナーにおいて足部内側縦アーチの低下した扁平足を呈することが観察される．ランニングによる繰り
返される回内運動が原因である．一方，球技などに多く観察される外側靱帯損傷などは少ない．そのため，下肢や
足部では内側にオーバーユースによる障害が生じやすい．例えば，シンスプリントや脛骨中下1/3に生じる疾走型
疲労骨折などである．回内を抑制するようなミッドソールや内側の剛性の高いアッパー素材を用いることで障害を
予防できる可能性がある．

　各種走法と傷害発生率との関連を検討した報告[3]では，慢性の障害はリアフット走法に多く，急性外傷の頻度は
走法パターンによる差はない．走法による下肢への運動負荷の要求は，フォアフット走法はリアフット走法より，
下腿三頭筋の筋力や足の内在筋の活動が求められる．不適切にフォアフット走法に移行すると下腿三頭筋の筋損傷
やアキレス腱障害を生じる可能性がある．また，中足骨の疲労骨折やウィンドラス機構を酷使するため足底腱膜炎
を生じる可能性がある．総じてフォアフット走法は，膝関節周囲の障害発生率は低いが足部の障害が多く，リア
フット走法は膝の障害が多く，脛骨の疲労骨折にも注意が必要だが，足部の障害は少ない．近年のカーボンプレー
ト入りのランニングシューズでは，高い反発係数によるフォアフット走法から高記録が期待できるが，骨盤，股関
節周囲の障害が指摘されている．ランニングシューズとスポーツ傷害との関係については多くの研究報告があるも
のの，高機能のランニングシューズをもってしても予防効果を十分に示せた研究はほとんどみられない．この結果
はシューズに求める機能として衝撃吸収能や安定性などの安全性を求めることに加え，高記録を期待する走法の向
上についても同時に求めていることを背景とする．ランニングシューズを選定する際には個人の特性をよく理解し
たうえで適正なランニングシューズを選ぶことがスポーツ傷害を予防し競技を継続させることにつながる．

■引用文献
1）石塚忠雄：スポーツシューズの医学．1996；金原出版．p.35.
2）安田稔人：アスリートの靴．MB Orthop 2018；31（3）：59-64.
3）Daoud AI, Geissler GJ, et al.：Foot strike and injury rates in endurance runners：a retrospective study. Med Sci Sports Exerc
　　2012；44（7）：1325-34.

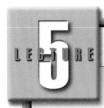

スポーツ動作(2)
投動作

到達目標

- 投動作のバイオメカニクスを理解する.
- 投動作を改善するために必要な評価とエクササイズを理解する.

この講義を理解するために

　この講義では，最初に野球の投球動作についてバイオメカニクス的な特徴や動作のチェックポイントについて学習します．次に投球動作で生じる傷害の主な原因について解説し，動作不良や身体機能の低下との関連を踏まえて，評価と改善策のポイントについて学習します．また，野球以外の投動作として投擲競技とハンドボールの特徴についても学習します．理想的な投球フォームにはめ込むような動作指導ではなく，なぜ動作不良が生じているのかを突き止め，その原因となる身体機能の低下を改善させることが重要なポイントです.

　この講義の前に，以下の項目をあらかじめ学習しておきましょう.

　　□ 肩関節と肩甲胸郭関節の構造や機能について学習しておく.

　　□ 地面反力や捻転力など生体力学の基本的知識について学習しておく.

　　□ 投球障害に関連する疾患を調べておく.

講義を終えて確認すること

　　□ 肩関節と肩甲胸郭関節の構造や機能について理解できた.

　　□ 地面反力や捻転力など生体力学の作用を理解できた.

　　□ 投球障害に関連する疾患について理解できた.

　　□ 投動作を改善するために必要な評価とエクササイズについて理解できた.

1. 野球の投球動作

1）投球動作のバイオメカニクス

投球動作のバイオメカニクスは，投球障害とパフォーマンス向上の双方に重要である．また，投球障害の本質的な原因を探り，適切な運動療法を行うために必要な知識である．一方，瞬時の投球動作のどこを観察し，どう判断すればいいのかは非常に難しい．本講義では投球動作の評価すべき要点をまとめ，投球障害の対応策の一部を解説する．

（1）投球動作の特徴

投球動作は，下肢で生み出した力を上肢（指先）に伝えてボールを投げる全身運動である．最初に，軸脚の地面反力を利用して投球方向に推進する（並進運動）．次に，推進した身体をステップ脚で受け止めることによって，股関節を中心に骨盤が回転する（回転運動）．この回転運動で生じた慣性力によって，胸郭や肩甲骨・肩関節に"ねじれ（捻転力）"が生じる．この一連の過程で蓄えたエネルギーを，最終的に加速力に変換してボールを投げる（**図1**）．

投球動作では，下肢で生み出された力や速度がタイミングよく伝達され，体幹〜上肢末端の速度が大きくなる「運動連鎖の原則」が成り立つ．なんらかの原因でこの運動連鎖が破綻すると，運動効率の低下を代償すべく，肩や肘への負担が増大すると考えられている．

（2）投球動作の各相

投球動作は相で分類される（**図1**）．この相の変換点は投球動作を観察する重要なポイントとなる．歩行周期の各期を観察するように，投球動作の各相でどのような関節の動きや力学的な役割が求められるかを合わせて考えると理解が深まる．

（3）投球動作のチェックポイント：良い投球動作とは

投球動作の良い悪いとは何だろうか．どんなに美しいフォームでも，球速や球質が悪ければ競技パフォーマンスは低い．一方，フォームが悪くても打者が打ちにくければ競技パフォーマンスは高い．ただし，それが障害リスクを高めるフォームであれば競技生命を短くするかもしれない．理想は「障害リスクが少なく，かつ，投球パフォーマンスが高いこと」であり，「楽に，強い球が投げられること」である．この効

MEMO

並進運動（translational motion）と回転運動（rotational motion）
ステップ脚（＝踏み出し脚）の地面反力の大きさは球速と相関する．

運動連鎖の原則
（kinetic chain principle）

MEMO

マウンドの高さは10インチ（＝約25.4 cm）と規定されており，これは階段の1段の高さ（約20〜23 cm）に相当する．投手から捕手の距離も以下のようにルールで規定されている．
● 中学生〜プロ野球　18.44 m
● 少年野球（軟式）　16.00 m
● リトルリーグ（硬式）　14.02 m

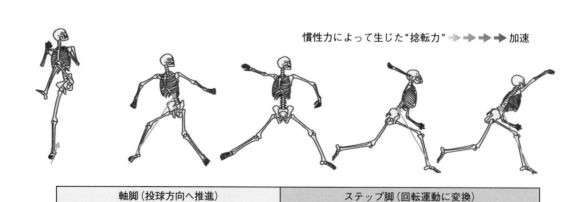

慣性力によって生じた"捻転力" ➡➡➡➡ 加速

軸脚（投球方向へ推進）		ステップ脚（回転運動に変換）		
ワインドアップ期（膝の最高位）	コッキング前期（ステップ脚が接地するまで）	コッキング後期（肩関節の最大外旋位まで）	加速期（ボールリリースまで）	フォロースルー期（動作完了まで）

図1　投球動作の相と地面反力ベクトル
➡：地面反力．

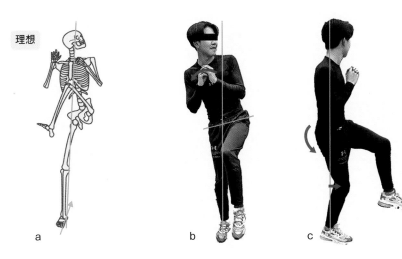

図2　ワインドアップ期の軸脚
a. 股関節で体重を支え，そのまま推進期に移行できるのが理想.
b. 骨盤と体幹が側方に大きく傾斜している.
c. 骨盤が後傾して股関節屈曲よりも膝関節屈曲が大きい.

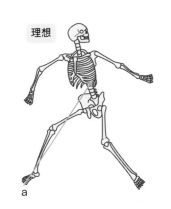
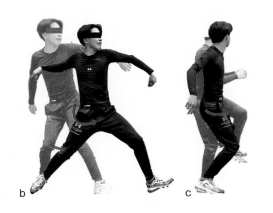

図3　コッキング前期の軸脚
a. 軸脚の股関節に体重を乗せながら十分な地面反力を産み出して推進できるのが理想.
b. 股関節の屈曲が浅く膝が内側に崩れる（地面反力の減少）．骨盤が早く回旋する（骨盤と体幹のねじれが生まれない）.
c. 膝が屈曲して膝がつま先より前に出ている（股関節の屈曲が少ない）.

率の良い投球動作か否かを見極めるうえで重要な投球動作のチェックポイントを各相ごとに解説する.

a. ワインドアップ期の軸脚（図2）

軸脚で片脚立ちになり，推進するための準備期となる．膝が最高位となり，重心が足底中央に位置して安定した立位となるのが理想である（図2a）.

一方，骨盤と体幹の側方傾斜が大きいこと（図2b）や，骨盤が後傾して股関節よりも膝関節の屈曲が大きくなること（図2c）は好ましくない．次のコッキング前期での前方への推進に悪影響を及ぼす.

b. コッキング前期の軸脚（図3）

軸脚で推進し，ステップ脚で着地するまでの相となる．軸脚で十分な地面反力を産み出して推進することが力強い球を投げる動力源になる．まるでサイドジャンプするように，十分にエネルギーを蓄えて推進するのが理想である（図3a）.

一方，軸脚が倒れ込むように，または膝が内側に崩れるように推進するだけでは，十分な地面反力を得られない（図3b）．骨盤が早くに回旋すること（図3b）も上体が突っ込む原因となり，力強い投球には不利となる.

MEMO
投球時の骨盤と体幹のねじれ
ステップ脚が接地するときに骨盤が先に投球方向に回旋するが，体幹の回旋はまだ開始されていない．このタイミングのずれによって骨盤と体幹にねじれが生じる.

覚えよう！
投球動作の用語には，英語や略語もよく使われるので合わせて覚えておきたい.

ワインドアップ期（wind-up phase）
膝の最高位
（knee high position：KHP）

コッキング前期
（early-cocking phase）
ステップ脚の接地
（foot plant：FP）

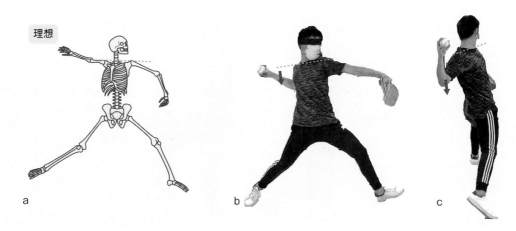

図4 コッキング前期の上肢と体幹
a. ステップ脚が接地するときに，投球側の肘は両肩の高さに上がっているのが理想．
b. 肘が両肩よりかなり低く，「肘下がり現象」がみられる．
c. 肘が体幹の後ろに引かれすぎている．

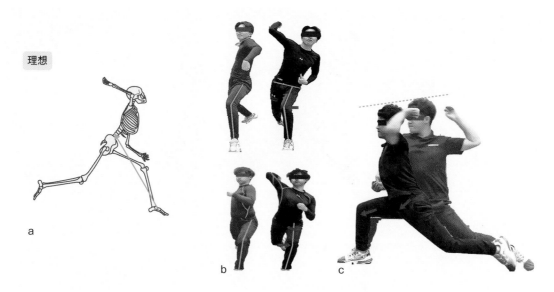

図5 コッキング後期のステップ脚
a. ステップ脚で体重を受け止め（制動），股関節を中心として骨盤の鋭い回転に変換できることが理想．
b. 上段は膝が内側に崩れて骨盤が傾斜している．下段は骨盤の回転とともに膝が外側に開く．
c. 接地後に膝の屈曲が増加して，骨盤が後方に残るので沈み込むような動作になる．

c. コッキング前期の上肢・体幹 （図4）

　推進しながら投球側の肘を上げるために胸郭も後ろに引かれる相である．まるで"弓矢をひく"姿勢にも似ている．肘の高さはステップ脚が接地するころには両肩の高さに上がっていることが理想である（**図4a**）．

　一方，肩関節（肩甲上腕関節）の外転制限や内旋制限があると，「肘下がり現象」が起こる（**図4b**）．肩甲骨をすくめて肘を上げる代償動作が起こることもあり，見極めるには，両肩のラインと肘の高さを比べることが重要である．肘下がり現象があると，次のコッキング後期や加速期で肩や肘に大きな負担を誘発するおそれがある．

d. コッキング後期のステップ脚 （図5）

コッキング後期
（late-cocking phase）

　ステップ脚で体重を受け止め（制動），股関節を中心として骨盤の鋭い回転に変換する相である（**図5a**）．推進力にブレーキをかけ，そして骨盤の回転で下肢がぶれないようにするためには，強靱なハムストリングスや殿筋の機能が求められる．ステップ脚の機能は球速やコントロールを左右するといっても過言ではない．

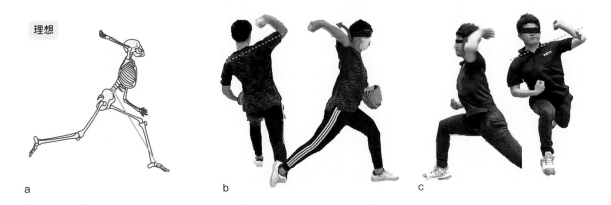

図6　コッキング後期の上肢と体幹
a. 胸郭と肩甲骨が大きくしなった後，加速期に向けて肩関節が最大外旋となるのが理想.
b. 前額面で両肩ラインに肘は上がっているが，矢状面で上腕が頭より後方で最大外旋となっている.
c. 前額面で両肩ラインより肘が低く，矢状面でも胸郭と上腕の複合的な外旋が小さい.

LECTURE
5

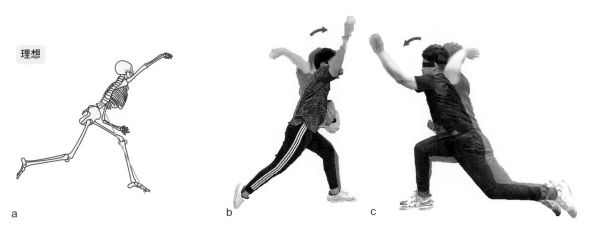

図7　加速期の腕振り
a. ボールを前でリリースする体重移動，骨盤・体幹の回旋，胸郭や肩甲骨のリーチができることが理想.
b. 下肢や体幹の動きが不十分だと前方でボールリリースができない.
c. 体重移動が少なく，体幹・胸郭の前方回旋も少ないと，上肢の動きに頼った腕投げになる.

　一方，ステップ脚の着地直後に膝が内側に崩れる，または外側に開くことがある（図5b）．また，膝の屈曲が増加する（骨盤が後方に残る）ことも多い（図5c）．これらのステップ脚の挙動は，地面反力や骨盤の回転を減少させ，体幹や上肢へのエネルギーの伝達効率を著しく低下させる.

e.　コッキング後期の上肢・体幹（図6）

　胸郭と肩甲骨が大きくしなった後，加速期に向けて肩関節が最大外旋になる相である（図6a）．肩関節の適合を保って力強く腕を振るためには，肩甲骨と胸郭の自由度の高さが求められる．胸郭は骨盤の回転に遅れてねじれた後，投球方向に向かって前方へ回旋を始める．その胸郭の前方回旋に追従して肩甲骨と上腕が前方にリーチされて加速期に向かう.

　一方，肩が後方に残ったまま最大外旋をむかえると（図6b），肩関節に過剰な水平外転を生じてインターナルインピンジメントの原因となる．また，胸郭や鎖骨・肩甲骨の可動性の低下や肩関節外旋可動域の低下があると最大外旋の角度が小さくなる（図6c）．この相は投球動作で最も肘外反ストレスが増大する時期であり，肩や肘の投球障害との関連が強い.

f.　加速期の腕振り（図7）

　上肢末端を加速してボールリリースを行う相である．これまでの運動連鎖で集約し

肩関節の最大外旋位（maximal external rotation：MER）

加速期（acceleration phase）

過剰な水平外転
（hyper-angulation）

🐾 **MEMO**
インターナルインピンジメント
（internal impingement）
関節内で衝突すること.
▶ Lecture 10・図2, 3参照.

ボールリリース位
（ball-release：BR）

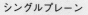

シングルプレーン（single plane）と
ダブルプレーン（double plane）

シングルプレーン

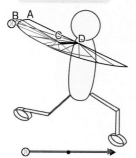

体幹の回転軸に一致して腕が振られている理想の軌跡.

ダブルプレーン

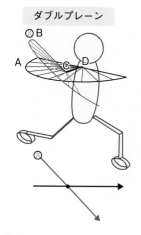

体幹の回転軸とは異なる上肢の回転軸で腕が振られている軌跡.
（瀬戸口芳正ほか：MB Orthopaedics 2017；30〈12〉：33-42[1])）

投球障害肩・肘
▶ Lecture 10 参照.

胸郭出口症候群（thoracic outlet syndrome：TOS）
特にオーバーヘッド動作で神経・血管性の症状が出現する.

LECTURE
5

たエネルギーを指先からボールに伝える重要な局面で，ボールの飛翔に直結する．より前方でボールをリリースするには，体重移動，骨盤の回旋，体幹の軸回旋，胸郭や肩甲骨の前方リーチなどさまざまな要素が求められる（**図7a**）．腕を「強く振る」というより，下肢や体幹の回旋によって腕が「振られる」感覚が理想である．体幹の回転軸に一致して腕が振られるような軌跡（シングルプレーン）[1]をとるのが理想的である．

一方，下肢や体幹の不十分な運動のために上肢の力に頼った「腕投げ」になると（**図7b，c**），肩や肘の障害リスクが高まる．

2) 投球動作で生じる傷害と動作改善のポイント

投球障害はオーバーヘッドスポーツの肩や肘に生じる障害の総称である．多くは投球の繰り返しによって慢性的に発症する．さまざまな部位に損傷や疼痛が発生するが，総じてその誘因は外反ストレスの蓄積（負荷量×投球数）といえる．これに投球動作不良や身体機能低下が加わると，外反ストレスを増大させる増悪因子となる．前述の「投球動作のチェックポイント」に基づいて，投球動作不良を改善することは投球障害の予防や治療に重要である．

(1) 投球障害の特徴

反復的な投球の繰り返しで慢性的に発症することが多く，時に「この1球」で急激な痛みを発症することもある．代表的なリスク因子は，投球の量（投球頻度，球数，全力投球の多さ），ポジション（投手や捕手），身体的要因（成長期の未熟な筋骨格系の発達，運動機能の低下），投球動作の不良があげられる．

肩痛や肘痛を主症状として，炎症や構造破綻が起こると投球困難となり，悪化すると日常生活にも支障をきたす．関節内の引っかかり感や関節可動域制限，筋力低下，神経血管由来の症状を伴うこともある．胸郭出口症候群を合併すると，オーバーヘッド動作（上肢を挙上した肢位）で上肢痛や手指の冷感・しびれなどが誘発される．さまざまな理学所見や画像所見を包括的に評価して病態を把握する．

(2) 動作評価のポイント

投球障害を評価する手順を以下に示す．Step 1〜3を統合して最も影響の強い要因から治療戦略を立てる．

- Step 1　**選手の自覚症状や違和感を把握する**：どのタイミングで，どれくらいの投球強度で，どの部位に，痛みや違和感が出現するか丁寧に聴取する．医師の診察結果や画像所見や理学所見をふまえて現症状を把握する．

- Step 2　**投球動作の特徴と症状との関連を探る**：例えば，スロー動画を録って本人と一緒に投球動作を確認する（前述「投球動作のチェックポイント」参照）．選手の感覚をないがしろにせず，症状を引き起こすと考えられる好ましくない不良動作を一つ一つ共有することが治療をスムーズに進めるうえで重要である．

- Step 3　**投球動作不良と身体機能低下との関連を探る**：投球動作不良には身体機能低下が影響することがほとんどである．筋力低下や関節可動域制限，または全身運動の問題（運動協調性や体重心のコントロール不良など）を動作不良と関連づけながら評価する．

(3) 動作改善のポイント

不良動作に対する介入では，選手の感覚やコーチや指導者の理解を無視してはいけない．投球動作の理想だけを求める表面的なフォーム矯正はトラブルを招くことがある．なぜ理想的ではない動作になっているのか，その誘因となる身体機能の低下を改善することが重要である．その取り組みによって結果的に投球動作不良が改善されることが望ましい．

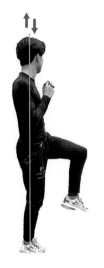

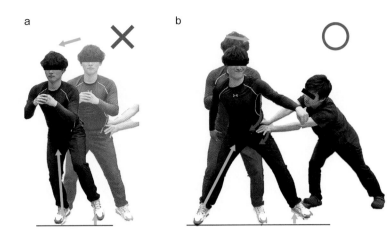

図8　軸脚ホッピング
足底中央の重心を意識しながら片脚でその場でホッピングする.

図9　コッキング前期の軸脚
a. ステップ脚を浮かせた瞬間に骨盤が側方に偏位する.
b. 軸脚の股関節で体重を支え，地面反力を高めながら推進する．軸脚の股関節に骨盤をかぶせるように回旋しながら，左殿部に徒手抵抗を加えて，それを押し返す.

a．下肢編

a）軸脚

● **ワインドアップ期**：軸脚の片脚立ちで足底中央に重心線がくるように意識させる．重心が後方（踵荷重）や側方に傾斜していないか注意しながら，その場でホッピングを行う（図8）.

● **コッキング前期**：軸脚で推進するときに地面反力を斜め前方に増大させる練習をする（図9）．股関節で体重を支え，徒手抵抗に対して殿部で押し返す（図9b）．ステップ脚を浮かせた瞬間から，軸脚の外転角度が増えても地面を踏み続けられるように，繰り返しの動作練習が必要となる.

b）ステップ脚

● **コッキング後期～リリース期（図11）**：下腿を動かさずに大腿前傾（膝伸展）と骨盤前傾＋回転を行う．骨盤は鼠径部のラインを目印にすると誘導しやすい．骨盤が大腿内側面に密着するように，鼠径部ラインで折りたたむように誘導すると動作の再現性が高くなる（図11a）.

　また，ステップ脚への重心移動がうまくできない場合は，着地した瞬間にステップ脚の足部に向かって骨盤を誘導する．骨盤が前傾しながら回旋できれば体軸も自

■MEMO

骨盤輪は荷重を下肢から脊柱に伝達する役割を果たす（図10）．股関節や骨盤をさまざまな角度に変化させて体幹（重心）をコントロールすることが重要である.

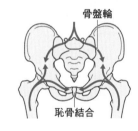

図10　骨盤輪

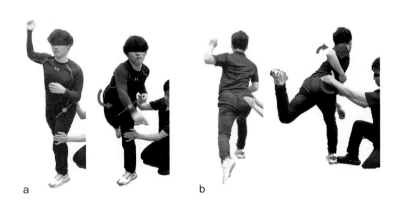

図11　コッキング後期～リリース期のステップ脚
a. 下腿を動かさずに，大腿前傾（膝伸展）と骨盤前傾＋回転を誘導する．骨盤の前傾回旋の動きは，鼠径部ラインで大腿に向かって折りたたむように誘導する.
b. ステップ脚への重心移動を円滑に行うために，着地した瞬間に骨盤を前傾＋回旋させる．膝が屈曲したり，側方に傾斜したりせず，股関節を軸に回旋するように誘導する．骨盤の回旋によって体軸が前方に傾くので前方でボールリリースができるようになる.

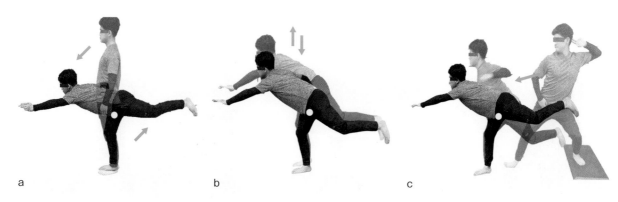

a   b   c

図 12　ステップ脚に対する動的安定化のセルフエクササイズ
a. 股関節（黄色丸）を中心に立位から体幹前傾でT字バランスをとる.
b. T字バランスのまま，ホッピングを行う．股関節の動きを意識して動作を行う.
c. 段差（マウンドを想定）から前方ホップを行い，ステップ脚の股関節で制御してピタリと着地する.

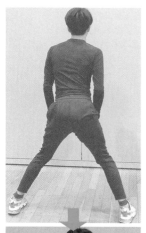

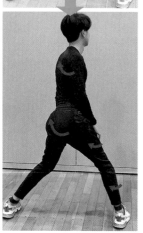

**図 13　骨盤回旋のセルフ
エクササイズ**

肩関節・肘関節
▶ Lecture 10 参照.

✍ MEMO
前方不安定症
繰り返しの投球動作で肩関節前方（前上方）の支持機構が破綻すること.

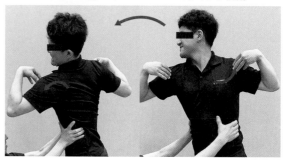

リリース期　◀━━━　コッキング前期

図 14　肩甲胸郭関節の左右交互の回旋運動
頭頸部は動かさないで，胸椎・胸郭の回旋を強調する.

然と前方に傾くので，ボールを前方でリリースすることができる（**図 11b**）.
● **セルフエクササイズ**：ステップ脚の股関節で制御するエクササイズを段階的に行う．立位→ホップ→前方ホップの順に難易度と強度を高めていく（**図 12**）．下肢を固定して骨盤を左右に回旋させるセルフエクササイズも有効な方法である（**図 13**）.

b. 上肢編

a) 肩甲上腕関節

肩関節の外転制限や内旋・外旋制限は，コッキング前期～後期の肘下がり現象や関節内・外のインピンジメントを引き起こす主要因となる．また，肩関節の前方不安定症は過剰な水平外転を助長する．これらを回避するためには，狭義の肩関節機能を改善させる必要がある.

b) 肩甲胸郭関節

肩甲胸郭関節の可動性低下も関節適合不良を引き起こす因子となる．胸郭と肩甲骨が胸椎回旋に連動して可動できることが重要である．頭頸部は動かさないで胸椎と胸郭の回旋を強調する（**図 14**）.

c) 胸鎖関節

鎖骨の後方回旋は肩甲骨が後傾するために必要な動きである．胸鎖関節を中心とした鎖骨の運動を誘導すると肩甲骨の運動も増大する（**図 15，16**）.

d) 骨盤回旋から胸郭回旋への連動

骨盤の回旋に連続して胸郭の回旋を行う．股関節を中心に骨盤を回旋した後，非投球側の下部胸郭を支点として肩甲骨が前方に出てくるように腕を振り下ろす．胸椎の軸回旋によって上肢が鋭く「振られる」感覚を養う（**図 17**）.

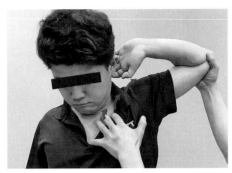

図15　胸鎖関節の後方回旋の誘導
胸鎖関節の後方回旋を誘導することで肩甲骨の
後傾が増大する.

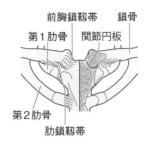

図16　胸鎖関節
胸鎖関節は前胸鎖靱帯と肋鎖靱
帯で制動されている. 胸鎖関節
の不動は, 肩甲帯（鎖骨と肩甲
骨）の可動域制限に大きく影響
を及ぼす.

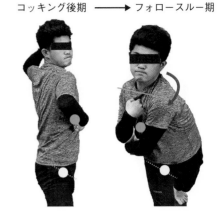

図17　骨盤回旋から胸郭回旋への連動
骨盤回旋に連続して胸郭回旋を行う. 股関節（黄
色丸）を中心に骨盤を回旋した後, 非投球側の下
部胸郭（緑丸）を支点として腕を振り下ろす.

2. 野球以外の投動作

1）投動作の特徴

（1）やり投げ

　準備動作（助走～クロスステップ）と主動作（投げとリカバリー）から構成されてお
り, 助走で加速し, クロスステップを使ってステップ脚で急激に減速することによっ
て, 運動エネルギーを体幹と上肢に伝達して, やりの初速度を高める（**図18**）. やり
投げの投側は逆C字に大きくしなる（**図19**）. 下肢（股関節の伸展）, 腰椎の伸展と
側屈, 胸椎・胸郭の伸展と回旋, 肩甲骨の後傾, 肩の外旋の複合的な運動が要求され
る.

（2）ハンドボール

　ハンドボールは野球よりも大きなボールを把持して投球するため, より一層, 股関
節や肩甲胸郭関節のダイナミックな運動が求められる（**図20**）. また, ハンドボール
ではジャンプシュートが特徴的である（**図21**）. スキップ脚でジャンプして空中でバ
ランスをとりながら, 肩甲胸郭関節を大きく動かしてスローイングすることが求めら
れる.

2）野球以外の投動作で生じる傷害と動作改善のポイント

（1）傷害の特徴

　やり投げ選手の肘に起こる肘障害の総称をやり投肘とよぶこともあるが, 障害の特
徴としては投球障害肘と類似している. ハンドボール選手の肩障害も「投球障害肩」
と似た発生メカニズムで起こると考えられる. 投動作時の肘下がり現象や上肢に依存
した腕投げは, 肩や肘の負担を増大させ, 靱帯や筋腱損傷およびインピンジメント症
候群を引き起こす.

（2）動作評価と動作改善のポイント

　野球以外の投動作で生じる傷害に特化して評価や改善のポイントが確立されている
わけではない. そのため, 基本的には野球の「投球動作のチェックポイント」に順じ,
身体機能との関連を考慮して評価を行う.

　動作改善のポイントについて, ボールの種類や投げる物は異なるものの, ヒトの身
体構造や運動機能は共通しているため, 前述した野球の投球動作を応用して考える.
ただし, ボールの重さや大きさが異なるので, より一層, 股関節や体幹の運動機能を

投球障害肘
▶ Lecture 10 参照.

インピンジメント症候群
（impingement syndrome）

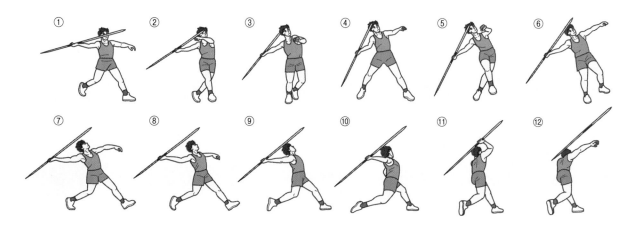

図18 やり投げの一連の投動作

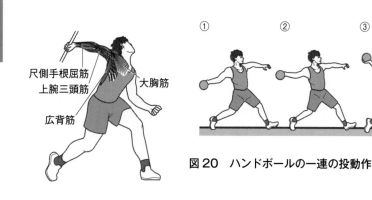

尺側手根屈筋
上腕三頭筋
大胸筋
広背筋

図19 やり投げのしなり
（逆C字）

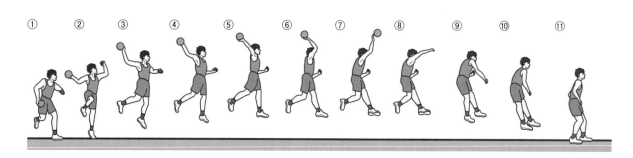

図20 ハンドボールの一連の投動作

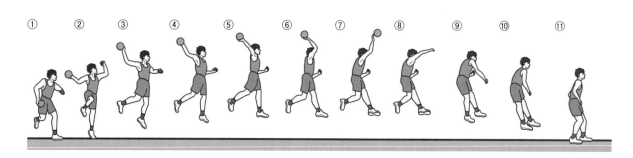

図21 ハンドボールのジャンプシュート動作

十分に発揮できるようにする必要がある.

■引用文献

1) 瀬戸口芳正, 野呂吉則ほか：投球動作のマルアライメントと障害発生. MB Orthopaedics
2017；30（12）：33-42.

■参考文献

1) Kageyama M, Sugiyama T, et al.：Difference between adolescent and collegiate baseball
pitchers in the kinematics and kinetics of the lower limbs and trunk during pitching motion. J
Sports Sci Med 2015；14（2）：246-55.
2) 陶山哲夫監, 赤坂清和, 時田幸之輔編：スポーツ理学療法学―競技動作と治療アプローチ. メ
ジカルビュー社；2014.

LECTURE 5

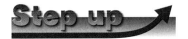

1. 投球動作不良に対する理学療法

「理学療法ガイドライン第2版」によると，投球動作不良に対する理学療法は「炎症期を過ぎたころに，正しい体の使い方を習得させる目的で行う」，「投球動作不良以外の機能障害（腱板機能不全，肩後方タイトネス，肩甲胸郭機能不全）に対する運動療法も組み合わせて行う」ことが推奨されている（表1）[1]．

一方，対照群と治療群を比較したエビデンスレベルの高い研究がきわめて少ないのが現状である．しかし，投球動作不良は肩や肘への負担を増大させるため，オーバーヘッド動作を行うスポーツ選手の傷害予防とパフォーマンス向上の双方に役立つ運動連鎖の重要性を解明し，エビデンスを構築する必要がある

表1　投球障害肩：Clinical Question 7

投球障害肩患者に対して投球動作不良への理学療法（運動療法，物理療法，装具療法，徒手療法）は推奨されるか
推奨　投球障害肩患者に対して，投球動作不良への理学療法を行うことを条件付きで推奨する．
□推奨の条件：あり ・正しい体の使い方を習得させることを目的とすること ・炎症が強い時期を避け，介入実施時に疼痛がないこと ・投球動作改善を目的とした運動療法以外の運動療法を組み合わせて行うこと
□推奨の強さ：条件付き推奨　□エビデンスの強さ：D（非常に弱い）

（日本理学療法士協会監，日本理学療法学会連合 理学療法標準化検討委員会ガイドライン部会編：理学療法ガイドライン第2版．医学書院；2021．p.548[1]）

2. 進化し続ける計測機器

近年ではスポーツフィールドで使用できる計測機器が進歩し，プロスポーツ選手だけでなく学生スポーツ選手にまで広く使用されている．これらの計測機器は，選手，コーチ，トレーナーの経験と感覚をデータとして共有することに役立っている（表2）．投球障害についても球数制限だけではない新たな評価指標が開発され，スポーツフィールドで活用されることが期待される．

表2　計測機器により得られるデータ

投球データ
● 球速
● 回転率
● 変化に影響を与える回転率
● 回転方向ストライクゾーン分析
● 回転効率
● 縦および横の変化
● 3D 投球軌跡

リリースデータ
● リリース時の腕の高さ
● リリース時の腕のサイドの角度
● リリース直後のボールの上下の角度
● リリース直後のボールの左右の角度

1) PULSETHROW (Driveline Baseball 社製)　（図1）

肘に装着してスポーツフィールドでもリアルタイムに肘外反ストレス（投球時に肘内側にかかる外反ストレス）を計測できるウェアラブル型計測機器である．アームスピード（腕の振りの速さ）やアームスロット（リリース時の地面に対する前腕の角度）も計測することができる．研究室内だけなく実際のフィールドで簡便に計測できるため即時的なフィードバックに有用である．

LECTURE
5

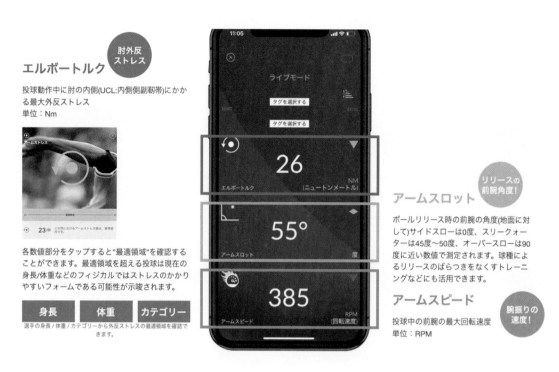

エルボートルク

肘外反ストレス

投球動作中に肘の内側(UCL:内側側副靱帯)にかかる最大外反ストレス

単位：Nm

各数値部分をタップすると"最適領域"を確認することができます。最適領域を超える投球は現在の身長/体重などのフィジカルではストレスのかかりやすいフォームである可能性が示唆されます。

| 身長 | 体重 | カテゴリー |

選手の身長/体重/カテゴリーから外反ストレスの最適領域を確認できます。

アームスロット

リリースの前腕角度！

ボールリリース時の前腕の角度(地面に対して)サイドスローは0度、スリークォーターは45度〜50度、オーバースローは90度に近い数値で測定されます。球種によるリリースのばらつきをなくすトレーニングなどにも活用できます。

アームスピード

腕振りの速度！

投球中の前腕の最大回転速度

単位：RPM

図1　ウェアラブル型の計測機器：PULSETHROW (Driveline Baseball 社製)

2) PRO 3.0 (Rapsodo 社製)　（図2）

　ホームベース手前に置くだけで，ボールの軌道や回転をトラッキングできるポータブル型のトラッキングシステムである．プロ野球選手が一球ごとにボールの特性をフィードバックしながら投球練習をしている様子がメディアでも多く報道されており，アマチュアや学生チームでの使用も増えている．

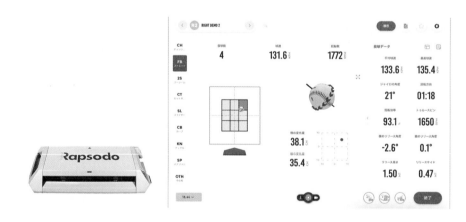

図2　ポータブルトラッキングシステム：PRO 3.0 (Rapsodo 社製)
（https://rapsodo.co.jp/）

■引用文献

1）日本理学療法士協会監，日本理学療法学会連合 理学療法標準化検討委員会ガイドライン部会編：理学療法ガイドライン第2版．医学書院；2021．p.511-51.
https://www.jspt.or.jp/guideline/2nd/

■参考文献

1）Ellenbecker TS, Aoki R, et al.：Step by Step Guide to Understanding the Kinetic Chain Concept in the Overhead Athlete. Curr Rev Musculoskelet Med 2020；13（2）：155-63.

LECTURE
5

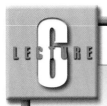

スポーツ動作(3)
ジャンプ・着地・切り返し動作

到達目標

- ジャンプ・着地・切り返し動作のバイオメカニクスを理解する.
- ジャンプ・着地・切り返し動作の不良による下肢スポーツ傷害の特徴を理解する.
- ジャンプ・着地・切り返し動作を改善するためのスポーツ理学療法に必要な評価とエクササイズを理解する.

この講義を理解するために

　ジャンプ・着地・切り返し動作は多くのスポーツ活動で求められる動作です．これらの不良や繰り返しによる身体への過負荷はスポーツ外傷・障害の要因となります．そのため，これらの動作に関する知識は，競技復帰に向けたリハビリテーション，パフォーマンス向上，そして再受傷予防を含めたスポーツ理学療法に不可欠です．

　この講義では，ジャンプ・着地・切り返し動作の特徴をバイオメカニクスや神経生理の観点から整理します．次に，これらの動作不良による下肢傷害の特徴をふまえて，動作を改善するために必要な評価やエクササイズ指導について解説します．この講義を十分に理解するためには，運動・動作にかかわる解剖学，運動学，生理学の基礎知識を事前に確認しておくことが大切です．

　この講義の前に，以下の項目をあらかじめ学習しておきましょう．

　　□ 骨関節の構造・動き，筋の付着・作用について学習しておく．
　　□ 筋収縮，中枢神経，末梢神経，感覚について学習しておく．
　　□ 姿勢，体位，運動面・軸，ベクトル，モーメント，重心線，支持基底面，てこ，床反力について学習しておく．

講義を終えて確認すること

　　□ ジャンプ・着地動作のバイオメカニクスを理解できた.
　　□ ジャンプ・着地動作で生じる下肢傷害の特徴を理解できた.
　　□ 切り返し動作のバイオメカニクスを理解できた.
　　□ 切り返し動作で生じる下肢傷害の特徴を理解できた.
　　□ ジャンプ・着地・切り返し動作の不良と動作改善のポイントを理解できた.

ジャンプ（jump）

着地（landing）

MEMO
カウンタームーブメント（counter movement；反動動作）
主動作を行う前に，一度逆方向に動く動作である．

スクワットジャンプ（squat jump）

MEMO
伸張-短縮サイクル
動作中に筋腱が伸張され，直後に短縮して爆発的な力発揮につながるサイクル．反動を利用して筋の動員を最大化する仕組み．伸張性，償却，短縮性の3つの局面がある．

切り返し（change of direction）

1. ジャンプ・着地動作のバイオメカニクス

1）バイオメカニクスの特徴

　スポーツ活動では，バスケットボールのリバウンド，バレーボールのスパイク，サッカーのヘディングなど，さまざまな場面でジャンプ・着地動作が要求される．一般的に「ジャンプ」とは足底で地面を押して身体を上方（空中）へ変位する動作であり，その後に足底が地面に接する「着地」を伴う．ジャンプでは，筋による力発揮ができるだけ短い時間内に最大に達することが重要とされ，予備伸張や反動動作を用いた素早くパワフルな動きが求められる．ジャンプや着地では体幹や上肢の動きも重要となる．より高く，もしくはより遠くへジャンプし，安定した着地ができることはパフォーマンスの重要な指標である．

　垂直方向へのジャンプには，主にカウンタームーブメントジャンプとスクワットジャンプがある．カウンタームーブメントジャンプは，直立姿勢から股関節と膝を屈曲して下方への予備動作をとった後，足関節の底屈とともに下肢を一気に伸展して垂直に跳び上がる動作である．この動作では，筋を収縮させる前に予備的に伸張させる「伸張-短縮サイクル」が利用される[1]．スクワットジャンプは，ハーフスクワットの静止姿勢から垂直に跳び上がる動作であり，姿勢を下げる反動がないため，筋の予備伸張は生じにくい．このため，ほとんどのスポーツ選手は，スクワットジャンプよりも，カウンタームーブメントジャンプのほうがより高く跳ぶことができる[2]．

2）良いジャンプ・着地動作

　一般的には，身体が効率的に動き，より高くもしくはより遠くに速く到達した後に着地し，安定した姿勢を保てる動作が良いジャンプ・着地動作といえる．外傷や障害につながる運動力学的な問題が少ないことも重要となる．理想的なジャンプ・着地動作では，矢状面や前額面でのアライメントや関節角度の過大，過小，非対称が最小限であり，下肢3関節と体幹，上肢が効率的に連動している（**図1**）．

2. 切り返し動作のバイオメカニクス

1）バイオメカニクスの特徴

　切り返し動作は，サッカーのドリブル，ラグビーのオフェンス，ハンドボールの

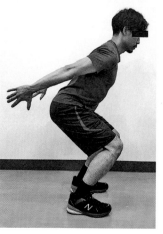

- 体幹が適度に前傾（下腿と平行）している．
- 胸椎後彎，腰椎前彎が適度に保たれている．
- 股関節と膝が十分に屈曲している．
- 上肢の反動を利用している．
- 左右の上肢の振りが同程度である．

図1　垂直ジャンプの踏み切りでの良い姿勢（矢状面）

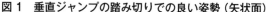

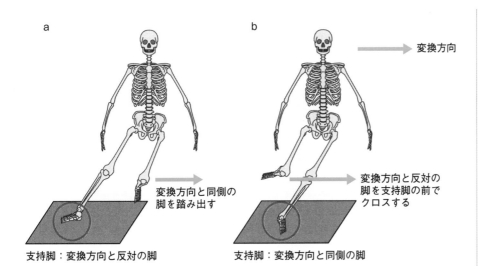

図2　カッティングの種類
a. サイドステップ，b. クロスステップ.

MEMO
カッティングの種類
カッティングは主にサイドステップとクロスステップに分けられる．サイドステップは変換方向と反対の脚で蹴り出し，変換方向側の脚を進行方向に踏み出す動作である（図2a）．クロスステップは変換方向と逆側の脚を支持脚の前でクロスして，進行方向に踏み出す動作である（図2b）．

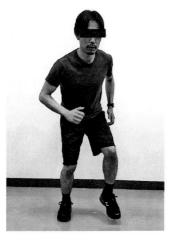

●体幹が進行方向に適度に傾斜，回旋している.
●つま先が進行方向を向いている.
●ステップ幅が広すぎない.
●過度な股関節内転，膝外反がない.

図3　良い切り返し動作（前額面）

シュートなど，さまざまな場面で要求される．「切り返し」とは，足底が接地した直後に踏み切り，身体の移動方向を急激に変える動作である．切り返しは「カッティング」ともよばれ，地面を切り裂くように素早く移動方向を変えることが理想とされる．切り返しによる方向転換を含めて身体を早く移動させる能力は，パフォーマンスの重要な指標である．切り返し動作は，斜め，横，縦とさまざまな角度で行われる．頭部や眼球，上半身の動きを含め相手が予測している切り返しの方向やタイミングをわずかにずらす「フェイク」が用いられることも多い．ジャンプや着地と同様に，足底接地中の伸張–短縮サイクルが重要になる[1].

フェイク（fake）

2）良い切り返し動作

良い切り返し動作とは，身体が効率的に動き，身体の移動方向をより素早く変えて相手を抜き去ることができる，またはボールに対応できるなどの動作といえる．外傷や障害につながる運動力学的な問題が少ないことも重要である．理想的な切り返し動作では，前額面におけるアライメントや関節角度の過大，過小が最小限であり，下肢3関節と体幹，上肢が効率的に連動している（図3）．フェイクが用いられたとしても，過度なアライメント不良（マルアライメント）がないことが膝外傷発生予防のために重要となる．なお，理想的なジャンプ・着地・切り返し動作は年齢，体格，性別，身体構造・機能，スポーツ活動場面，使用器具などによって異なる．

LECTURE
6

LECTURE 6

3. ジャンプ・着地・切り返し動作で生じる傷害の特徴と動作改善のポイント

1) 傷害の特徴

　ジャンプ・着地・切り返し動作の不良や繰り返しは，下肢の傷害，特に膝の靱帯損傷や筋腱付着部炎症・変性の要因となる (**表1**)．理想的な動作であっても下肢の局所に大きな力学的ストレスがかかる．ジャンプ・着地動作中の傷害の多くは，相手との接触がない，もしくは限られている状況で発生している．切り返し動作中の傷害は，相手との距離が近くプレッシャーのかかる場面や，ライン際でのプレーなど，予測が困難な状況で発生しやすい．

　動作中のアライメントや関節角度に過大，過小，明らかな非対称性があると，身体が力学的ストレスを許容できる範囲が狭まり，外傷・障害の発生リスクは高まる．1回の動作であっても力学的ストレスが身体の許容範囲を超えると，前十字靱帯損傷や半月板損傷のようなスポーツ外傷につながる．力学的ストレスが比較的小さくても，動作が過度に繰り返されることでジャンパー膝のようなスポーツ障害となる．

2) 動作評価のポイント

　前十字靱帯損傷や半月板損傷などのスポーツ外傷予防やパフォーマンス向上の観点から動作を観察・評価する．前方や側方からの目視に加えて，静止画や動画を撮影し，アライメントや関節角度を確かめる．

(1) ジャンプ・着地動作

　ジャンプ・着地動作の評価では，接地時と膝最大屈曲時に分けて観察する．また，立位やスクワットの静的な姿勢を観察した後に観察する．着地動作では，膝の過度な外反，足部と膝の向きの不一致，体幹の側方傾斜，股・膝屈曲不足などを確認する[3,4] (**表2，3，図4**)．

(2) 切り返し動作

　切り返し動作の評価では，最初に，立位や浅いスクワットの静的な姿勢を観察した後，ミニスクワットからの横や斜め方向へのステップを観察する．次に，歩行やジョグで前進した後に横や斜め方向への切り返しを観察する．進行とは逆方向への体幹側方傾斜や，過大なステップ幅，過度な足部外転など膝外反の角度やモーメントの増大につながる現象を確認する[5-12] (**表4**)．

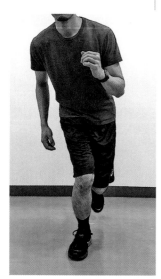

図4　着地動作中の膝の過度な外反
右の片脚着地中に膝が過度に外反し，体幹が側方に傾斜している．

表1　ジャンプ・着地動作が発生要因となる主な下肢スポーツ外傷・障害

- 前十字靱帯損傷，半月板損傷
- 膝関節軟骨損傷
- 膝蓋骨脱臼
- ジャンパー膝，膝蓋腱症
- オスグッド (Osgood) 病
- アキレス腱症
- 足底腱膜炎

表2　着地動作のチェックポイント (前額面)

- 接地時，膝蓋骨中心が第3中足骨より内側を向いていないか
- 接地時，体幹が側方に傾斜していないか
- 足幅が肩幅より広すぎたり，狭すぎたりしないか
- 足部が過度に内側や外側を向いていないか
- 両側の足底が同じタイミングで接地しているか
- 膝蓋骨が足部に対して過度に内側を向いていないか
- 全体的に安定していてスムースか

表3　着地動作のチェックポイント (矢状面)

- 接地時，膝が30°以上屈曲しているか
- 接地時，股関節が屈曲しているか
- 接地時，体幹が前傾しているか
- 母指球から接地しているか
- 膝が十分に屈曲しているか (45°目安)
- 大腿が体幹と平行になるぐらい股関節が屈曲しているか
- 全体的に安定していてスムースか

3) 動作改善のポイント

　動作評価のポイントを念頭におき，理想的なアライメントや関節角度に近づくよう繰り返し指導する．口頭指示，模倣，鏡・画像，徒手など複数の手段を用いて不適切なアライメント，関節角度，荷重，筋収縮感などを共有しながら，運動の学習や神経筋コントロールを促す．指導は，対象者にとって単純かつ容易な肢位，動作から始めて，運動・動作の速度や範囲を段階的に増していく．

（1）ジャンプ・着地動作

　ジャンプ・着地動作は，スクワットやスクワットジャンプで正しいフォームを習得した後に，カウンタームーブメントジャンプの指導へと進める[13]（図5）．パフォーマンス向上の観点から，対象者の希望や競技レベルに応じて，ダンベル，バーベル，ウエイトベストなどにより負荷を増した動作も確認し，改善していく．対象者の習熟度に合わせて，ランジ，ステップアップ，カーフレイズ，片脚ジャンプなどを組み合わせて指導する．

a. ランジ

　立位で身体を前傾させ重心を前に移動しながら一側の下肢を出して着地する動作である（図6, 7）．ランジでは体幹の後傾や側方傾斜，着地中の過度な膝外反や足部内外転をコントロールするよう指導する．また，着地後に股関節や膝をタイミングよく屈曲することで着地衝撃をやわらげるように指導する．前方ランジでアライメントや緩衝が安定してくれば左右へのランジを組み合わせて指導する．

b. ステップアップ

　20〜30 cmの高さの台に片足を接地した直後に股関節と膝を伸展し身体を前上方に上げる．この際，対側の大腿をすばやく挙上する（図8）．ステップアップでは体幹

表4　切り返し動作中の膝外傷につながりやすい運動力学的特徴

- 体幹が反対側に流れる
- 体幹が進行方向を向いていない
- 骨盤と支持脚の距離が遠のく
- 骨盤が過度に前傾する
- 股関節外転・内旋↑
- 膝が過度に内側に入る
- つま先が外を向く

LECTURE 6

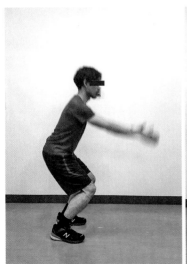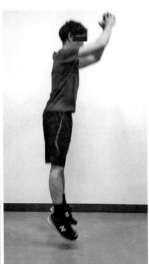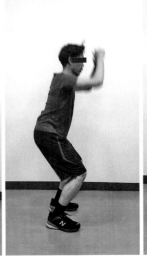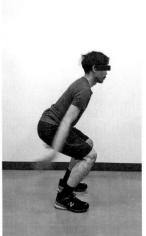

図5　カウンタームーブメントジャンプの練習

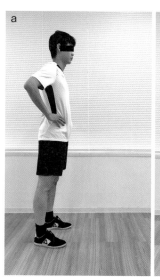
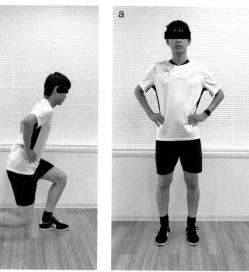

図6　前方ランジ（側面）
a. 開始肢位，b. 終了肢位.

図7　前方ランジ（前面）
a. 開始肢位，b. 終了肢位.

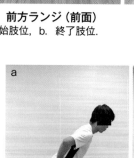
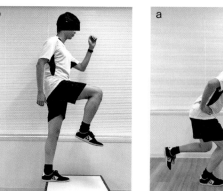
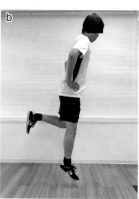

図8　ステップアップ
a. 開始肢位，b. 終了肢位.

図9　片脚ジャンプ
a. 準備肢位，b. 踏み切り後の空中姿勢.

の後傾や側方傾斜，着地中の膝の外反や過度な足部の内外転をコントロールし，バランスを安定させるよう指導する.

c. カーフレイズ

　開始肢位は，股関節と膝を伸展位，体幹をごく軽度前傾位とした立位とする．両側の足関節を底屈し重心を上方に移動し，開始肢位に戻ることを繰り返す．足関節を底屈する前に前足部への荷重を意識する．底屈中は母足趾と小足趾球にバランスよく荷重し，小足趾球側への荷重の偏位や，過度な内反が生じないように注意する．底屈位から開始肢位に戻る際は重心を下げる速度をコントロールする．バランスが安定しない場合は，手を壁などに触れて，ごく軽く支えるように指導する.

d. 片脚ジャンプ

　片脚立位から上方に踏み切って着地する動作である（**図9**）．片脚ジャンプでは踏み切りや着地において体幹の前傾不足や側方傾斜，過度な膝外反や足部内外転をコントロールし，バランスを安定させるよう指導する．垂直ジャンプ着地でアライメントや緩衝，バランスが安定してくれば前後や左右の方向に踏み切り，着地する練習へと段階的に進める.

（2）切り返し動作

　切り返し動作は，スクワットやスクワットポジションからのステップで正しいフォームを習得した後に，歩行やジョグで前進した後の切り返しの指導へと進め

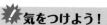
気をつけよう！
背伸びをしようとして頭頸部が伸展し，体幹が後傾することがないように注意する.

る[13].　対象者の習熟度に合わせて，さまざまな方向に移動した後に，さまざまな方向に切り返す動作を組み合わせて指導する．競技復帰に向けては，参加スポーツで求められる動きを再現し，対象者の主観的な問題点や改善度を確認しながら無理のない範囲で動作改善を提案する.

■引用文献

1) Aragon-Vargas LF：Evaluation of four vertical jump tests：Methodology, reliability, validity, and accuracy. Measurement in Physical Education and Exercise Science 2000；4（4）：215-28.
2) Linthorne NP：Optimum take-off range in vertical jumping. In：Book of Abstracts, 3rd Australasian Biomechanics Conference, Griffith University, 31 January-1 February；2000. p.49-50.
3) Padua DA, Marshall SW, et al.：The Landing Error Scoring System (LESS) is a valid and reliable clinical assessment tool of jump-landing biomechanics：the JUMP-ACL study. Am J Sports Med 2009；37（10）：1996-2002.
4) Hanzliková I, Hébert-Losier K：Is the Landing Error Scoring System Reliable and Valid? A Systematic Review. Sports Health 2020；12（2）：181-8.
5) Shin CS, Chaudhari AM, Andriacchi TP：Valgus plus internal rotation moments increase anterior cruciate ligament strain more than either alone. Med Sci Sport Exerc 2011；43（8）：1484-91.
6) Jamison ST, Pan X, Chaudhari AMW：Knee moments during run-to-cut maneuvers are associated with lateral trunk positioning. J Biomech 2012；45（11）：881-5
7) McLean SG, Huang X, van den Bogert AJ：Association between lower extremity posture at contact and peak knee valgus moment during sidestepping：implications for ACL injury. Clin Biomech (Bristol, Avon) 2005；20（8）：863-70.
8) Dempsey AR, Lloyd DG, et al.：Changing sidestep cutting technique reduces knee valgus loading. Am J Sports Med 2009；37（11）：2194-200.
9) Dempsey AR, Lloyd DG, et al.：The effect of technique change on knee loads during sidestep cutting. Med Sci Sports Exerc 2007；39（10）：1765-73.
10) Kristianslund E, Faul O, et al.：Sidestep cutting technique and knee abduction loading：implications for ACL prevention exercises. Br J Sports Med 2014；48（9）：779-83.
11) Houck JR, Duncan A, De Haven KE：Comparison of frontal plane trunk kinematics and hip and knee moments during anticipated and unanticipated walking and side step cutting tasks. Gait Posture 2006；24（3）：314-22.
12) Sigward SM, Powers CM：Loading characteristics of females exhibiting excessive valgus moments during cutting. Clin Biomech (Bristol, Avon) 2007；22（7）：827-33.
13) Hansen K, Cronin J：下半身の筋パワーの向上に適したスクワット中のトレーニング負荷. 日本ストレングス＆コンディショニング協会機関誌 2012；19（2）：26-41.

■参考文献

1) Linthorne NP：Optimum take-off range in vertical jumping. In：Book of Abstracts, 3rd Australasian Biomechanics Conference, Griffith University, 31 January-1 February；2000. p.49-50.
2) Aragon LF：Evaluation of four vertical jump tests：Methodology, reliability, validity, and accuracy. Measurement in Physical Education and Exercise Science 2000；4（4）：215-28.
3) Hansen K, Cronin J：下半身の筋パワーの向上に適したスクワット中のトレーニング負荷. 日本ストレングス＆コンディショニング協会機関誌 2012；19（2）：26-41.
4) 松本秀男，今井覚志編：イラスト図解・筋力トレーニング. 文光堂；2019.
5) 陶山哲夫監，赤坂清和編：スポーツ理学療法学―動作に基づく外傷・障害の理解と評価・治療の進め方. 改訂第2版. メジカルビュー社；2018.

LECTURE

6

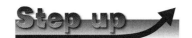

1. スポーツ動作に影響する重力加速度

　物体にはたらく重力加速度は，場所や時間によって若干異なるが，質量に関係なく約 9.8 m/s² である．つまり，1秒経過するごとに約 9.8 m/s² ずつ物体の速度が速くなる．これは高い所から落下するほうが，着床時の衝撃は強くなることを意味する．空気抵抗などの影響を受けずに重力のみで落下する自由落下においては，物体の質量に違いがあっても同じ速度で落下する．空気抵抗を受けると重力加速度は小さくなる．一方，質量が小さい物体は空気抵抗の影響を受けやすいため落下速度が遅くなるのに対し，質量の大きな物体は空気抵抗の影響が少ないため落下速度は速くなる．ジャンプなどのスポーツ動作においても，この重力加速度や空気抵抗の影響を受ける（図1）．

2. ジャンプパフォーマンス向上と関節への負荷

1）垂直跳び

　垂直跳びの跳躍高は，床から足が離れる瞬間の鉛直初速度で決まる[1]．ここで「鉛直」と「垂直」の違いを説明しておきたい．垂直は，ある面に対して直角を成す方向を意味し，鉛直は，重力が作用する方向をさす．ここでの鉛直初速度は，厳密にいえば鉛直上向きの初速度である．鉛直初速度を高めるためには，大きな運動エネルギーを床に加える必要がある（図2）．この運動エネルギーは下肢伸展筋群によって発生し，下肢伸展動作における最大筋力，最大筋パワーとジャンプ高のあいだには高い相関が示されている[2]．筋パワーは筋力と速度の積で表されるため，筋パワーを向上させるためには最大筋力と最大速度の向上が必要となる．

　一方，下肢伸展筋力と跳躍高の関連性に否定的な報告もみられ，これは垂直跳びの技術として，反動動作と振り込み動作が関与するためと考えられている．振り込み動作とは，身体の一部を目的とする方向に振り込む動作である．垂直跳びにおいては両上肢を振り子のように後方に振り，下肢伸展のタイミングに合わせて上方に振り込む動作である．

　身体に加わる外力には，重力と床反力がある．床反力は床と身体接触部に生じる反力で，鉛直成分床から生じる重力に抗する外力で，鉛直成分，左右成分，前後成分に分けられる．垂直跳びにおける床反力のピークは身体重心が最下点になった際に生じ，その値は 1,100～1,700 N 程度で体重の約2倍の負荷がかかる．垂直跳びのパフォーマンスを向上させるためには，身体が沈み込んだ地点から下肢が伸展しきるまでに床に大きな力を加えることが求められる．つまり，垂直跳びパフォーマンスを高めようとすると，身体にかかる負荷も高くなることは知っておく必要がある．

2）走り幅跳び

　助走速度を活かして踏み切り，より前方遠くに跳ぶ競技である．走り幅跳びの動作は，①助走，②踏み切り，③空中，④着地の4つの局面に分類でき，跳躍距離は踏み切り距離（踏み切り板から

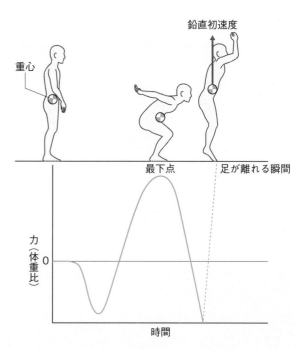

図2　垂直跳びで発生する床反力

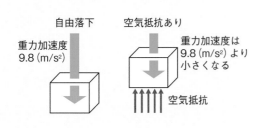

図1　重力加速度

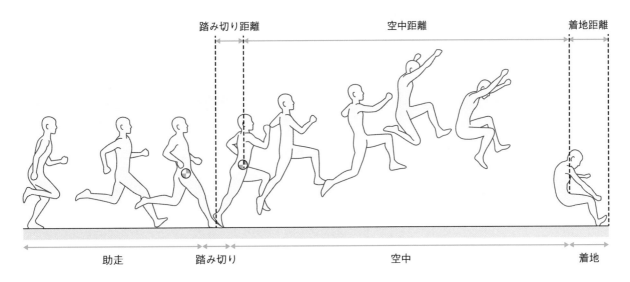

図3　走り幅跳びの局面

離地時の身体重心までの距離），空中距離（離地時の身体重心から着地時の身体重心までの距離），着地距離（着地時の身体重心から接地面の最後部までの距離）で決まる（図3）．

　走り幅跳びのパフォーマンスを高めるには，空中距離を向上することが重要となる．そのためには助走速度を上げるだけでなく，20°程度の投射方向で踏み切るのが理想とされている．また，踏み切りのインパクトの瞬間は，体重の10倍程度の床反力が生じると報告されており[3]，下肢にかかる負荷は非常に高くなる．

3) スパイクジャンプ

　バレーボールにおけるスパイクジャンプは，リードレッグ（先に接地する脚）で水平方向の速度にブレーキをかけ，ラグレッグ（後から接地する脚）が接地してすぐに両脚で鉛直方向にジャンプする動作である．走り幅跳びのように速い助走速度が求められるわけではなく，4 m/s程度が最も高い跳躍高を得られるといわれている．

　スパイクジャンプの跳躍高は，垂直跳びやデプスジャンプ（台上から跳び下りて，すぐに反動を利用して大きくジャンプする動作．プライオメトリックトレーニングの一種）と相関が強いと報告されている[4]．垂直跳びは大きな力積を獲得する能力であるのに対し，デプスジャンプは反動的な運動を遂行する能力である．しかし，これらの相関関係はあまり強くないため，各々，別な能力を評価しているとされている[5]．また，スパイクジャンプ時の床反力は，リードレッグが体重の約6倍，ラグレッグは体重と同程度かかることが示されている[3]．

3. 着地動作と関節への負荷

　着地動作は空中から床に足から接地し，下肢から体幹へと負荷が加わる一連の動作である．膝前十字靱帯損傷をはじめとする多くのスポーツ傷害の発生要因となる動作で，予防の観点からもバイオメカニクスを知ることは重要である．着地時の負荷は，落下の高さや着地技術などに応じて体重の3〜7倍，場合によってはそれ以上になる[6]．

1) 両脚着地と片脚着地

　両脚着地で身体への負荷を減じるためには，できるだけ高い位置で接地し，静止する高さを低くすることが必要である．これはできるだけ下肢伸展位で接地し，膝を深く曲げ，体幹を前傾するイメージである（図4）．一方，股関節・膝関節の屈曲が大きくなり，各関節が床反力の作用点（ヒトの運動では足底が接地していることが多いため，足圧中心〈center of pressure：COP〉ともよばれる．静的状態では，重心位置と床反力の作用点は一致する）から離れるとモーメントアーム（回転軸と力の作用線を結んだ垂直距離）が大きくなる．結果的に大きな伸展トルクが発揮され，関節に生じる負荷が大きくなることもある（図5）．

　片脚着地は両脚着地と比べて，より大きな衝撃力が発生する．片脚で着地する際にはバランスを維持するために，股関節中心を膝の外側に移動する必要があるため，股関節内転が大きくなることで，股関節外転筋への負担が大きくなる．股関節外転筋の筋機能が低下している選手は，結果として膝外反が大きくなる可能性がある．

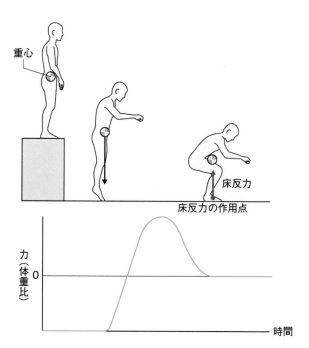

図4 両脚着地動作

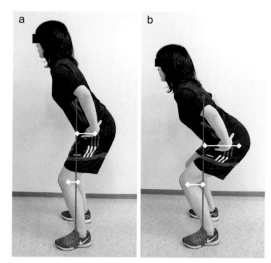

図5 スクワット時のモーメントアーム
浅いスクワット (a) に比べ，深いスクワット (b) では，関節に生じるモーメントアーム（白線）は大きくなる．回転軸は股関節・膝関節，力の作用線は重力線である（このスクワットでは，重心位置と床反力の作用点が一致しているため）．

LECTURE
6

2) ソフトランディングとスティッフランディング

ソフトランディング（soft landing）は，股関節・膝関節屈曲および足関節背屈で衝撃を吸収しながら柔らかく着地するのに対し，スティッフランディング（stiff landing）は，同関節の角度は小さく"ドン"といった硬い着地である．スティッフランディング時の床反力は，ソフトランディングに比べて著しく大きい．各着地タイプにおける股関節，膝関節，足首関節の仕事量は，ソフトランディングでは各々25％，37％，37％に対し，スティッフランディングでは各々20％，31％，50％で足関節の仕事量が大きい[7]．

3) 体幹機能と着地動作

体幹は身体質量の約65％を占め，ドロップジャンプ（台上から跳び下りる動作）の着地における体幹の慣性モーメントは下肢の慣性モーメントの約5〜6倍である[8]．このことは，着地動作において体幹のコントロール能力が重要であることが示唆される．また，ドロップジャンプの着地局面前期における腹横筋-内腹斜筋活動と腹腔内圧の上昇は，体幹安定化に貢献し，接地時間と密接な関係にある[9]．

■引用文献

1) 阿江通良，渋川侃二：その場から高く跳ぶ跳躍—垂直跳のバイオメカニクス．J J Sports Sci 1983；2 (8)：590-9.
2) Yamauchi J, Mishima C,et al.：Steady-state force-velocity relation in human multi-joint movement determined with force clamp analysis. J Biomech 2007；40 (7)：1433-42.
3) McNitt-Gray JL：Musculoskeletal loading during landing. In：Zatsiorsky,ed.：Biomechanics in Sport. Blackwell Science；2000. p.523-49.
4) Sheppard JM, Cronin JB, et al.：Relative importance of strength, power, and anthropometric measures to jump performance of elite volleyball players. J Strength Cond Res 2008；22 (3)：758-65.
5) 図子浩二，高松 薫：バリスティックな伸張-短縮サイクル運動の遂行能力を決定する要因—筋力および 瞬発力に着目して．体力科学 1995；44 (1)：147-54.
6) Yeow CH, Lee PVS, Goh JCH：An investigation of lower extremity energy dissipation strategies during single-leg and double-leg landing based on sagittal and frontal plane biomechanics. Hum Mov Sci 2011；30 (3)：624-35.
7) Devita P, Skelly WA：Effect of landing stiffness on joint kinetics and energetics in the lower extremity. Med Sci Sports Exerc 1992；24 (1)：108-15.
8) Pain MTG, Challis JH：The influence of soft tissue movement on ground reaction forces, joint torques and joint reaction forces in drop landings. J Biomech 2006；39 (1)：119-24.
9) 河端将司，加賀谷善教ほか：ドロップジャンプ動作中における体幹の筋活動および腹腔内圧の変化．体力科学 2008；57 (2)：225-34.

■参考文献

1) 山田 哲：ジャンプ・着地動作・切り返し動作の分析と動作改善エクササイズ．西薗秀嗣，加賀谷善教編著：ケガをさせないエクササイズの科学．大修館書店；2015. p.225-35.
2) 深代千之編，山際哲夫著：跳ぶ科学．大修館書店；1990. p.1-192.

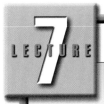

スポーツ動作（4）
泳動作

到達目標

- 泳動作のバイオメカニクスを理解する.
- 水泳選手の身体特性を理解する.
- 泳動作における障害・外傷の発生機序を理解する.
- 水泳肩の評価と治療ができる.
- 泳動作による腰痛の評価と治療ができる.
- 平泳ぎ膝の評価と治療ができる.

この講義を理解するために

　この講義では，泳動作で発生する水泳肩，腰痛，膝痛の発生機序とその評価，そしてそれぞれの機能障害に対する理学療法について学習します.

　競技者はその競技特有の身体特性を有します. それは一般的な運動器疾患の患者とは異なる特性であることが多いです. 特に水泳は水中環境下で行われる競技なので，その特徴を理解したうえで選手を評価・治療する必要があります. 最初に泳動作について理解を深め，そのうえで障害・外傷について学びます.

　この講義の前に，以下の項目をあらかじめ学習しておきましょう.

　　□ 肩関節・胸郭の解剖と運動学について学習しておく.
　　□ 体幹の機能（特に，ローカル筋機能）について学習しておく（Lecture 11 参照）.
　　□ 股関節の解剖と運動学について学習しておく.

講義を終えて確認すること

　　□ 泳動作のバイオメカニクスを理解できた.
　　□ 泳動作における障害・外傷の発生機序を理解できた.
　　□ 水泳肩の評価と治療ができるようになった.
　　□ 泳動作による腰痛の評価と治療ができるようになった.
　　□ 平泳ぎ膝の評価と治療ができるようになった.
　　□ 水泳選手の身体特性に基づいたアプローチができるようになった.

ストリームライン (streamline)

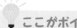**MEMO**

水の抵抗 (図2)
泳動作は他の陸上で行われるスポーツ動作と異なり，水中で浮いた状態で行われることから支点がない．その代わり，水の抵抗を利用しさまざまな方向に力を発揮することが可能になる．
水の密度は空気の800倍とされており，空気中では感じられない抵抗感を水中では感じる．そして，泳動作での造波抵抗・摩擦抵抗・圧力抵抗という抵抗を生む．水の抵抗は速度の2乗（あるいはそれ以上）に比例する[2]．この負の影響を最小限にすることがパフォーマンス向上のために重要である．

LECTURE 7

💡**ここがポイント！**

浮心と重心 (図3)
水中では重力の他に浮力が発生する．浮力とは，流体中の物体に対し流体が及ぼす上向きの力であり，浮力の中心が浮心である．立位姿勢での重心の位置は第2仙椎高位であるが，浮心は肺の位置によって必ず重心の位置よりも頭側に位置する．そのため，人間は水中で泳姿勢をとる際に足が沈みやすい．しかし，重心の位置をなるべく頭側に位置させ，かつ浮心の位置をなるべく尾側に下げ，この2点のあいだの距離を近づけることで，足を沈みにくくし長時間ストリームラインを維持することが可能になる[3]．

ストローク (stroke)
フラッターキック (flutter kick)
ウィップキック (whip kick)
ドルフィンキック (dolphin kick)
バサロキック (Vassallo kick)

1．泳動作のバイオメカニクス

1）基本姿勢：ストリームライン　（図1）

水泳の基本姿勢は「けのびの姿勢（ストリームライン）」である．これは水中において最も抵抗の少ない姿勢であり，すべての泳法で重要とされ，極力なめらかな姿勢が望ましいとされる[1]．

2）ストローク動作　（図4）

泳動作の中で，腕の動きは「ストローク」とよばれる．ストロークの相分けにはさまざまなものがあり，推進力を発揮する推進期（エントリー〜キャッチ〜プル〜プッシュ〜リリース）と，腕を前に戻すリカバリー期に分けられる．基本的には4つの泳法すべてに共通して用いられる動作である．

3）キック動作

泳動作の脚の動きは「キック動作」とよばれ，泳法により使用される動作が異なる．
- フラッターキック：自由形で用いられるバタ足のこと．
- ウィップキック：平泳ぎで用いられるキックで，現在主流となっている足底で水を後ろに押す技術．
- ドルフィンキック：バタフライで用いられる両脚で水をとらえる技術．
- バサロキック：背泳ぎのスタート後に水中で用いられる上向きのドルフィンキック．

4）4泳法

現在，競泳競技では4種類の泳法が採用されており，これに個人メドレーを含め5種目で実施されている．
- クロール：最も泳速が速い泳動作といわれており，自由形ではほぼ全員がクロールで泳ぐ．
- 背泳ぎ：クロールのように左右の上下肢を交互に動かし進む泳動作であり，上向きで泳ぐ唯一の泳法である．
- 平泳ぎ：両手両足を同時に動かし，ストロークのリカバリーを水面から下で行う．
- バタフライ：もともとは平泳ぎから派生した泳法であり，リカバリーを水面から上で行う．

5）スタート・ターン動作

泳動作は水中という支点のない環境で行われる．一方，競泳競技ではスタート動作とターン動作という地面反力が発生する動作も実施される．泳動作とまったく異なる性質の動作であることから，求められる身体機能も真反対となる．

6）ストローク動作で求められる技術

（1）ハイエルボー（図5a）

ストローク動作では，上肢により効率よく前方への推進力を発揮させるため，「ハ

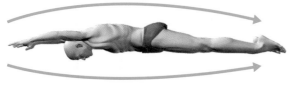

抵抗小

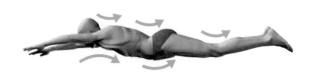

抵抗大

図1　ストリームライン

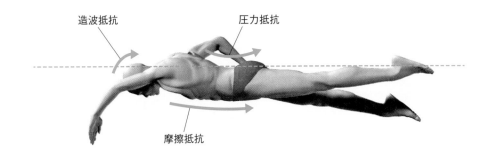

図2 水の抵抗：泳者に作用する流体抵抗

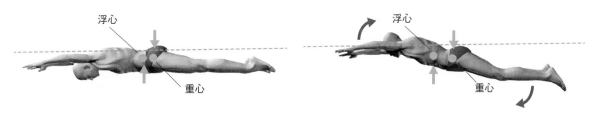

a. 浮心と重心が近いストリームライン　　　b. 浮心と重心が離れているストリームライン

図3 浮心と重心

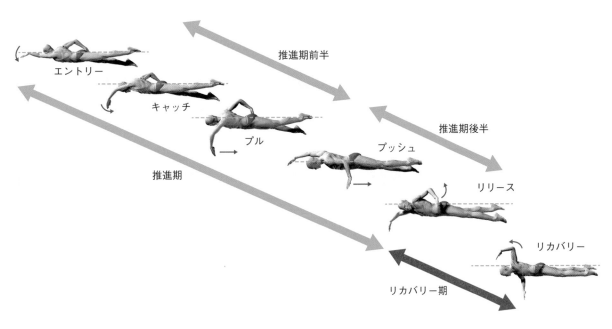

図4 ストローク動作

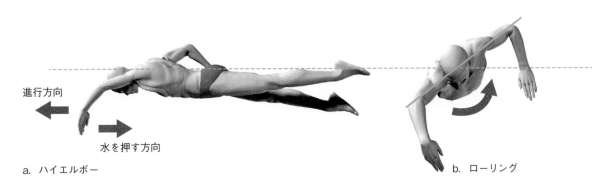

a. ハイエルボー　　　b. ローリング

図5 ストローク動作で求められる技術
a. 上肢を尾側に押す並進運動を行うために，肩甲上腕関節を内旋させ，肘を立てる．
b. リカバリー局面での息継ぎ動作では，胸郭の回旋によるローリングが必要となる．

クロール (crawl)
背泳ぎ (backstroke)
平泳ぎ (breaststroke)
バタフライ (butterflystroke)

MEMO
4泳法は，推進メカニズムがそれぞれ異なる．上肢による推進力の依存率は自由形（クロール）が60～80 %，背泳ぎが60～70%，バタフライが50～60%，平泳ぎは30～40%とされ，泳法によりストロークとキックの努力量が大きく異なる[4].

ハイエルボー (high elbow)
ローリング (rolling)

水泳肩 (swimmer's shoulder)

インピンジメント症候群
(impingement syndrome)
▶ Lecture 10 参照.

上腕二頭筋長頭腱炎
(biceps long head tendonitis)

腰痛 (low back pain)

分離症 (spondylolysis)

前彎 (lordosis)

腰椎椎間板ヘルニア
(lumbar disc herniation)

平泳ぎ膝 (breaststroke knee)

イエルボー」という技術が用いられる．入水後のプル動作初期に肩甲上腕関節を内旋することで，手掌面から前腕にかけて水を後ろに押し，回転運動ではなく並進運動を実現する．

(2) ローリング（図5b）

クロールと背泳ぎでは上下肢を交互に動かすことから回転運動を伴う．これを「ローリング」とよぶ．クロールでは特に息継ぎでのローリング動作が重要であり，ローリング動作で胸郭回旋可動性が低下を伴う場合，リカバリー局面での肩甲上腕関節ストレスが上昇することになる．

2. 泳動作で生じる傷害のメカニズム

1）水泳肩　（図6）

泳動作は下肢のみならず上肢を用いて推進するため，両肩が継続的な負荷環境におかれることになり，機能障害を起因とする肩の慢性外傷が散見される．これら泳動作に起因する肩障害が「水泳肩」とよばれる．

水泳肩は，発症する相と原因となる身体機能により大きく2つに分けられる．エントリー～キャッチ初期では，肩甲上腕関節の不安定性だけでなく，体幹筋活動が不十分または遅延することによっても肩甲上腕関節の過屈曲を生じ，インピンジメント症候群を発症する．また，リカバリーでのローリング動作やキャッチ～プルでのハイエルボー動作時に，胸郭・肩甲骨の柔軟性が不足することで肩甲上腕関節にストレスが集中し，インピンジメント症候群や上腕二頭筋長頭腱炎を発症する．

2）腰痛　（図7）

日本では，水泳肩に並び腰痛の発症率も高いと報告されている[5].

泳動作に起因する腰痛では伸展型腰痛の発症が多く，ジュニア選手では分離症の発症率も高い．支点のない水中環境では体幹深部筋群による骨盤の動的安定性確保が求められる．しかし，この支持性が不十分な場合に骨盤挙動がコントロールできず，腰椎前彎が増強される[6].

また，陸上でのウエイトトレーニングで荷重ストレスが腰痛に加わる際に腰痛が発症するケースも散見され，この場合は腰椎椎間板ヘルニアに伴う屈曲型腰痛が認められる．屈曲型腰痛ではスタート動作での屈曲強制により症状が残存しやすく，股関節の可動域制限や伸展筋力の低下から生じる腰椎屈曲ストレスにより症状が強化される[7].

3）平泳ぎ膝　（図8）

平泳ぎではウィップキックにて膝内側の痛みを訴える選手が多く，その内側側副靱帯損傷を「平泳ぎ膝」とよぶ．ウィップキックでは膝を開かずに下腿を広げて足底で

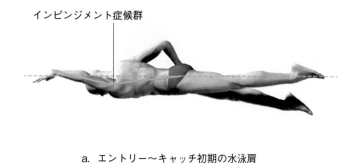

a. エントリー～キャッチ初期の水泳肩

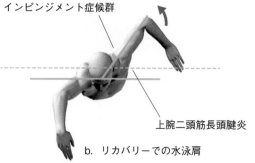

b. リカバリーでの水泳肩

図6　水泳肩

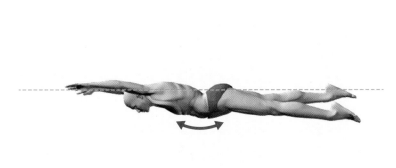

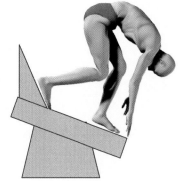

a. 泳動作での腰椎伸展ストレス　　　　　　　　b. スタート姿勢の屈曲時ストレス

図7　腰痛
a. 体幹深部筋による安定性が低下すると腰椎過前彎・骨盤前傾が生じる．
b. スタート台からの飛び出し姿勢では，股関節屈曲制限・伸展筋力低下により腰椎への屈曲ストレスが増大する．

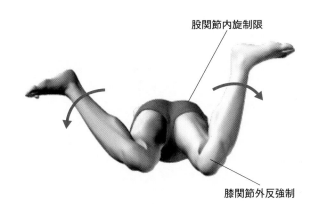

股関節内旋制限

膝関節外反強制

図8　平泳ぎ膝
平泳ぎでのウィップキックでは，水圧が分散しないよう膝を開か
ず水を後方に押す．そのため，図の右股関節のように内旋制限が
ある場合は代償として膝の外反強制が生じる．

水を後方に押すことで推進力を得る．このとき，股関節の内旋が制限されると膝関節
に外反ストレスが生じ，これが内側側副靱帯のストレスにつながる．

3. 泳動作の評価

1) ストリームライン　（図9）

　泳動作の基本姿勢であるストリームラインは，陸上で評価してもさまざまな姿勢の
問題点が明らかになる．このときの評価のポイントを以下にあげる．
● 肩甲上腕関節の屈曲可動域制限
● 胸椎の伸展制限
● 腰椎の過前彎
● 骨盤の過前傾
　凹凸が多くなめらかではないストリームラインは，抵抗が大きいためパフォーマン
ス低下とともに障害の発生要因ともなる．

2) 肩甲上腕関節スペシャルテスト

　水泳肩の評価として，最初に肩甲上腕関節に対するスペシャルテスト（ニアテス
ト，ホーキンステスト，スピードテスト）を実施する（図10）．
　肩峰下インピンジメントと上腕二頭筋長頭腱炎の鑑別を行い，必要に応じて棘上筋

MEMO
競技動作について選手とコミュニ
ケーションをとる場合，コーチの
指導で用いられる専門用語の理
解も重要となる．
例えば，ハイエルボーはコーチの
指導では「肘を立てる」と表現さ
れ，キャッチ肢位での肩甲上腕
関節過屈曲は「肩が落ちている」
「肩が入りすぎている」と表現され
る．また，泳姿勢が水面より深い
位置にある場合は「ボディポジ
ションが低い」，泳動作にて腰椎
過前彎・骨盤過前傾している場
合は「腰が落ちている」と表現さ
れる．

気をつけよう！
徒手筋力検査法に則り肘に抵
抗をかけると，関節弛緩性が高
い水泳選手では肩甲上腕関節
の過剰な活動が伴うため，抵抗
をさらに近位にかけ肩甲骨の純
粋な内転を促す必要がある．

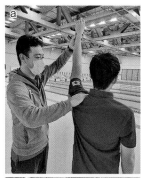

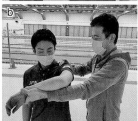

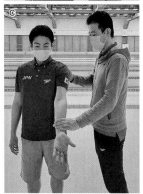

**図 10 肩甲上腕関節
スペシャルテスト**
a. ニア（Neer）テスト. 肩関節を内旋強制し, 他動屈曲させ, 疼痛が再現されれば肩峰下インピンジメント陽性とする.
b. ホーキンス（Hawkins）テスト. 肩関節 90°外転外旋位から内旋強制し, 肩峰下インピンジメントを確認する. 泳動作のハイエルボーに近い肢位であり, ニアテストより実施頻度は高い. 競泳選手は肩関節弛緩性が高いため, 肩甲骨のポジションを考慮し, 軽度屈曲位あるいは軽度水平内転位にて実施する場合もある.
c. スピードテスト. 肘伸展で手掌を上に向け, 肩関節 90°屈曲位で前腕遠位に下方向の抵抗を加える. 結節間溝に痛みが生じれば陽性で, 上腕二頭筋長頭腱炎が疑われる.

下肢伸展挙上
（straight leg raising：SLR）

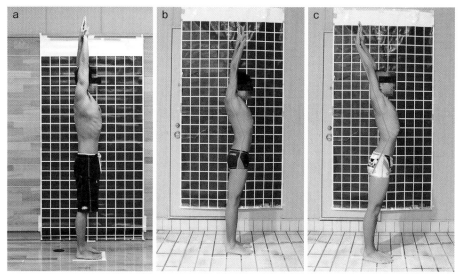

図 9 ストリームライン評価
a. 凹凸の少ない, なめらかなストリームライン.
b. 肩の屈曲可動域が不十分なため腰椎前彎で代償している.
c. 骨盤過前傾, 腰椎過前彎.

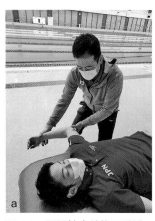 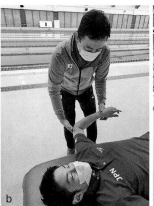 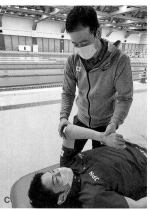

図 11 肩関節内外旋可動域
a. 2nd 外旋（肩関節外転 90°にて外旋可動域を測定）. 競泳選手は関節弛緩性が高く 100°を超える選手も少なくない. 縦断的な測定と評価が求められる.
b. 2nd 内旋（肩関節外転 90°にて内旋可動域を測定）. 実際の測定では, 内旋時に肩甲骨の前傾が生じるため, 検者は肩甲骨の固定を十分に行う必要がある.
c. 3rd 内旋（肩関節屈曲外転 90°にて内旋を測定）. ハイエルボー動作では内旋可動性が求められるが, 肩後方軟部組織のタイトネスによって内旋制限が生じやすい. 2nd 内旋と同様, 肩甲骨の固定を十分に行う.

など回旋腱板の収縮時痛を確認する.

3）肩関節内外旋可動域 （図 11）

肩甲上腕関節の可動域を確認し, 周囲の軟部組織のタイトネスを確認する. ハイエルボー動作のためには内旋の柔軟性が必要である. 2nd 内旋が十分であるにもかかわらず 3rd 内旋の柔軟性が不足している場合, 三角筋後部線維など肩関節後方の軟部組織タイトネスが想定される.

4）肩甲骨内転筋力 （図 12）

上肢挙上位での肩関節安定性には肩甲骨内転筋群の筋力による肩甲骨動的安定性が重要である. そのため, 僧帽筋中部線維, 下部線維の筋力を徒手的に評価する.

5）アクティブ下肢伸展挙上 （図 13）

泳動作では体幹深部筋による骨盤の動的安定性が求められることから, 自動運動で下肢伸展挙上を行った際の骨盤挙動を確認し, 体幹深部筋の先行収縮による骨盤安定性を評価する.

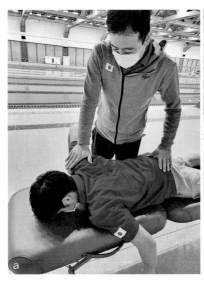
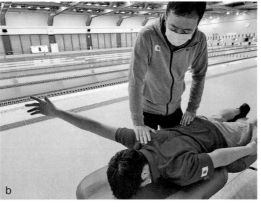

図12　肩甲骨周囲筋筋力の評価
a. 肩甲骨内転：僧帽筋中部.
b. 肩甲骨下制・内転：僧帽筋下部.

LECTURE
7

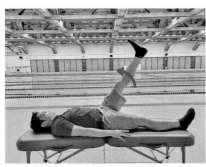

図13　アクティブ下肢伸展挙上テスト

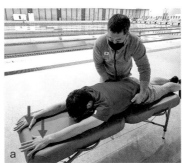

図14　上下肢-体幹連動テスト
a. 上肢プッシュテスト，b. 下肢キックテスト.

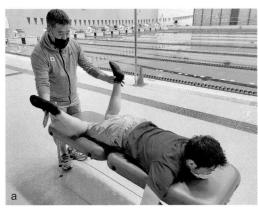
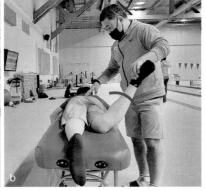

図15　股関節内旋可動域の評価
a. 臨床的な左右差の確認・比較，b. 左右分けて測定する場合は仙骨を固定する.

6）上下肢-体幹の連動　（図14）

　泳動作では，骨盤の安定性のみならず，キャッチ肢位（上肢挙上位）とキック肢位（下肢伸展位）で体幹筋との連動が求められる[8]．したがって，水圧を受ける手掌面や足背面といった末梢に徒手的な負荷を加え，体幹筋の先行収縮が認められるかを確認し，体幹・骨盤の動的安定性を評価する.

7）股関節内旋可動域　（図15）

　平泳ぎでのウィップキックでは股関節内旋可動域低下が膝内側のストレスとなるため，腹臥位で股関節内旋の可動域を評価する．臨床的には，左右差を確認し制限が認められる側に内側側副靱帯損傷の発症を経験する.

📣 MEMO

一般に，水泳選手は関節弛緩性が高い選手が多く，競技歴が長くなるに従って弛緩性も高くなるとされている[9]．特に，肩甲上腕関節・膝関節・足部については，その競技特性から高い柔軟性が求められ，競技継続とともに環境適応が起こることから競技成績が高い選手ほど局所的な可動域向上が認められる．そのため，関節可動域や柔軟性を評価する際には十分に周辺領域との差を確認しつつ，解釈を進める必要がある.

ここがポイント！
肩甲上腕関節の柔軟性は高ければ高いほどよいわけではない．Walker らの報告によれば，水泳肩の発症リスクは肩外旋93°未満で高くなる一方，100°以上でも高いとされる[10]．また，肩甲骨の動的安定性テストであるscapula dyskinesis testで陽性であり，かつ肩関節2nd 外旋105°以上の場合に水泳肩発症の可能性が高くなるとの報告もある[11]．さらに，三瀬らは男性選手の水泳肩は肩甲帯の柔軟性低下により生じる一方，女性選手は柔軟性の高さが発症リスクになっていると報告している[12]．
水泳選手の肩関節を評価する場合には，硬すぎても柔らかすぎてもリスクがあることを念頭におく必要がある．

4．動作改善のポイントとエクササイズ

1）胸郭柔軟性エクササイズ （図16）

泳動作のストロークでは胸郭の柔軟性が求められる．そのため，最初に十分に肋間を広げるストレッチを行い，胸椎の伸展可動性を獲得する．

2）肩甲骨内転エクササイズ （図17）

胸郭の柔軟性が獲得できたうえで，肩甲骨の内転エクササイズを実施する．このとき，水泳選手は肩甲上腕関節の柔軟性が高いため，肩甲骨の運動に肩関節の運動が先行する．したがって，最初に肩甲骨を内転させるという運動学習が重要である．

3）肩甲上腕関節エクササイズ （図18）

インピンジメント症候群で回旋腱板に機能低下が認められた場合は，チューブでエクササイズを実施し，回旋腱板の先行収縮を再学習する．

ストローク動作でのハイエルボーでは肩甲上腕関節の内旋可動性が必要となるため，特に3rd 内旋の柔軟性が低下している場合は，スリーパーストレッチによって肩後方の軟部組織をストレッチする．このとき，胸郭の柔軟性が十分に確保されていないと肩峰下インピンジメントを誘発する可能性があるため注意を要する．

4）股関節後面ストレッチ （図19）

平泳ぎ膝に対する評価で股関節の内旋可動性の低下が認められる場合，大殿筋・外旋六筋のストレッチによる内旋柔軟性の改善が求められる．また，屈曲型腰痛では股関節屈曲可動域の改善が必要となる．特にスタート姿勢で骨盤後傾が著明な場合，ハムストリングスのタイトネスを改善しなければならない．

5）大腿前面ストレッチ （図20）

ストリームラインや泳動作で骨盤前傾が著明な場合，最初に大腿直筋のタイトネス

気をつけよう！
肩甲骨内転では僧帽筋中部・下部線維の活動が重要であり，僧帽筋上部線維による肩甲骨挙上は抑制しなければならない．しかし，肘が肩より上に位置するYエクササイズ肢位は，僧帽筋下部も活動しやすいが上部も活動しやすい．そのため，上肢挙上角度に留意し，僧帽筋上部がはたらいてしまう場合にはあえて角度を下げて行うなど，段階的に実施する必要がある．

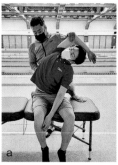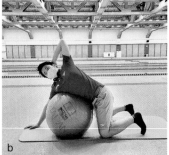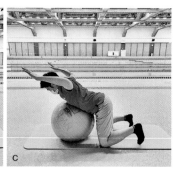

図16 胸郭柔軟性エクササイズ
a．胸郭ストレッチ（パートナー），b．胸郭ツイスト（バランスボール），c．胸椎伸展エクササイズ（バランスボール）．

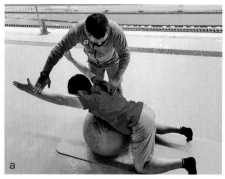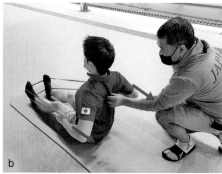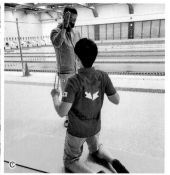

図17 肩甲骨内転エクササイズ
a．Yエクササイズ（バランスボール），b．ローイング，c．ラットプルダウン．

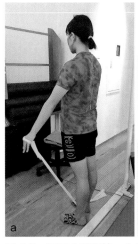
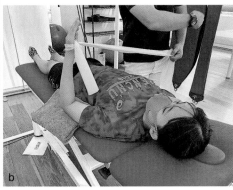
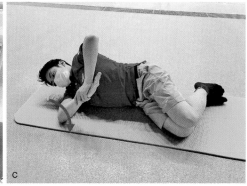

図 18　肩甲上腕関節エクササイズ
a. 棘上筋エクササイズ.
b. 棘下筋エクササイズ. 肩甲骨の不安定性が伴う場合には背臥位で肩甲骨を固定した肢位にて実施する.
c. スリーパーストレッチ. 肩峰下に痛みがない範囲で実施する.

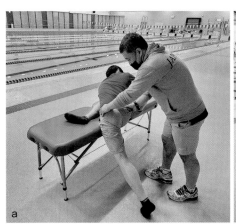
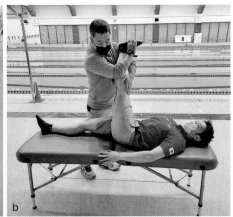

図 19　股関節後面ストレッチ
a. 大殿筋・外旋六筋ストレッチ, b. SLR ストレッチ.

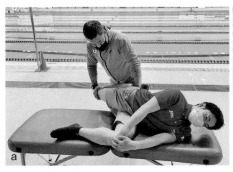
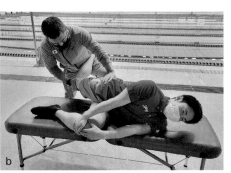

図 20　大腿前面ストレッチ
a. 大腿直筋ストレッチ. 反対側の膝を抱えて骨盤後傾固定し, 股関節伸展・内転を行う.
b. 縫工筋ストレッチ. 反対側の膝を抱えて骨盤後傾固定し, 股関節伸展・内転・内旋を行う.

> **気をつけよう！**
> 水泳選手は関節弛緩性が高いため, ストレッチやエクササイズを行う際には中枢側の固定に留意しながら行う必要がある. 下肢のストレッチを行う場合には骨盤が不安定となりストレッチ効果が減弱する場合が多い. 十分に注意し骨盤から操作するよう心がける.

> **LECTURE 7**

を評価し, 柔軟性の改善を試みる. また, 平泳ぎ膝で股関節内旋が制限されているにもかかわらず, 股関節後面のタイトネスが認められない場合は, 大腿前面にある縫工筋が内旋制限の原因となっている可能性がある. その場合, 股関節内旋・内転・伸展でのストレッチを実施すると改善する場合がある.

6) 体幹深部筋エクササイズ　（図 21）

泳動作での腰椎過前彎を改善するには, 体幹深部筋の活性化と先行収縮によって骨

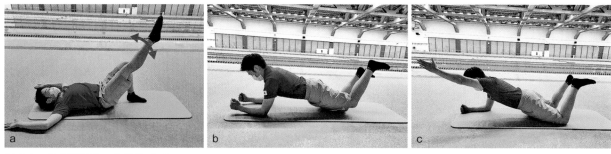

図21 体幹深部筋エクササイズ
a. ドローイン＆下肢伸展挙上，b. フロントブリッジ肘-膝：片脚上げ，c. フロントブリッジ肘-膝：片手上げ.

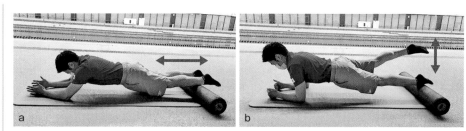

図22 上下肢-体幹連動エクササイズ
a. フロントブリッジ：ポール前後スライド，b. フロントブリッジ：ポール上片脚上げ.

盤・腰椎の安定化が必要になる．そのため，腹横筋・内腹斜筋の収縮を促した状態で上下肢を動かし，モーターコントロールを再学習させる.

7）上下肢-体幹連動エクササイズ （図22）

体幹深部筋によるモーターコントロールが再学習されたうえで，上下肢と体幹を連動させるエクササイズを実施する．上下肢の末端に負荷がかかった状態で体幹深部筋を活動させることで，安定した姿勢でのキャッチ動作・キック動作を目指す.

■引用文献

1) Maglischo EW：Swimming Fastest. Human Kinetics；2003. p.43-64.
2) 高木秀樹，野村照夫ほか：日本人競泳選手の抵抗係数．体育学研究 1997；41（6）：484-91.
3) 窪 康之，岩原文彦監：DVD レベルアップ！水泳4泳法完全マスター．西東社；2013．p.26-7.
4) Bucher W：The influence of the leg kick and arm stroke on the total speed during the crawl stroke. In：Clarys JP, et al（eds）.：Swimming II. University Park Press；1975. p.180-7.
5) 半谷美夏，金岡恒治，奥脇 透：一流水泳競技選手のスポーツ外傷・障害の実態—国立スポーツ科学センタースポーツクリニック受診者の解析．日本整形外科スポーツ医学会雑誌 2010；30（3）：161-6.
6) 中島 求，三浦康郁，金岡恒治：水泳運動における腰椎の負荷と挙動のシミュレーションと実験的検証．バイオメカニズム 2006；18：45-56.
7) 小泉圭介：水泳コーチ基礎理論—腰部障害の予防対策．日本水泳連盟編：水泳コーチ教本第3版．大修館書店；2014．p.116-23.
8) 松浦由生子，松永直人，金岡恒治：競泳選手のモーターコントロール評価—障害予防とパフォーマンス向上に向けて．臨床スポーツ医学 2021；38（3）：318-23.
9) 栗木明裕，田原亮二ほか：競泳競技における反張膝の発生要因の解明と泳動作中の特徴．第15回日本水泳・水中運動学会年次大会抄録論文集；2010．p.148-9.
10) Walker H, Pizzari T, et al.：The reliability of shoulder range of motion measures in competitive swimmers. Phys Ther Sport 2016；21：26-30.
11) Matsuura Y, Hangai T, et al.：Injuries and physical characteristics affecting swimmer participation in the Olympics：A prospective survey. Phys Ther Sport 2020；44：128-35.
12) Mise T, Mitomi Y, et al.：Hypomobility in Males and Hypermobility in Females are Risk Factors for Shoulder Pain Among Young Swimmers. J Sport Rehabil 2022；31（1）：17-23.

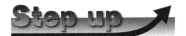

1. 水泳選手の足部障害：足関節不安定性・有痛性三角骨

　水泳選手は関節弛緩性が高い傾向にあり，特に足部は柔軟性がきわめて高い．底屈柔軟性は競技成績に比例して高くなるとの報告も多く[1]，フィンのようにキックを蹴り続けることで競技環境に順応し，底屈可動域が高くなると考えられている[2]．そのため，過底屈による後方インピンジメントと有痛性三角骨，また反対に足背部の伸張痛も散見される（図1）．足部不安定性による日常生活での足関節捻挫の発生率も高く，以前から競技に悪影響を及ぼすことになった選手も少なくない[3]．

　水泳選手の足部は距腿関節の柔軟性が高いわけではなく，前足部の柔軟性により底屈方向の柔軟性が向上する（図2）．しかし，足関節捻挫を繰り返すことで距腿関節のアライメントも変化し，距骨の前方偏位が著明になることで後方インピンジメントを起こしやすい．

2. 足関節背屈可動域の評価のポイント（図3）

　足関節捻挫の既往を有する選手では他の競技と同様に背屈制限が認められるが，前足部の柔軟性が高いことから代償動作として前足部回内を伴った toe out 肢位での下腿前傾が生じる．そのため，つま先と膝の向きを同一方向にするよう固定を促しながら下腿を前傾し，距腿関節の背屈可動域を厳密に測定することが重要となる．

3. 改善のためのエクササイズ

1）背屈可動域エクササイズ　（図4）

　背屈可動域を改善するエクササイズでは，距骨の押し込みを誘導しながらニュートラルポジションで背屈運動を繰り返す．

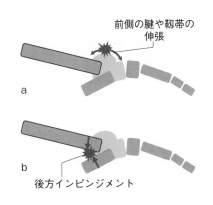

図1　水泳選手の足部障害の発生機序
a. 伸張痛，b. 有痛性三角骨.

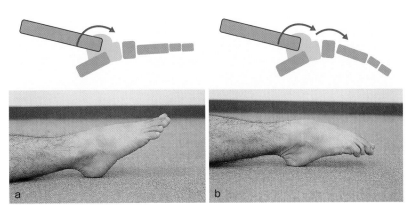

図2　水泳選手の足部柔軟性
a. 足関節のみの底屈，b. 足関節＋足根骨の底屈.

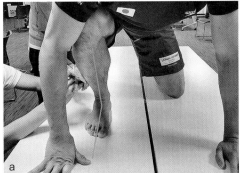

図3　足関節背屈可動域
a. つま先と膝の向きを同じ前向きに誘導し背屈させる.
b. 前足部の回内による代償が生じ，つま先が外を向く.

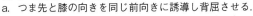

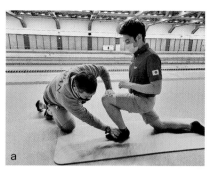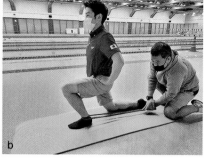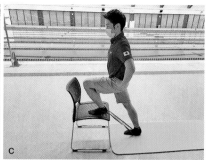

図4　足関節背屈可動域エクササイズ
a. 徒手的に距骨を押し込み背屈させる.
b. チューブで後方に引っ張り距骨を押し込む.
c. セルフでチューブを用い，距骨を押し込む.

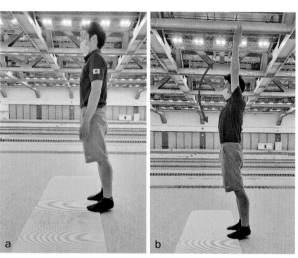

図5　前足部荷重エクササイズ
a. 母指球立位保持エクササイズ. 母指球で立ち，足関節中間位
を保持する.
b. 母指球立位保持＋上肢挙上. 母指球で立ち足関節中間位を保
持したまま両上肢を上げ下ろしして，外乱刺激を加える.

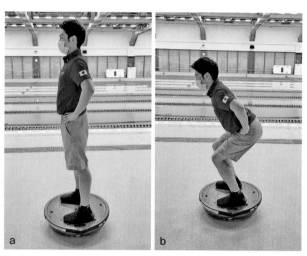

図6　バランスエクササイズ
a. バランスディスク立位. バランスディスク上に足底面を床と
平行に維持しながら立つ.
b. バランスディスクスクワット. 床と平行を保持したままスク
ワットを行う. 前方荷重や後方荷重にならないよう注意する.

2) 前足部荷重エクササイズ　（図5）

　距骨の前方偏位では後方重心と下腿前傾不足，そして足関節底屈筋群の活動性の低下も認められる. そのため，母指球荷重と足関節中間位での立位保持を行い，上肢挙上の外乱刺激を加えることで底屈筋群の活性化とコントロールを再学習させる.

3) バランスエクササイズ　（図6）

　アンバランスなディスク上でスクワットを行うと荷重状況が簡便に可視化されるため，評価としてもエクササイズとしても有効である. 選手にも後方荷重のフィードバックが容易となるので，本格的な荷重トレーニングを行う前に，実施することが望ましい.

■引用文献

1）大庭昌昭，金岡恒治，萬久博敏：足部の柔軟性がバタ足キックに及ぼす影響について. 筑波大学運動学研究 1995；11：89-95.
2）小泉圭介，半谷美夏ほか：一流競泳選手の成長に伴う関節弛緩性変化. 日本臨床スポーツ医学会誌 2015；23（4）：S233.
3）元島清香：水泳 ドクター編，林 光俊編集主幹：種目別スポーツ障害の評価とリハビリテーション. 南江堂；2022. p.34-41.

86

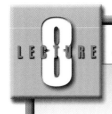

スポーツによる内科的障害とその対処法

この講義を理解するために

　この講義では，スポーツ選手に多い内科疾患として，心臓突然死，熱中症，過換気症候群，オーバートレーニング症候群，鉄欠乏性貧血と溶血性貧血，月経異常と女性スポーツ選手の3主徴について学びます．各疾患の病態を理解するためには，内科学全般について学習しておく必要があります．加えて，スポーツ現場での予防や対処法の理解には，生理学や栄養学などの知識も必要です．スポーツ現場における内科的障害は，生命に影響する場合があるので，適切な予防と確実な対処が求められます．

　この講義の前に，以下の項目をあらかじめ学習しておきましょう．

　　□ 臨床内科学について学習しておく.

　　□ 体液や体温，呼吸，循環の調整メカニズムについて学習しておく.

　　□ エネルギー代謝や栄養素などについて学習しておく.

　　□ 内分泌系の機能について学習しておく.

LECTURE

8

講義を終えて確認すること

　　□ 一次救命処置 (BLS) のアルゴリズムを理解できた.

　　□ 熱中症の予防法を理解できた.

　　□ 過換気症候群の適切な対応を理解できた.

　　□ オーバートレーニング症候群に対する休息と睡眠の必要性を理解できた.

　　□ 鉄欠乏性貧血に対する食事療法の必要性を理解できた.

　　□ 女性スポーツ選手に対する利用可能エネルギー不足の影響を理解できた.

気をつけよう！

ACLS（advanced cardiovascular life support）
「二次救命処置」や「二次心肺蘇生法」と学会により和訳が異なる．

LECTURE 8

1. 心臓突然死

1）原因

突然死についてWHOは，"瞬間死または急性症状発症後24時間以内の死亡で事故死などの非自然死を含まないもの"と定義している．日本の突然死の約60％は心臓の異常が原因となる心臓突然死で，心臓突然死の原因は器質的疾患と非器質的疾患に分類される．

（1）器質的疾患

突然死につながる心血管疾患としては，**表1**のような疾患が考えられる．これらの疾患の中で若年スポーツ選手においては，肥大型心筋症と冠動脈奇形が多く，中高年においては，冠動脈疾患を基礎とするものが多い．肥大型心筋症は，スポーツ選手の突然死の原因の第1位とされ，心電図検査で示される左室肥大所見，ST異常に注意を要する．また，失神の既往歴や心筋症の家族歴にも注目すべきである．冠動脈奇形は，左冠動脈右バルサルバ洞起始の異常が多く，強度の高い運動負荷時に発症するため，スポーツ選手においてはスクリーニングが課題である．

（2）非器質的疾患

薬剤によるものや心臓震盪などがあるが，スポーツ現場では心臓震盪が問題となる．心臓震盪は，1995年にMaronら[1]によって前胸部に比較的軽い鈍的衝撃を受けた直後に突然死する若年者の症例として報告された．その後，診断基準が，①心停止の直前に前胸部に非穿通性の衝撃を受けている，②目撃者などにより詳細な状況が判明している，③胸骨，肋骨および心臓に構造的損傷がない，④心血管系に既存の異常がない，の4項目とされた．

心臓震盪における心停止の原因は，心室細動や心室頻拍といった致死的不整脈である．そのメカニズムは，胸部への衝撃によって左心室内圧の急激な上昇が起こり，心筋線維の伸展によりATP感受性カリウムチャネルが活性化され脱分極が起こる．そして，衝撃のタイミングがT波の頂点30〜15 msec前であれば心室細動が出現する．

2）心肺蘇生法と一次救命処置

心肺蘇生法は，心肺機能が停止した状態の傷病者に対して自発的な血液循環と呼吸を回復させる試みのことで，基本的には気道確保，人工呼吸，胸骨圧迫の3つをさす．

一次救命処置は，現場に居合わせた第一発見者（バイスタンダー）が行う心肺蘇生で，基本的な3つの手技に加えて自動体外式除細動器による除細動（**図1**）[2]と気道異物除去まで含まれる．二次救命処置は，医療機関で行われる高度な心肺蘇生法のことである．救命率は，救急隊が到着するまでのバイスタンダーによる一次救命処置によって大きく向上するため，正常な呼吸や確実な脈拍の有無の判断に迷ったら，迅速に質の高い心肺蘇生法と一次救命処置を開始する．なお，傷病者が小児や乳児の場合や救助者が2人以上の場合は一次救命処置の方法が異なるので確認が必要である．

3）予防と対応

（1）学校心臓検診

日本循環器学会と日本小児循環器学会によって作成された「2016年版学校心臓検診のガイドライン」[3]では，学校管理下での心事故・心臓突然死の予防を目的とした管理指導区分の目安などが定められている．今後，精度の高い学校心臓検診の実施や，学校関係者や家族への啓蒙が重要となる．

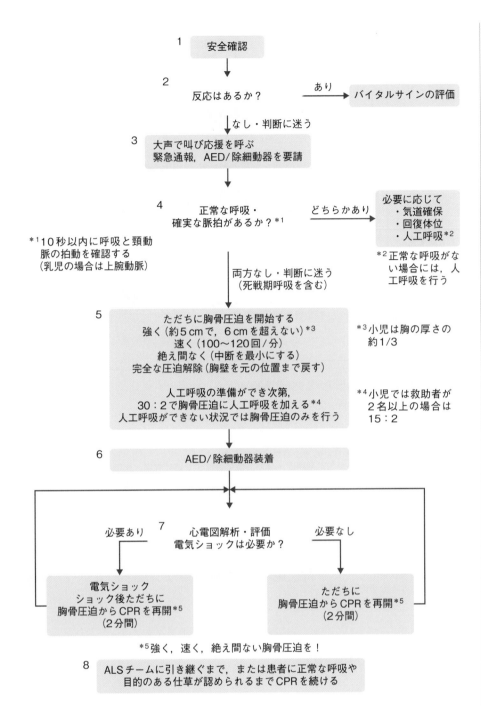

1 安全確認

2 反応はあるか？ ──あり──→ バイタルサインの評価

↓ なし・判断に迷う

3 大声で叫び応援を呼ぶ
緊急通報，AED/除細動器を要請

4 正常な呼吸・
確実な脈拍があるか？*1 ──どちらかあり──→ 必要に応じて
・気道確保
・回復体位
・人工呼吸*2

*1 10秒以内に呼吸と頸動脈の拍動を確認する（乳児の場合は上腕動脈）

*2 正常な呼吸がない場合には，人工呼吸を行う

両方なし・判断に迷う
（死戦期呼吸を含む）

5 ただちに胸骨圧迫を開始する
強く（約5cmで，6cmを超えない）*3
速く（100〜120回/分）
絶え間なく（中断を最小にする）
完全な圧迫解除（胸壁を元の位置まで戻す）

人工呼吸の準備ができ次第，
30：2で胸骨圧迫に人工呼吸を加える*4
人工呼吸ができない状況では胸骨圧迫のみを行う

*3 小児は胸の厚さの約1/3

*4 小児では救助者が2名以上の場合は15：2

6 AED/除細動器装着

7 心電図解析・評価
電気ショックは必要か？

必要あり ←   → 必要なし

電気ショック
ショック後ただちに
胸骨圧迫からCPRを再開*5
（2分間）

ただちに
胸骨圧迫からCPRを再開*5
（2分間）

*5 強く，速く，絶え間ない胸骨圧迫を！

8 ALSチームに引き継ぐまで，または患者に正常な呼吸や
目的のある仕草が認められるまでCPRを続ける

図1　医療用BLSアルゴリズム
（日本蘇生協議会監：JRC蘇生ガイドライン2020．医学書院；2021．p.51[2]）

気をつけよう！
死戦期呼吸
えずくような声は死戦期呼吸の可能性があり，正常な呼吸ではないので胸骨圧迫を躊躇しないで開始する．

覚えよう！
小児や乳児の一次救命処置の方法と救助者が2人以上の場合の一次救命処置法についても覚えておこう．

LECTURE 8

MEMO
「JRC蘇生ガイドライン」では，ALS（advanced life support；二次救命処置）が用いられている．

（2）胸部プロテクター

　心臓震盪は，胸部への衝撃が原因となるため，胸部保護を目的としたプロテクターの開発が行われている．研究により有効な素材が開発されており，野球や格闘技などのプロテクターが実際に販売されている．

2. 熱中症

1）病態

　熱中症とは「暑熱環境における身体適応の障害によって起こる状態の総称」で，欧米では症状と体温によって熱失神，熱けいれん，熱疲労，熱射病に分類されている．日本救急医学会熱中症分類2015では，暑熱による症状は刻々と変化するため，症状

熱中症（heat attack, heat stress disorder）

	症状	重症度	治療	臨床症状からの分類
I度 （応急処置と 見守り）	めまい，立ちくらみ，生あくび 大量の発汗 筋肉痛，筋肉の硬直（こむら返り） 意識障害を認めない（JCS＝0）		通常は現場で対応可能 →冷所での安静，体表 冷却，経口的に水分と Naの補給	熱けいれん 熱失神
II度 （医療機関へ）	頭痛，嘔吐， 倦怠感，虚脱感， 集中力や判断力の低下 （JCS≦1）		医療機関での診察が必要 →体温管理，安静，十分 な水分とNaの補給 （経口摂取が困難なとき には点滴にて）	熱疲労
III度 （入院加療）	下記の3つのうちいずれかを含む （C）中枢神経症状（意識障害 JCS ≧2，小脳症状，けいれん発作） （H/K）肝・腎機能障害（入院経過 観察，入院加療が必要な程度の 肝または腎障害）		入院加療（場合により集 中治療）が必要 →体温管理 （体表冷却に加え体内冷 却，血管内冷却などを 追加）	熱射病
	（D）血液凝固異常（急性期DIC診 断基準（日本救急医学会）にてDIC と診断）⇒III度の中でも重症型		呼吸，循環管理DIC治療	

I度の症状が徐々に改善している場合のみ，現場の応急処置と見守りでOK

II度の症状が出現したり，I度に改善がみられない場合，すぐに病院へ搬送する（周囲の人が判断）

III度か否かは救急隊員や，病院到着後の診察・検査により診断される

付記（日本救急医学会熱中症分類2015）

▶ 暑熱環境に居る，あるいは居た後の体調不良はすべて熱中症の可能性がある．
▶ 各重症度における症状は，よくみられる症状であって，その重症度では必ずそれが起こる，あるいは起こらなければ別の重症度に分類されるというものではない．
▶ 熱中症の病態（重症度）は対処のタイミングや内容，患者側の条件により刻々変化する。特に意識障害の程度，体温（特に体表温），発汗の程度などは，短時間で変化の程度が大きいので注意が必要である．
▶ そのため，予防が最も重要であることは論を待たないが，早期認識，早期治療で重症化を防げれば，死に至ることを回避できる．
▶ I度は現場にて対処可能な病態，II度は速やかに医療機関への受診が必要な病態，III度は採血，医療者による判断により入院（場合により集中治療）が必要な病態である．
▶ 欧米で使用される臨床症状からの分類を右端に併記する．
▶ III度は記載法としてIIIC，IIIH，IIIHK，IIICHKDなど障害臓器の頭文字を右下に追記
▶ 治療にあたっては，労作性か非労作性（古典的）かの鑑別をまず行うことで，その後の治療方針の決定，合併症管理，予後予想の助けとなる．
▶ DICは他の臓器障害に合併することがほとんどで，発症時には最重症と考えて集中治療室などで治療にあたる．
▶ これは，安岡らの分類を基に，臨床データに照らしつつ一般市民，病院前救護，医療機関による診断とケアについてわかりやすく改訂したものであり，今後さらなる変更の可能性がある．

図2　日本救急医学会熱中症分類2015
（日本救急医学会：熱中症診療ガイドライン2015．日本救急医学会熱中症に関する委員会；2015．p.7[4]）
DIC：disseminated intravascular coagulation（播種性血管内凝固症候群）．

JCS（Japan Coma Scale）
▶ Lecture 9・表1参照．

にとわられることなく，症候群としてとらえたうえで3段階に重症度を分類した（図2)[4]．熱中症では，めまい，失神，生あくび，大量の発汗，強い口渇感，筋肉痛，筋肉の硬直，頭痛，嘔吐，倦怠感，虚脱感，意識障害，けいれん，せん妄，小脳失調，高体温などを認める．スポーツ選手における熱中症は，予防が最も重要であるが，早期認識，早期発見によって重症化を防ぐことも大切である．

2) 予防

（1）水分補給

熱中症の予防において，水分補給はきわめて重要で，水分の種類，補給のタイミング・量がポイントとなる．スポーツ飲料には，アイソトニック飲料とハイポトニック飲料があり，日本で市販されている飲料としては，OS-1（大塚製薬）などの経口補水液がハイポトニック飲料に分類され，ポカリスエット（大塚製薬）やアクエリアス（日本コカ・コーラ）などのスポーツドリンクがアイソトニック飲料に分類される．これらは主に炭水化物とナトリウムなどの含有量によって浸透圧が異なり，ハイポトニッ

経口補水液（oral rehydration solution：ORS）

LECTURE
8

表2　ORS，補液，スポーツドリンクの成分

区分	Na (mEq/L)	K (mEq/L)	Cl (mEq/L)	炭水化物 (g/L)	浸透圧 (mOsm/L)
WHO 2002年	75	20	65	13.5	245
3号液　輸液	35	20	30	34	200
スポーツドリンク	21	5	16.5	67	326
経口補水液	50	20	50	25	270
血液	135	3.5	105		290
汗	10-70	3-15	5-60		

（日本救急医学会：熱中症診療ガイドライン2015．日本救急医学会熱中症に関する委員会；2015．p.10[4]）

表3　熱中症予防を目的としたスポーツ現場における
　　　水分摂取の例

試合前	アイソトニック飲料　250〜500 mL →試合の約1時間前から数回に分けて水分摂取
試合中	ハイポトニック飲料　1口〜250 mL まで →口渇感を感じる前（約15分ごと）に水分摂取
試合後	ハイポトニック飲料　体重が減った分 →試合前の体重を目標に水分摂取
朝食時 夕食時	アイソトニック飲料　体重が減った分 →普段の体重を目標に食事と併せて水分摂取

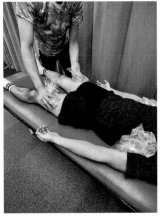

図3　腋窩動脈へのアイシング
と大腿四頭筋へのアイ
スマッサージ

ク飲料はアイソトニック飲料に比べて浸透圧が低い（**表2**）[4]．そのため，大量の発汗が認められる運動中や運動直後は体内での水分吸収スピードにすぐれるハイポトニック飲料がよい．一方，アイソトニック飲料は，体液と同じ浸透圧に調整されており，糖質が多く含まれているため安静時の飲料に適している．1回の補給で吸収される量は，約250 mL程度である．以上のことから筆者は**表3**のような水分補給をスポーツ現場で実践している．

（2）アイシング

　アイシングはさまざまな方法で実践されている．外部冷却は，アイスパックやアイスバスが有名である．また，頭部・頸部冷却は試合中のインターバルでも行えるため，実用性は高い．内部冷却は近年，水と微少な氷がシャーベット状に混ざった氷飲料であるアイススラリーが注目されている．しかし，実際の競技現場では，アイスバスやアイススラリーは準備できない場合も多いため，アイスパックや冷たい飲料の補給など実用性や簡便性の高い方法がよく選択されている．

（3）体重測定と体温測定

　体重減少は，深部体温上昇とパフォーマンス低下に影響するため，適切なタイミングで体重のモニタリングを行うことが必要である．最初に，試合の前後に体重測定を実施して，体重の変化率を計算する．そして，試合前後の体重減少率が2%以下にとどまるように水分補給を促す．試合前後のみならず，朝食時（起床時）や夕食時にも体重測定を行い，水分のみではなく食事も含めたコンディショニングが有効である．

　体温測定は，直腸温や膀胱温，食道温などの深部体温の測定が望ましいが，スポーツ現場で深部体温の測定は困難なことが多い．そのため，実際は腋窩温や舌下温，鼓膜温などを測定する．

アイススラリー（ice slurry）

📕 **MEMO**
筆者は，試合中は氷嚢を用いた頭部・頸部冷却，試合後はアイスパックを用いて動脈部へのアイシングと大腿四頭筋や下腿三頭筋など粗大筋へのアイスマッサージを実践している（**図3**）．

📕 **MEMO**
体重の変化率＝（試合前体重－試合後体重）/試合前体重×100

💡 **ここがポイント！**
毎日同じタイミングで測定して比較することがポイントである．筆者は体重測定と同じタイミングで体温も測定し，コンディショニングに用いている．

調べてみよう

暑熱環境における熱中症予防として，湿球黒球温度による暑さ指数やトレーニングによる暑熱順化について学習してみよう．

湿球黒球温度（Wet-Bulb Globe Temperature：WBGT）

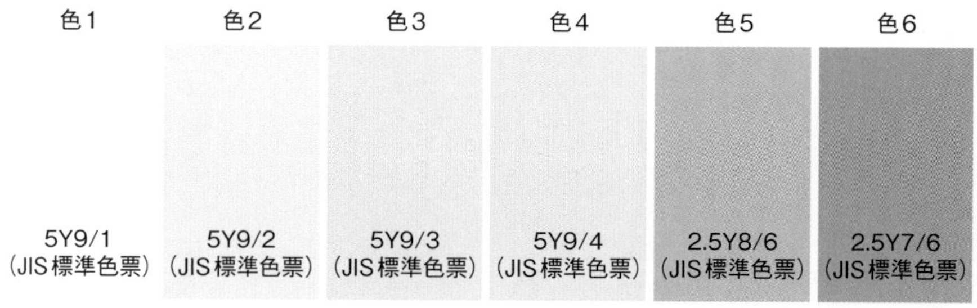

色1	色2	色3	色4	色5	色6
5Y9/1 （JIS標準色票）	5Y9/2 （JIS標準色票）	5Y9/3 （JIS標準色票）	5Y9/4 （JIS標準色票）	2.5Y8/6 （JIS標準色票）	2.5Y7/6 （JIS標準色票）

図4 尿色調表
（片岡沙織ほか：神奈川県立保健福祉大誌 2020：17〈1〉：49-58[5]）

（4）尿の色

　尿の色による脱水症状のチェックは，スポーツ現場のみならず暑熱環境で作業する職場や公共施設などでも見かける．実際，オリンピックの選手村のトイレにカラーチャートが掲示された例もある．片岡ら[5]は，尿の色調の指標として1〜6の6段階の尿色調表（**図4**）[5]を作成して，色3以上は脱水のリスクに注意が必要と報告した．

3）対応 [6]

　対応は症状によって異なる．

- **熱失神**：通常一過性で深部体温の上昇もほとんど認めないため，涼しい場所で下肢を挙上した背臥位の安静にて経過観察する．

- **熱けいれん**：経口摂取可能な場合は水ではなく，塩分を含んだスポーツ飲料を飲ませる．経口摂取できない場合は，医療機関へ搬送して，生理食塩水（0.9% NaCl）の点滴を行う．

- **熱疲労**：症状が軽度の場合から重度の場合まであり，熱射病との鑑別が難しい場合もある．そのため，現場での対応は，意識障害の有無や症状の変化を注意深く観察しながら，涼しい環境で熱放散を妨げる衣服を取り除き，スポーツ飲料による水分補給とアイシングを行う．経口摂取できない場合や嘔吐や下痢を伴う場合，熱射病を疑う場合は，医療機関へ搬送して，生理食塩水の点滴を行い，場合によっては入院を考慮する．

- **熱射病**：症状が進行すると生命予後にかかわるため，救急車を要請するなどして速やかに医療機関に搬送する．医療機関に搬送するまでのあいだも，可能な限り体温を下げる処置を行う．

3. 過換気症候群

過換気症候群
（hyperventilation syndrome）

1）病態

　発作性・不随意性の頻呼吸によって種々の症状を呈する症候群で，スポーツ現場で遭遇することが多い疾患である．自制できない肺胞換気量の増加により，動脈二酸化炭素分圧が低下した結果，組織への酸素供給が低下して，脳血流量の低下や血清電解質異常が起こり，全身症状や精神症状を呈する（**表4**）．

　一般的に過換気症候群とは器質的疾患がなく発作を繰り返すものとされているため，過呼吸をすべて過換気症候群と判断せず，器質的疾患（**表5**）[7]を除外することが必要となる．

2）対応

　スポーツ選手における過換気症候群は，試合や合宿などによって身体的かつ精神的に追い込まれた状態で生じやすい．そのため，推奨される治療法としては経過観察でよい．具体的には，発作中の選手には，人目を避けられる場所に移動して，不安や緊

表4 過換気症候群の臨床症状

呼吸器系	過呼吸，息切れ，呼吸困難感，空気飢餓感，胸部圧迫感
循環器系	動悸，胸痛，頻脈
神経・筋骨格系	しびれ（四肢末梢や口唇），知覚異常，四肢冷感，テタニー（硬直性けいれん），筋力低下，筋肉痛，めまい，失神，頭痛，視力障害，手指振戦，意識障害
消化器系	腹痛，悪心，空気嚥下，腹部膨満感
精神系	発汗，不安，緊張，衰弱感，パニック状態，不安顔貌
全身	脱力感，疲労感

表5 過換気発作を引き起こす器質的疾患

呼吸数が多いからといって，直ちに過換気症候群と思い込まないようにする
重篤な疾患を見逃さないように注意する
● 運動誘発性喘息，自然気胸，肺塞栓症
● 冠状動脈疾患，肺水腫，発作性頻拍症
● 低血糖
● てんかん
● 熱中症

（山澤史裕：日本臨床スポーツ医学会誌 2012；20〈2〉246-50[7]）

表6 オーバートレーニング症候群の症状と除外診断

症状			除外診断
パフォーマンス	身体症状	精神症状	
● パワー低下 ● スピード低下 ● 持久力低下 ● 協調性低下	● 慢性的な筋肉痛と関節痛 ● 安静時心拍数増加 ● 易疲労感 ● 全身倦怠感 ● 食欲低下 ● 体重減少 ● 睡眠障害	● 集中力低下 ● 意欲減退 ● 焦燥感，イライラ感，興奮，不安 ● 抑うつ感 ● 試合への恐怖心	● 尿・血液検査，心電図検査，胸部X線検査などの異常 ● 内科疾患（感染症，不整脈，グリコーゲン枯渇状態，貧血，運動誘発性喘息など） ● 一過性のうつ状態（適応障害）

張を解くような声かけ（発作は必ず止まり，元の状態に戻るなど）を行いながら，ゆっくり呼吸をさせる．一般的には20～30分で軽快することが多い．ペーパーバッグ法は呼吸性アルカローシスを是正する目的で，過換気発作の鎮静法として有名であるが，死亡例も報告されており，近年では推奨されていない．山澤[7]は，スポーツ現場ではペーパーバッグ法を推奨しない報告があると忠告したうえで，ペーパーバッグ法は，① A4もしくはB5大程度の大きさの虚脱しない紙袋を用いる，②紙袋内の酸素濃度が低下しないように指1本分を明けて紙袋を顔に当てる，③できる限り経皮的動脈血酸素飽和度を監視しながら実施する，④短時間の実施とする，と述べている．

4. オーバートレーニング症候群

1）病態

オーバートレーニング症候群は，過剰なトレーニング負荷によって運動能力や競技成績が低下し，短期間の休息では疲労が回復しなくなった状態[8]のことである．欧州スポーツ科学会と米国スポーツ医学会は共同声明[9]で，トレーニングの成功には過負荷が必要であるが，過度の過負荷と不十分なリカバリーは避けなければならないとし，パフォーマンスの回復に要する期間が2週間以内のものをオーバーリーチング，それ以上のものをオーバートレーニング症候群と定義した．注目すべき点として，オーバーリーチングとオーバートレーニング症候群はともに，トレーニング以外のストレスによって生じるパフォーマンスの低下も含むとしている．したがって，本症候群は，高強度のトレーニングを行うトップアスリートのみに生じるわけではなく，長期の身体的・精神的負荷の結果生じるものであることから，さまざまな年代，さまざまな競技レベルの選手にも起こりうるものと認識する必要がある．診断は，多様な主訴と症状を認めるため，あくまで除外診断となる（**表6**）．

2）予防と対応

予防と治療の原則は，休息と睡眠である．予防として，特に高強度のトレーニング期は，週1日の休息日を設けることが望ましく，軽度の場合はトレーニング量の軽減

MEMO

ペーパーバッグ法
紙袋やビニール袋などを口鼻につけた状態で呼吸することで，血中の二酸化炭素濃度を上昇させる方法．

気をつけよう！

過換気後無呼吸（posthyperventilation apnea：PHA）
過換気後に低換気が急激に起こることによって生じる低酸素血症．ペーパーバッグ法は低酸素血症を助長し，生命の危険もあるため推奨されなくなってきた．

経皮的動脈血酸素飽和度（percutaneous arterial oxygen saturation：SpO$_2$）

オーバートレーニング症候群（overtraining syndrome）

LECTURE 8

📖 **調べてみよう**
超回復理論とフィットネス-疲労
理論とは何か，調べてみよう.

🖥 **MEMO**
**気分プロフィール検査 (profile
of mood states 2nd edition：
POMS2)**
主観的な気分，感情を評価する
質問紙法検査で，怒り，混乱，
抑うつ，疲労，緊張，活気，友
好の7尺度で評価する. オーバー
トレーニング症候群の選手では逆
氷山型を示す.

LECTURE 8

鉄欠乏性貧血
(iron deficiency anemia：
IDA)

赤血球数 (red blood cell：RBC)

ヘモグロビン (hemoglobin：Hb)

ヘマトクリット (hematocrit：Ht)

平均赤血球容積 (mean cor-
puscular volume：MCV)

総鉄結合能 (total iron binding
capacity：TIBC)

溶血性貧血 (hemolytic anemia)

を図り，中等度～重度の場合は完全休養を指示する. 睡眠は，本症候群のみならず練習やトレーニングの質にも影響を及ぼすが個人差があるため，日中に眠気を感じない程度の時間を確保するよう心がける. 栄養摂取と水分補給も重要であり，特にトレーニングによる消費エネルギーが摂取エネルギーを上回らないように，十分な炭水化物を含むバランスの良い食事を心がける. その他に，専門競技以外の要素を取り入れたクロストレーニングやストレッチング，アクティブレストも有効である.

また，スポーツ選手は常に緊張感やプレッシャーの中で生活しており，しばしば抑うつ状態に陥ることがあり，本症候群とうつ病の症状は酷似している. これは，本症候群とうつ病の発症はともに，コルチコトロピン放出ホルモンが関与しているためと考えられており，十分な休養や栄養摂取で症状が改善しない場合は，抗うつ薬による治療も検討する.

5. 貧血

1) 病態

貧血は，循環血液中のヘモグロビン量が減少した状態で，WHOの基準では男性13 g/dL未満，女性12 g/dL未満と定義されている. 臨床症状は，酸素運搬能の低下により持久力低下を招くため，疲れやすい，疲労がとれない，息切れ，動悸，めまいなどが一般的である. 他覚的には，顔面や眼瞼結膜の蒼白，匙状爪などがある. スポーツ選手の貧血の原因は，鉄欠乏と溶血が多い.

(1) 鉄欠乏性貧血

ヘモグロビンはヘム (鉄) とグロビン (蛋白質) が結びついた，赤血球に含まれる赤色素蛋白質である. そのため，鉄がないと赤血球は酸素を全身に運搬できない. 鉄は通常の状態では吸収も排泄も少なく閉鎖的回路を形成している. 鉄が欠乏する理由は，①鉄需要増大，②鉄喪失増加，③鉄摂取不足・吸収低下の3つで，それぞれの原因を表7に示す.

血液学的検査では，赤血球数，ヘモグロビン，ヘマトクリットのいずれかまたはすべてに低値を認め，小球性低色素性貧血の所見となる. 次に，平均赤血球容積を確認して80 fL以下であれば鉄欠乏性貧血を疑う. そして，血清鉄の低値，総鉄結合能の増加，血清フェリチンの低値を認めれば，鉄欠乏性貧血と診断できる (表8)[10].

(2) 溶血性貧血

溶血性貧血は赤血球の破壊によって発症する貧血で，スポーツ選手においては繰り返される接地によって足底の血管に強い衝撃が加わり，血管内で機械的溶血を起こすと考えられてきた. しかし，水泳など足底への刺激がない競技のスポーツ選手における運動後の血管内溶血の報告もあり，激しい運動による酸化ストレスや体温上昇，亜鉛不足による赤血球膜の脆弱性の増大も原因として考えられている. 「行軍ヘモグロビン尿症」ともいわれ，症状は黒褐色の尿色素異常を示す.

表7 鉄欠乏性貧血の原因

鉄需要増大	●成長や筋肉量の増大 ●運動量の増加
鉄喪失増加	●女性スポーツ選手における月経 ●発汗からの喪失 ●長距離走後などにおける消化管出血 ●強い接触プレーなどによる皮下出血 ●血尿
鉄摂取不足 ・吸収低下	●相対的な栄養摂取不足 (主に鉄や蛋白質の不足) ●一過性腸管虚血やストレスによる消化管での鉄吸収不足

表8　鉄欠乏性貧血と貧血のない鉄欠乏の診断基準

	ヘモグロビン g/dL	総鉄結合能 (TIBC) µg/dL	血清フェリチン ng/mL
鉄欠乏性貧血	<12	≧360	<12
貧血のない鉄欠乏	≧12	≧360 or <360	<12
正常	≧12	<360	≧12

(日本バイオサイエンス学会治療指針作成委員会編：鉄剤の適正使用による貧血の治療指針 改訂 [第3版]. 郷文社；2015. p.22[10])

表9　鉄吸収を促進あるいは阻害するもの

促進するもの	●肉，魚のヘム鉄 ●ビタミンC（果物，ジュース） ●各種アミノ酸（クエン酸，フマル酸，コハク酸） ●調味料（醤油，酢）
阻害するもの	●蓚酸塩（穀物食品，納豆，種，小麦粉，豆，ぬか） ●フェノール化合物（タンニン） ●茶，コーヒー，ココア，ハーブ，スパイス ●カルシウム，ミルク，乳製品 ●制酸剤，テトラサイクリン

(日本バイオサイエンス学会治療指針作成委員会編：鉄剤の適正使用による貧血の治療指針 改訂 [第3版]. 郷文社；2015. p.16[10])

2) 予防と対応

(1) 鉄欠乏性貧血

予防や鉄欠乏をきたしているが貧血には至っていない状態においては，食事療法が原則であり，むやみな鉄剤の使用は避けるべきである．食事療法は，偏食・減食・欠食を避け，鉄分，蛋白質，亜鉛，ビタミンCなどを十分に含むバランスの良い食事を心がける．食品に含まれる鉄は，牛・豚・鶏の肉，レバー，赤身の魚に多く含まれるヘム鉄と，海藻類，野菜（ホウレンソウ，パセリ，にら），大豆，果物（プラム，レーズンなど）などに含まれる非ヘム鉄があり，ヘム鉄のほうが吸収がよい．また，鉄吸収を促進する食品と阻害する食品があるので注意する（**表9**）[10]．

月経中であったり，合宿や遠征などで食事から十分な鉄分の摂取が難しい場合は，鉄補助食品やサプリメントの利用を考慮する．

鉄欠乏性貧血の診断を受けた場合は，鉄剤による治療の対象となる．鉄剤は経口投与と静脈内投与があり，専門医とよく相談しながら治療を行う．

(2) 溶血性貧血

予防と治療は，足底への機械的刺激が原因と考えられる場合，地面，シューズ，インソール，フォームをチェックして衝撃の軽減を図る．また，足底への刺激がない競技の選手は運動量の軽減を考慮する．

6. 月経異常と女性スポーツ選手の3主徴

1) 病態

(1) 月経異常

女性スポーツ選手が抱える月経異常には，初経発来遅延や続発性無月経，希発月経，無排卵周期症などが多い．日本人の平均初経年齢は12.3歳で，遅くとも17歳までには98～100％の女性で初経がみられるとされている．審美系競技や持久系の選手は小児期から体重管理を求められた結果，エネルギー消費量がエネルギー摂取量を上回り利用可能エネルギー不足となり初経発来遅延が生じやすくなる．

続発性無月経は，これまできていた月経が3か月以上止まっている状態のことである．その原因はさまざまであり，スポーツ選手は視床下部性無月経が多い．視床下部性無月経は，利用可能エネルギー不足の状態で視床下部の機能が抑制され，黄体形成ホルモン（LH）と卵胞刺激ホルモン（FSH），エストロゲンが低下して，子宮内膜が厚くならないために無月経となる．

(2) 女性スポーツ選手の3主徴

米国スポーツ医学会は，"摂食障害の有無によらない利用可能エネルギー不足"，"視床下部性無月経"，"骨粗鬆症"を女性スポーツ選手の3主徴と定義した（**図5**）[11]．

LECTURE 8

📖 MEMO
月経とは，「約1か月の間隔で起こり，限られた日数で自然に止まる子宮内膜からの周期的出血」と定義されている．

📖 調べてみよう
正常な月経がどのように起こるかについて調べてみよう．

利用可能エネルギー不足
(low energy availability：LEA)

黄体形成ホルモン
(luteinizing hormone：LH)

卵胞刺激ホルモン (follicle stimulating hormone：FSH)

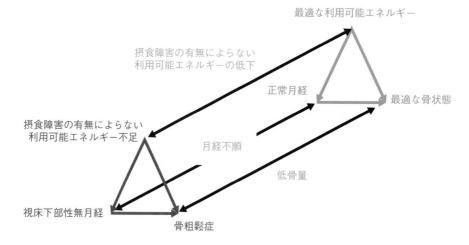

図5 女性スポーツ選手の3主徴
(De Souza MJ, et al.：Br J Sports Med 2014；48〈4〉：289[11])

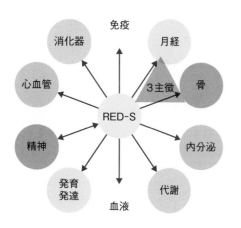

図6 スポーツにおける相対的エネルギー不足（RED-S）の概念
RED-S の概念は，女性スポーツ選手の3主徴の拡大と，男性スポーツ選手への適用も認めている．
(Mountjoy M, et al.：Br J Sports Med 2014；48〈7〉：491-7[12])

表10 利用可能エネルギー不足の改善法

米国スポーツ医学会の指針
①最近減少した体重をもとに戻す
②正常月経が保てる体重に戻す
③成人はBMI 18.5以上，思春期は標準体重の90％以上にする
④エネルギー摂取量や体重は下記を目指す ●エネルギー摂取量は最低2,000 kcal/日とする ●エネルギー必要量よりもエネルギー摂取量を20〜30％増やす ●7〜10日ごとに0.5 kg以上体重を増加させる 　ただし，トレーニングによるエネルギー消費量によってはさらに増やす
⑤利用可能エネルギーを45 kcal/kg除脂肪量/日以上にする
国際オリンピック委員会の指針
①最近のエネルギー摂取量に300〜600 kcal/日を加える
②トレーニング量を適正にする
③トレーニングや食事に関するストレスへの対処を考える

(日本スポーツ精神医学会編：スポーツ精神医学 改訂第2版. 診断と治療社；2018. p.128[8])
BMI：body mass index.

スポーツにおける相対的エネルギー不足
(relative energy deficiency in sports：RED-S)

この3主徴の始まりは利用可能エネルギー不足と考えられており，続いて視床下部性無月経となり，それが長期間継続すると骨粗鬆症を引き起こし疲労骨折のリスクが高まる．国際オリンピック委員会はスポーツにおける相対的エネルギー不足の概念を提唱して（**図6**）[12]，エネルギー不足は3主徴のみではなく全身に悪影響を与え，パフォーマンスの低下をもたらすとし警鐘を鳴らしている．

2) 対応

　初経発来遅延は，食事量とトレーニング量の見直しによる利用可能エネルギー不足の改善が必要である．15歳になっても初経がみられない場合は初経遅延であり，産婦人科の受診が望ましい．

　視床下部性無月経を含めた女性スポーツ選手の3主徴の改善の原則も，利用可能エネルギーの改善である（**表10**）[8]．利用可能エネルギーの改善は数日〜数週で可能であり，その後数か月で月経の回復がみられ，骨量の回復には年単位を要する（**図7**）[11]．利用可能エネルギーの改善を行っても黄体形成ホルモン値や月経が再開しない

LECTURE
8

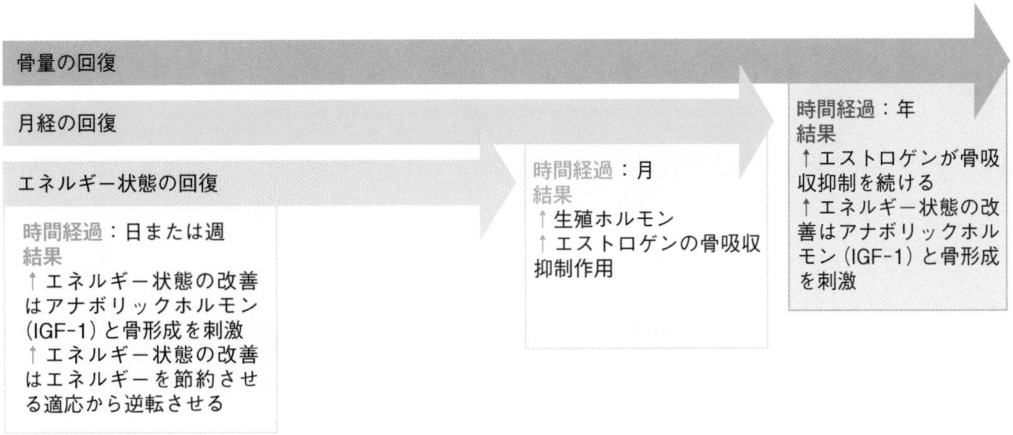

図7　女性スポーツ選手の3主徴の治療
(De Souza MJ, et al.：Br J Sports Med 2014；48〈4〉：289[11])
IGF-1：insulin like growth factor 1（インスリン様成長因子1）.

場合などは，エストロゲン製剤によるホルモン療法を併用するが，利用可能エネルギーの改善を継続することは忘れてはならない．

■引用文献

1）Maron BJ, Poliac LC, et al.：Blunt impact to the chest leading to sudden death from cardiac arrest during sports activities. N Engl J Med 1995；333（6）：337-42.

2）日本蘇生協議会監：JRC 蘇生ガイドライン 2020. 医学書院；2021. p.51.
https://www.jrc-cpr.org/jrc-guideline-2020/

3）日本循環器学会/日本小児循環器学会：循環器病ガイドラインシリーズ 2016 年度版：学校心臓検診のガイドライン. 2024 年 2 月閲覧.
https://www.j-circ.or.jp/cms/wp-content/uploads/2020/02/JCS2016_sumitomo_h.pdf.

4）日本救急医学会：熱中症診療ガイドライン 2015. 日本救急医学会熱中症に関する委員会；2015.
https://www.jaam.jp/info/2015/pdf/info-20150413.pdf

5）片岡沙織，吉川達哉ほか：脱水・熱中症予防のための尿を用いた指標の作成について. 神奈川県立保健福祉大誌 2020；17（1）：49-58.

6）松本孝朗：熱中症の予防と治療. 発汗学 2011；18（Suppl）：34-8.

7）山澤史裕：呼吸器疾患への対策. 日本臨床スポーツ医学会誌 2012；20（2）：246-50.

8）日本スポーツ精神医学会編：スポーツ精神医学 改訂第2版. 診断と治療社；2018. p.15-6, 128.

9）Meeusen R, Duclos M, et al.：Prevention, diagnosis and treatment of the overtraining syndrome：Joint consensus statement of the European College of Sports Science（ECSS）and the American College of Sports Medicine（ACSM）. European Journal of Sports Science 2012；13（1）：1-24.

10）日本バイオサイエンス学会治療指針作成委員会編：鉄剤の適正使用による貧血の治療指針 改訂［第3版］. 郷文社；2015. p.14-8, 22-6.

11）De Souza MJ, Nattiv A, et al.：2014 Female Athlete Triad Coalition Consensus Statement on Treatment and Return to Play of the Female Athlete Triad：1st International Conference held in San Francisco, California, May 2012 and 2nd International Conference held in Indianapolis, Indiana, May 2013. Br J Sports Med 2014；48（4）：289.

12）Mountjoy M, Sundgot-Borgen J, et al.：The IOC consensus statement；beyond the Female Athlete Triad--Relative Energy Deficiency in Sports（RED-S）. Br J Sports Med 2014；48（7）：491-7.

■参考文献

1）山澤史裕：呼吸器疾患への対策. 日本臨床スポーツ医学会誌 2012；20（2）：246-50.

2）田中祐貴：スポーツ貧血診療の実際とこれから. 臨床栄養 2018；132（7）：922-3.

LECTURE
8

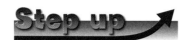

1. 救命の連鎖

　救命の連鎖（chain of survival）とは，生命が危機的状況にある傷病者を救命し，社会復帰に導くために必要となる一連の処置のことである．救命の連鎖は，①心停止の予防，②早期認識と通報，③一次救命処置（心肺蘇生と自動体外式除細動器），④二次救命処置と心拍再開後の集中治療で構成され（図1），この4つの輪が途切れることなく，すばやくつながることで救命効果が高まる．

　スポーツ現場における心停止の予防対策としては，学校心臓検診や胸部プロテクターなどがあげられる．その他にも天候や環境など外的要因に対する予防も重要である．早期認識と通報では，大会会場に到着したら救急隊や選手を誘導するルートを事前に確認しておくと迅速なリレーにつながる．一次救命処置も救急隊の誘導と同様に，大会会場の自動体外式除細動器（AED）の設置場所を事前に確認しておくことが重要である．日本では，119番通報してから救急車が現場に到着するまで全国平均で約9.4分（令和3年）かかる．生存率や社会復帰率は，現場に居合わせたバイスタンダーによる救命の連鎖が鍵となる．

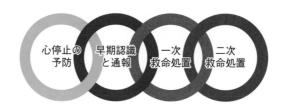

図1　救命の連鎖

2. 欧米における熱中症分類

　欧米では，暑熱障害を症状と中心部体温によって，軽症から熱けいれん，熱失神，熱疲労，熱射病に分類している（表1）[1]．

表1　欧米における暑熱障害の分類

1. 熱けいれん	大量の発汗により水分と塩分が喪失し，ナトリウムを含まない水のみを補給した場合，血清電解質の低下（特に低ナトリウム血症）によって生じる 症状は，骨格筋の有痛性けいれん，平滑筋のけいれんによる腹痛と嘔吐などが出現するが，体温上昇はなく意識障害も生じない
2. 熱失神	体温上昇を防ぐために体表の血管が拡張と発汗による脱水によって血圧が低下し，一過性の脳虚血となることで生じる 症状は，前駆症状として顔面蒼白，めまい，悪心などを認め，意識消失するが，体温上昇はない
3. 熱疲労	発汗による脱水が高度で，皮膚血管の拡張と運動による筋肉血流増加により循環障害が発生する 症状は体温上昇を認め，倦怠感や頭痛，めまいなどが出現し，次第に頻脈や血圧低下を呈し，中枢神経症状を伴うこともある
4. 熱射病	高度の脱水と体温調整機能障害が本態である．中心部温度が41℃以上となり，41.5℃以上を超えると細胞機能障害が発生し，42℃以上では組織細胞の破壊から多臓器障害に陥る スポーツ現場で意識障害を呈し，発汗が停止して皮膚が乾燥している場合はきわめて危険で，早急に119番通報が必要となる

（日本救急医学会監：救急診療指針 改訂第5版．へるす出版；2018．p.539[1]をもとに作成）

■引用文献

1）日本救急医学会監：救急診療指針 改訂第5版．へるす出版；2018．p.539-41．

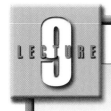

スポーツによる重篤な外傷とその対処法

到達目標

- 救命手当と応急手当の具体的方法について理解する.
- スポーツによる重篤な外傷が発生した際の搬送法について理解する.
- スポーツ頭部外傷に対する評価と対応について理解する.
- 頸髄損傷に対する評価と対応について理解する.

この講義を理解するために

　この講義では，スポーツによる重篤な外傷とその対処法についての理解を深めるために，救命手当，RICE 処置，骨折に対する固定法，搬送法，スポーツ頭部外傷に対する評価と対応，頸髄損傷に対する評価と対応などについて学びます．救命手当と応急手当はスポーツ現場で行うスポーツ理学療法にとっては有用な知識と技術であり，特にスポーツによる重篤な外傷であるスポーツ頭部外傷や頸髄損傷に対するスポーツ現場での対応を知ることは重要です．

　スポーツによる重篤な外傷とその対処法を学ぶにあたり，以下の項目をあらかじめ学習しておきましょう．

□ 心肺蘇生法 (CPR) の実施方法を学習しておく.

□ 頭頸部の機能解剖について学習しておく.

□ 頭部外傷，頸髄損傷の一般的な病態と理学療法について学習しておく.

講義を終えて確認すること

□ 救命手当の具体的方法について理解できた.

□ RICE 処置の具体的方法について理解できた.

□ 骨折に対する固定法について理解できた.

□ 搬送法について理解できた.

□ スポーツ頭部外傷に対する評価と対応について理解できた.

□ 頸髄損傷に対する評価と対応について理解できた.

1. スポーツによる重篤な外傷と初期対応

　心臓疾患や頭頸部のけがは生命を脅かし，運動麻痺が残存する可能性がある．

　日本スポーツ振興センターの『学校の管理下の災害』[1]によると，2011〜2020年度の10年間で，高等学校の体育または部活動中に心臓系突然死26件，頭部外傷による死亡事故9件，頸髄損傷による死亡事故2件が報告されている．心臓突然死は野球，バスケットボール，サッカーやフットサルに多く，頭部外傷による死亡事故はラグビー，柔道に多い．頸髄損傷による死亡例は体操と柔道であった．

　スポーツによる重篤な外傷を減らすためには予防に向けた取り組みが重要であり，外傷発生時の初期対応はその後の治療に影響を及ぼす．そのため，心肺停止や頭頸部のけがに対する救命手当はきわめて重要である．また，骨折や挫傷・打撲，捻挫などに対する現場での応急手当の方法を知っておく必要がある．

1) 心肺蘇生法（CPR）

　心肺蘇生法とは，突然の心肺停止またはこれに近い状態になったときに，胸骨圧迫や人工呼吸を行う救命方法のことをいう（図1）．成人で人工呼吸ができない状況下では，人工呼吸を省略したハンズオンリーCPRが提唱されている．

2) 止血法

　出血がみられるときは早めの止血が重要で，直接圧迫止血法と間接圧迫止血法，止血帯止血法の3つの方法がある．感染症予防のために，手当てをする人はビニール手袋やビニール袋などを用いて行う．

(1) 直接圧迫止血法（図2）

　出血に対する基本的方法で，止血の第一選択は直接圧迫止血法である．傷口にガーゼやハンカチなどを当てて，その上から手のひらで押さえてしばらく圧迫する．出血部位を心臓より高く上げるとよい．鼻出血の場合は，座って軽く下を向き，鼻を強く

MEMO

心臓突然死
突然死は潜在性の心疾患の存在が影響し，若年者では肥大型心筋症が多い．心臓肥大が進行し心不全症状が生じると，心房細動により突然死に至る場合がある．心疾患がない場合でも，野球のボールなどが胸部に当たると心臓振盪が起こることがある．これは胸部打撲によって引き起こされる心室細動である．

MEMO

心房細動と心室細動
右心房にある洞結節は一定のリズムで電気信号を起こし，順々に電気刺激が伝わることで心筋を収縮させる．細動とは，この電気信号が不規則に頻回に興奮する状態である．心房細動が生じても心室の機能は保たれるが，心室細動が起こると血液を送り出す機能が失われるため，非常に危険である．

LECTURE 9

MEMO

救命手当と応急手当
救命手当とは一般市民ができる救急蘇生法（心肺蘇生法＋止血法）で，応急手当は救急蘇生法以外の手当をさす．なお，応急処置は救急隊員の行う処置，救急処置は医師が救急患者に対して行う一般的な処置，救命処置は医師が救命のために行う処置である．

心肺蘇生法（cardiopulmonary resuscitation：CPR）
▶ Lecture 8 参照

気をつけよう！

ハンズオンリーCPR
米国心臓協会は，人工呼吸を省略しても救命率に差がないというエビデンスをもとに，2008年から提唱している．これは口対口人工呼吸に抵抗感のある一般市民が実践しやすいようにするためのもので，人工呼吸は不要と誤ってとらえてはいけない．

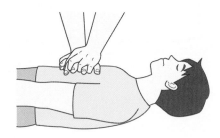

1. 心停止を確認してから10秒以内に胸骨圧迫を開始する．
2. 強く速く押す．
　●圧迫を100〜120回/分のテンポで行う．
　●深さは成人で少なくとも5cm（小児は胸部の厚みの少なくとも1/3）．
3. 圧迫を行うたびに胸郭を完全に戻す．
4. 胸骨圧迫の中断を最小限にする（10秒未満）．
5. 胸の上がりを伴う効果的な人工呼吸を行う（30：2）．
6. 過換気を避ける．

図1　心肺蘇生法（CPR）

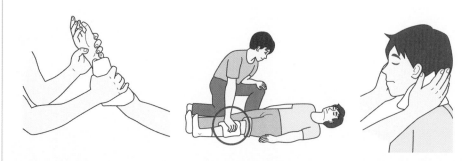

図2　直接圧迫止血法

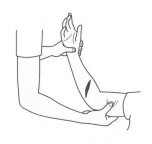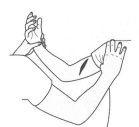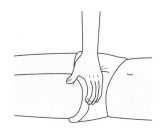

図3 間接圧迫止血法

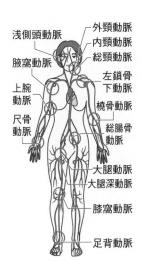

図4 止血点
傷口よりも心臓に近く，外側から圧迫できる動脈部位である．

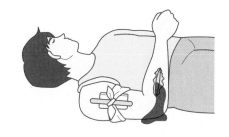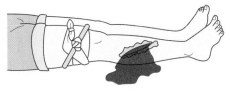

図5 止血帯止血法

つまむ．

(2) 間接圧迫止血法（図3）

動脈性の出血が激しく続いているときや，ガーゼなどが準備できず直接圧迫止血法をすぐに行えない場合の応急的な方法で，直接圧迫止血法を開始したら中止する．傷口より心臓に近い止血点（図4）を手や指で圧迫する．例えば，腕の出血では肘の内側や脇のくぼみ，脚の出血では大腿の付け根を圧迫する．

(3) 止血帯止血法（緊縛法）（図5）

手足の太い血管が損傷され，直接圧迫止血法では止血が難しい場合に用いる．傷口に近い上腕部や大腿部にタオルやスカーフなどを固く結び，結び目に棒などを差し込んで回してきつく締める．出血が止まったらそれ以上きつく締めないようにする．もし30分以上続ける場合は1回止血帯を緩める．神経損傷の危険性もあるので，十分に習熟する必要がある．

3) RICE 処置

捻挫や打撲，骨折や脱臼などへの初期治療として，安静（Rest），冷却（Ice），圧迫（Compression），挙上（Elevation）の頭文字をとったRICE処置が広く知られている．これに固定（Stabilization）を加えてRICES処置，保護（Protection）を加えてPRICE処置とよぶこともある（図6）．けがをした部位を心臓より高く上げ，冷却と圧迫を加えながら安静にすることで腫れを抑え，二次的障害を最小限にする効果がある．

けがが発生した場合は，できるだけ早くRICE処置を行う．10〜15分程度の時間で1〜2時間おきに最大72時間続ける．ビニール袋や氷嚢を用いたアイスパックにはクラッシュアイスが推奨されているが，キューブアイスを用いる場合は空気を十分に抜いて（図7a），平らになるようにつくる（図7b）．冷やしたい部位の形状に合わせてアイスパックを当てることで，一部分だけが集中的に冷えすぎないようにする．コンビニなどで買った氷や冷凍庫の氷を使う場合は凍傷の危険があるので，水をかけて使うようにする．

4) 骨折に対する固定法

骨折が疑われる場合は副子を用いて固定を行うが，棒や雑誌，段ボールなどでも代

気をつけよう！
止血帯止血法を用いる場合は，止血帯を巻いた時刻を明示する．

MEMO
傷口からの出血
● 毛細血管からの出血：赤色でにじみ出るような出血．放置しても止まることが多い．
● 静脈からの出血：赤黒い色でじわじわと出血．直接圧迫止血法が有効．
● 動脈からの出血：鮮やかな赤色で勢いよく出血する．止血点を圧迫する必要がある．

MEMO
凍傷（chilblain）
身体の一部または全身が極端に冷やされることで，血行不良によって皮膚や皮下組織などに障害が起こる．重症例では切断が必要になることもある．

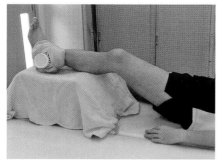

図6 RICE 処置の例

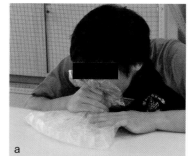

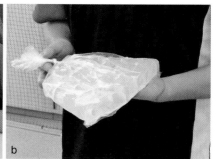

図7 キューブアイスを用いたアイスパックのつくり方

RICE の科学
▶ Step up 参照.

下腿骨骨折

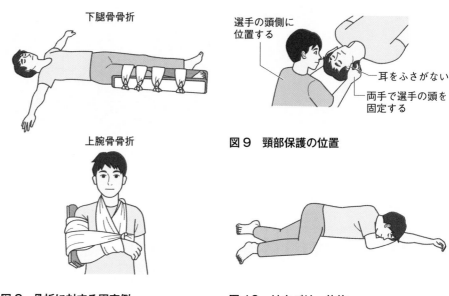

選手の頭側に
位置する

耳をふさがない

両手で選手の頭を
固定する

図9 頸部保護の位置

上腕骨骨折

図8 骨折に対する固定例

図10 リカバリー体位

用が可能である. 患部を固定し安静にすることで, 神経や血管の損傷などによる状態悪化を防ぐ.

　下腿骨骨折の場合は, 膝関節を越えて大腿部から足の先までの長さの副子を内外側から当てて固定する. 上腕骨骨折の場合は, 肩から肘までの副子を外側から当て, 必要があれば三角巾などで身体に固定する (図8).

　開放性骨折の場合は, 骨に触れたり戻したりせずに清潔なガーゼやタオルで覆ってから固定し, 同時に止血も行う. 感染のリスクが高いため, できるだけ早く病院に搬送する.

5) 搬送法

　担架に乗せて安全に搬送するまでのあいだ, 背臥位で倒れている場合は, 両手で選手の頭を固定し (徒手的頭部保持), 頸部保護の位置取りをする (図9). 嘔吐があるときはリカバリー体位 (図10) をとらせる. その際, 上になる手を顔の下に入れて気道を確保し, 上になる膝を曲げて仰向けに倒れないよう安定させる. 頸髄損傷が疑われる場合は一人で無理に動かさない. うつぶせで倒れている場合は, 頸部と身体の位置関係を変えずに人手がそろうまではその位置で観察する.

　担架は, できれば頸部保護用の器具がついたバックボード (スパインボード) を用いる. 5人で行う log roll 法と8人で行う lift and slide 法がある. なお, 担架を用いて搬送する際には, 常に水平を保ちながら原則として足側を前にして搬送する.

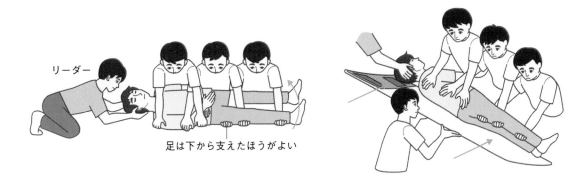

リーダー

足は下から支えたほうがよい

図 11　log roll 法

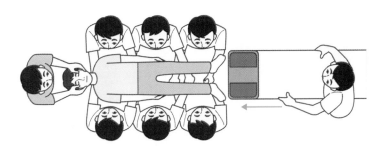

図 12　lift and slide 法

（1）log roll 法（図 11）

　リーダーは対象者の頸部を固定し，3 人は対象者の横に並ぶ．対象者の手は腹部の前で組ませ，頭側に位置する 1 人は肩甲帯と骨盤部，中央部の 1 人は腰部と膝下部，足側の 1 人は大腿部と下腿部を把持し，対象者の身体を手前に 90°回転させる．リーダーは対象者の回転に合わせて頭部が回旋しないよう正中位を保持する．残りの 1 人が対象者の背中にスパインボードを当てたら背臥位に戻す．ボードへの固定は身体が先で，頸部の固定は最後に行う．

（2）lift and slide 法（図 12）

　リーダーは対象者の頸部を固定し，対象者の両脇に 3 人ずつ並ぶ．リーダーのかけ声で対象者の身体を持ち上げ，残りの 1 人が対象者の足のほうからボードを滑らせて挿入する．対象者の固定はボード上に乗せた身体を先にし，頸部は最後に固定する．log roll 法に比べて頸部の安定性に優れる．

2. スポーツ頭部外傷に対する評価と対応

　スポーツ頭部外傷は，急性硬膜下血腫に代表される重症頭部外傷だけでなく，繰り返し受傷する脳震盪が問題視されている．スポーツ現場では的確かつ迅速な評価と対応が求められると同時に，頸髄損傷などとの鑑別も重要となる．

1）脳震盪

　頭部，顔面，頸部への直接的な衝撃または他部位への衝撃により間接的に脳に衝撃が加わることで一過性の意識障害や記憶障害が生じる．ほとんどは短時間で元の状態に戻るが，重症例では数時間にわたる意識障害や頭痛，めまいが数か月続くことがある．18 歳以下のユース世代ではラグビーやホッケー，アメリカンフットボールで多い．その本質は軽症頭部外傷であるにもかかわらず，脳震盪と気づかずに現場に戻り，再受傷することで致命的な事態になるリスクもある．

MEMO

頸部の固定を最後にする理由
ボードへの固定は選手が暴れたときのことを想定し，身体を先に固定し頸部は最後に固定する．

MEMO

意識障害
（consciousness disorder）
意識を失うことだけを意味するものではない．意識障害の評価指標として GCS（Glasgow Coma Scale：巻末資料・表 3 参照）や JCS（Japan Coma Scale）があり，日本では，JCS が広く使われている（表 1）．なお，見当識とは，現在の日時，場所や周囲の状況，自分自身や周囲の人について正しく認識する能力である．

表 1　JCS（Japan Coma Scale）

Ⅰ：刺激しなくても覚醒している状態
1：だいたい清明だが今ひとつはっきりしない
2：見当識障害がある
3：自分の名前や生年月日が言えない
Ⅱ：刺激すると覚醒する状態
10：普通の呼びかけで開眼する
20：大きな声または体を揺さぶることで開眼する
30：痛み刺激を加えつつ呼びかけるとかろうじて開眼する
Ⅲ：覚醒しない
100：痛み刺激に対して払いのけるような動作をする
200：痛み刺激で少し手足を動かしたり，顔をしかめたりする
300：痛み刺激にも反応しない

LECTURE 9

脳振盪を疑ったときのツール（CRT 5©）

こどもから大人まで 脳振盪を見逃さないために

これらの競技団体が承認しています

脳振盪を疑ったら、速やかにプレーを中止する

頭を打つと、ときに命にかかわるような重い脳の損傷を負うことがあります。このツールは、脳振盪を疑うきっかけになる症状や所見についてご案内するものですが、これだけで脳振盪を正しく診断できるわけではありません。

ステップ1：警告－救急車を呼びましょう

以下の症状がひとつでもみられる場合には、選手を速やかに、安全に注意しながら場外に出します。その場に医師や専門家がいない際には、ためらわずに救急車を呼びます。

- くびが痛い／押さえると痛む
- ものがだぶって見える
- 手足に力が入らない／しびれる
- 強い頭痛／痛みが増してくる
- 発作やけいれんがある
- 一瞬でも意識を失った
- 反応が悪くなってくる
- 嘔吐する
- 落ち着かず、イライラして攻撃的

注意

- 救急の原則（安全確保＞意識の確認＞気道／呼吸／循環の確保）に従う。
- 脊髄損傷の有無を早期に評価することはとても重要。
- 応急処置の訓練経験がない人は、（気道確保の際を除き）選手を動かさない。
- 応急処置の訓練経験がない人は、ヘルメットなどの防具を外さない。

ステップ1の症状がなければ、次のステップに進みます。

ステップ2：外から見てわかる症状

以下の様子が見られたら、脳振盪の可能性があります。

- フィールドや床の上で倒れて動かない
- 素早く立ち上がれない／動きが遅い
- 見当違いをしている／混乱している／質問に正しく答えられない
- ボーっとしてうつろな様子である
- バランスが保てない／うまく歩けない
- 動きがぎこちない／よろめく／動作が鈍い／重い
- 顔にもけがをしている

ステップ3：自分で気がつく症状

- 頭が痛い
- 頭がしめつけられている感じ
- ふらつく
- 嘔気・嘔吐
- 眠気が強い
- めまいがする
- ぼやけて見える
- 光に過敏
- 音に過敏
- ひどく疲れる／やる気が出ない
- 「何かおかしい」
- いつもより感情的
- いつもよりイライラする
- 理由なく悲しい
- 心配／不安
- 首が痛い
- 集中できない
- 覚えられない／思い出せない
- 動きや考えが遅くなった感じがする
- 「霧の中にいる」ように感じる

ステップ4：記憶の確認（13歳以上の選手が対象です）

以下の質問（種目により修正が可能です）に全て正しく答えられないときは、脳振盪を疑います。

- 今日はどこの競技場／会場にいますか？
- 今は試合の前半ですか、後半ですか？
- 先週／前回の対戦相手は？
- 前回の試合は勝ちましたか？
- この試合で最後に点を入れたのは誰ですか？

脳振盪が疑われた場合には…

- 少なくとも最初の1～2時間は、ひとりきりにしてはいけません。
- 飲酒は禁止です。
- 処方薬も市販薬も、原則として飲んではいけません。
- ひとりで家に帰してはいけません。責任ある大人が付き添います。
- 医師からの許可があるまで、バイクや自動車を運転してはいけません。

このツールはこのままの形であれば、自由に複写して個人やチーム、団体、組織に配布していただいてかまいません。ただし、改訂や新たな電子化には発行元の許可が必要で、いかなる内容変更も再商標化も販売も禁止です。

脳振盪が疑われた場合には、競技や練習をただちに中止します。たとえすぐに症状が消失したとしても、医師や専門家の適切な評価を受けるまで、プレーに復帰してはいけません。

© Concussion in Sport Group 2017
（日本語版作成：日本脳神経外傷学会 スポーツ脳神経外傷検討委員会）

図13 脳震盪を疑ったときのツール（CRT 5©）
CRT 5©：Concussion Recognition Tool 5.

LECTURE 9

MEMO

SCAT5© (Sport Concussion Assessment Tool-5)
世界脳震盪ガイダンスおよび脳震盪チューリッヒコンセンサス（2017）に基づく、13歳以上のスポーツ選手に用いる包括的な医学的評価ツールである。SCAT5©は医師しか使用できないため、一般向けにCRT 5©が作成された。

MEMO

AVPUによる意識レベルの評価
スポーツ現場では、AVPUを用いて時間をかけないで意識レベルを確認することも多い。
- 意識清明（A：Alert）
- 呼びかけに反応（V：respond to Verbal stimulus）
- 痛み刺激に反応（P：respond to Painful stimulus）
- 反応なし（U：Unresponsive）

（1）評価

スポーツ現場で脳震盪が疑われる場合に用いられるツールとして、日本脳神経外傷学会・日本スポーツ脳神経外傷検討委員会が「脳震盪を疑ったときのツール（CRT 5©）」を公開している（図13）。

一般向けのCRT 5©には「ステップ1：警告」として書かれている、SCAT5©で"RED FLAGS"としてあげられている症状が、評価の中で最重要である。頸部痛/圧痛、複視、四肢の脱力/しびれや灼熱感、強い頭痛やその増悪、発作やけいれん、意識消失、意識障害、嘔吐、不安や興奮/癇癪がある場合は、迷わず救急車をよぶ。

（2）対応

スポーツ現場での対応として重要なのは、"脳震盪が疑われた場合は競技や練習を直ちに中止する"ことである。「質問に正しく答えられない」、「ボーっとしてうつろな様子である」、「バランスが保てない」などの症状があれば脳震盪が疑われる。脳震盪を疑いプレーを中止した場合、少なくとも1～2時間は一人にしない。

脳震盪と診断されたら十分な休息をとり、症状が完全に消失するまで競技復帰は制限する。症状が消失したら、段階的に競技復帰プログラムを実施する。一般的には6段階に分けられており（表2）、それぞれ24時間ごとに進めていく。症状が出なければ次の段階に進むが、症状が出現すれば次の段階には進まない。また、段階5に進むためにはメディカルチェックを受ける必要があるため、最短でも競技復帰には1週間程度かかる。なお、症状がない場合でもラグビーや柔道などでは2～4週間の練習禁止が各競技団体で推奨されている。

2）セカンドインパクト症候群

数日～数週間後に2回目の頭部外傷を負った場合、致死的な脳腫脹など重篤な障害

表2　脳震盪の段階的競技復帰プログラム

1：活動なし
2：軽い有酸素運動
　　（ウォーキング，自転車エルゴメーターほか）
3：競技に関連した運動
　　（ランニングなど頭部に衝撃が加わらないもの）
4：接触プレーのない運動・訓練
5：接触プレーを含む訓練
　　（メディカルチェックで許可された場合）
6：競技復帰

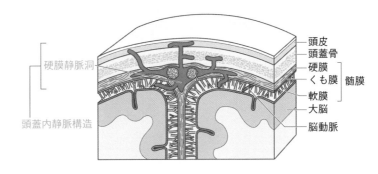

図14　髄膜の構造

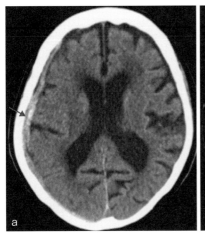 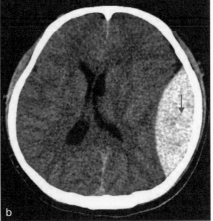

図15　硬膜下血腫（a）と硬膜外血腫（b）の画像所見

を引き起こす可能性が高くなる．これをセカンドインパクト症候群とよんでおり，死亡率が30～50％といわれている．急性脳腫脹がその病態であるといった報告がある一方で，同症候群の概念を疑問視する意見もある．近年では，急性硬膜下血腫との関連性を示す報告が相次いでおり，頭部CTあるいはMRIによる器質的病変の確認が望ましい．

3) 重症スポーツ頭部外傷

　重症スポーツ頭部外傷には，急性硬膜下血腫，急性硬膜外血腫，脳挫傷，外傷性脳血管障害，びまん性脳腫脹，頭蓋骨骨折などがあり，多くは急性硬膜下血腫である．コンタクトスポーツなどで頭部に強い衝撃を受けると頭蓋内の血管が損傷し，硬膜と脳のあいだに血腫を形成することで脳を強く圧迫する（図14）．

（1）特徴

　急性硬膜下血腫は，外力を受けた側と反対側に生じることも多く，損傷の程度が大きいと受傷直後から意識障害がみられる．出血量が少なく軽症の場合には自覚症状がない場合もあるが，徐々に意識障害が生じ，頭痛，悪心や嘔吐，四肢の脱力などが認められる．CT画像では脳の表面に白い三日月型の血腫がみられる（図15a）．

　急性硬膜外血腫は，頭蓋骨骨折を伴うことも多く，外力を受けた側と同側に生じる．受傷後，数分～数時間の意識清明期があるものの，その後，急激な意識障害が起こる．出血源は骨折部または中硬膜動脈に多く，側頭部での発生が最も多い．CT画像では凸レンズ型を示す（図15b）．

（2）対応と予後

　"RED FLAGS"がある場合は，迷わず救急車をよぶ．出血量が多い場合は血腫除去術，外減圧術，緊急穿孔術などの手術療法が必要となる．

MEMO
外力を受けた直下の脳挫傷をクー（coup）損傷といい，外力を受けた反対側に生じる脳挫傷をコントラクー（contracoup）損傷という．

セカンドインパクト症候群（second impact syndrome）

CT（computed tomography；コンピュータ断層撮影）

MRI（magnetic resonance imaging；磁気共鳴画像）

LECTURE 9

MEMO
髄膜の構造
脳脊髄を覆う髄膜は3層構造になっており，頭蓋に近いほうから硬膜，くも膜，軟膜となっている（図14）．通常は硬膜外層と内層は強く癒着しているが，一部，内層と外層のあいだには静脈血が流れる静脈構造が存在し，これを硬膜静脈洞とよぶ．

急性硬膜下血腫（acute subdural hematoma）

急性硬膜外血腫（acute epidural hematoma）

MEMO
意識清明期
一次性脳損傷を伴わない硬膜外血腫の特有の症状で，硬膜外に形成される血腫が一定量に達するまでは意識は保たれる．この期間を意識清明期とよぶ．

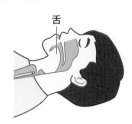

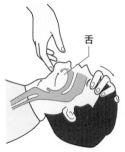

図16　頭部後屈顎先挙上法

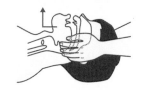

図17　下顎挙上法

LECTURE
9

急性硬膜下血腫の予後は意識障害の程度と関係しているが，一般的には予後不良といわれている．急性硬膜外血腫に関しては，適切な治療が行われれば良好な予後が期待できる．

3. 頸髄損傷に対する評価と対応

頸部に強い外力が加わることで頸椎骨折や脱臼が生じ，頸髄が圧迫され損傷することで運動・知覚障害などが出現する．無骨傷の頸髄損傷もまれではなく，第5・6頸髄に好発する．受傷から手術までの時間が1時間以内かどうかで，重症外傷の生命予後を決定するため，迅速な評価と対応が求められる．

1）評価

（1）意識障害と呼吸・循環

呼びかけに対する反応や呼吸状態，胸郭の動きなどを観察し，意識障害の有無と呼吸・循環障害を迅速に評価する．

（2）脊髄ショック

受傷直後から損傷レベル以下の運動・知覚機能だけでなく脊髄反射もすべて消失する．意識障害が軽度にもかかわらず，「握手ができない」などの運動障害がある場合は頸髄損傷を疑う．麻痺の程度により完全麻痺と不完全麻痺に大別されるが，脊髄ショックの状態ではこれらを区別できない．

（3）神経原性ショック

交感神経の破綻による神経原性ショックが生じると徐脈や低血圧が認められる．それ以外の症状として，意識がぼんやりする，皮膚が温かくなる，などがある．

2）対応

スポーツ現場での対応は評価と一体化することが重要で，頸髄損傷が疑われる場合は，頸部固定を優先しながら評価を進める．

呼吸障害がみられる場合は気道確保を行うが，頭部後屈顎先挙上法は避け，下顎挙上法を優先する．ただし，第4頸髄より上位頸髄損傷では自発呼吸が難しいので，直ちに挿管による呼吸器管理が必要となる．

スパインボードなどの機材や人員がそろっている場合は，前出の搬送法に従い担架を用いて搬送し救急隊に引き渡す．条件が整っていない場合は，頸部固定と気道確保を続けながら救急車の到着を待つ．

■引用文献
1）日本スポーツ振興センター：学校の管理下の災害〔令和3年版〕．2020．
https://www.jpnsport.go.jp/anzen/Portals/0/anzen/anzen_school/R3_gakko_kanrika_saigai/R3saigai_03.pdf

■参考文献
1）加賀谷善教：スポーツ現場での救急・応急処置．大修館書店編集部編：基礎から学ぶスポーツ概論．大修館書店；2022．p.1118-22．
2）加賀谷善教：RICE の科学．片寄正樹，小林寛和，松田直樹編：スポーツ理学療法プラクティス 急性期治療とその技法．文光堂；2017．p.987-93．
3）日本臨床スポーツ医学会 学術委員会 脳神経外科部会：頭部外傷10か条の提言 第2版．2015．
http://sports-safety.info/wpsite/wp-content/uploads/2019/06/6fb820922961ccc84264c5694502de8a.pdf
4）加賀谷善教：スポーツ障害に対するアイシングの効果．臨床スポーツ医学 2015；32（5）：488-92．
5）加賀谷善教：スポーツ障害に対する寒冷療法の効果．臨床スポーツ医学 2020；37（11）：1278-82．

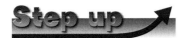

1. RICE の科学[1]

1) Rest（安静）　（講義・図6参照）

　安静により，損傷した組織にかかる負荷が軽減され治癒が促進し，酸素消費量が減少するため，新陳代謝を最小限に抑えることができる．痛みの鎮静化にも効果的である．一方，安静や非荷重などの不動化によって痛覚過敏の発症も認められている．また，骨や筋，靱帯などの軟部組織は長期間の安静固定で弱化し，1週間以上の固定は関節拘縮のリスクを高める．

2) Ice（冷却）

（1）組織温度の低下とリウォーミング

　身体組織を冷却すると皮膚表面温度は低下し，冷却をやめると次第に適用以前の温度に戻るリウォーミングが生じる．冷却のインターバルはリウォーミングと関連し，一般に30分の冷却ではリウォーミングに2時間以上を要する．また，運動によって皮膚温は上昇するが，冷却終了後90分間のリウォーミングは運動時間が長いほど早い．これらより RICE 処置における冷却のインターバルは，1〜2時間が勧められる．

（2）代謝の低下

　細胞組織の損傷なしに代謝レベルを低下させる至適冷却温度は10〜15℃であり，持続冷却よりは間欠的方法が勧められている．一般に体温が1℃低下すると，生体の酸素消費量は約6〜9%下がるとされており，ラットを用いた冷却実験では，温度が10℃低下すると脳血流量や脳酸素代謝量はほぼ半減する．

（3）神経伝導速度の減少と痛みの抑制

　身体組織の温度低下に伴い運動神経，感覚神経ともに伝導速度は遅くなり，刺激に対する閾値が上昇する．神経伝導速度の減少や痛みの抑制に必要な皮膚温度に関しては，12.5℃以下で神経伝導速度が10%減少し，局所の鎮痛のためには13.6℃以下が適切とされている．

（4）腫脹の抑制

　身体組織が損傷すると血管が拡張し血流が増加する．また，血管透過性が亢進するため血漿成分が滲出して腫脹が生じる．冷却によって組織温度が低下すると，血管拡張や血管透過性の亢進が低下するため腫脹が軽減すると考えられる．

3) Compression（圧迫）

　圧迫により血管拡張や血流の停滞を軽減させ，組織間腔に漏出した滲出液を拡散させる．足関節捻挫に対しては，60 mmHg で30秒間の膨張と収縮を繰り返す間欠的空気圧迫法（intermittent pneumatic compression：IPC）と弾性包帯の併用が腫脹の軽減に有効である．また，捻挫や肉離れなどでみられる皮膚損傷のない内出血も止血機序は外出血と同じである．止血機序に対する圧迫の寄与は，損傷部の血流を制限することで血小板凝集による止血機序を促進させることにある．

4) Elevation（挙上）

　損傷部位を心臓より高くすることで血管内圧を低下させ，出血の抑制を助ける．さらに，リンパ管を通して炎症性滲出液の排出を増大させ，腫脹の軽減と結果として生じる合併症を抑制する．受傷から24時間以上経過した1度または2度損傷の足関節捻挫患者に対する圧迫の効果に関する研究では，挙上に圧迫を加えた処置よりも挙上単独のほうが腫脹軽減に効果的であることが示された．

2. スポーツによる重篤な外傷の発生機序と予防

1) スポーツ頭部外傷の発生機序

　脳震盪は頭部への直接的な衝撃よりも，脳が揺さぶられることで生じる回転加速度損傷が多いとされている（図1a）．動物実験では，外傷から24時間以内に脳血流や脳グルコース代謝が変化し軸索や神経機能の障害をきたし，生化学的代謝異常が10日ほど持続する．脳震盪は CT や MRI などの画像所見では異常が認められないが，脳震盪後に頭痛が持続する対象者の5%に限局的な硬膜下血腫を認めたとの報告もある．

LECTURE
9

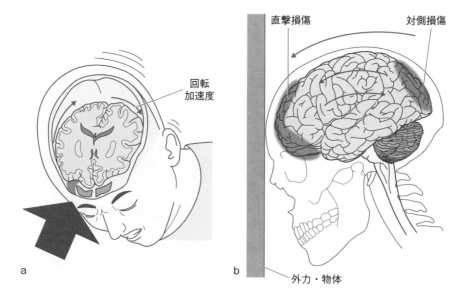

図1 脳震盪やスポーツ頭部外傷の発生機序
a. 衝撃による回転加速度損傷, b. 直撃 (coup) 損傷と対側 (contracoup) 損傷.

急性硬膜外血腫は, 頭部への直撃損傷により頭蓋骨骨折が生じ, 直下の硬膜動脈からの出血により硬膜外に血腫を生じることが多い (図1b). 頭蓋骨と強く癒着している硬膜を, 剝がすように血腫が増大するため凸レンズ型を呈する (講義・**図15b** 参照). ガイドライン[2]では, 厚さ1〜2 cm 以上の血腫または20〜30 mL の血腫がある場合, 開頭血腫除去術が推奨されている.

慢性硬膜下血腫は, 直撃損傷だけでなく脳が揺り戻されることで生じる対側損傷も多い (図1b). 硬膜下において三日月型に血腫が広がり, 急速に脳を圧迫することで虚血性脳障害を併発する. 回転加速度損傷により架橋静脈が破綻することで血腫を呈する場合は, 単純型といわれ脳挫傷は少ない場合が多い. また, 脳挫傷に合併し脳表の小動脈や脳実質から出血する場合は複雑型といわれ, 外傷初期から強い意識障害や片麻痺を有することが多い. 血腫の厚さが1 cm 以上の場合や意識障害を呈し正中偏位5 mm 以上の場合, MRI 上明らかな mass effect があり血腫による神経症状を呈する場合は, 大開頭による血腫除去術が推奨されている.

2) スポーツ頭部外傷の予防

スポーツによる重篤な外傷は, 生命を脅かし麻痺が残存する可能性があるため, 発生時の対応だけでなく予防が非常に重要となる. 脳震盪に対しては, 関係者に対する啓蒙活動が進んでおり, スポーツ現場での対応が徹底されてきている.

各種スポーツ団体ではルール面から安全管理が行われている. アメリカンフットボールでは, 相手の頭部に故意にヒットするターゲティングは一発退場となり, 2018 年シーズンからはヘルメットの頭部を向けて相手に接触することは反則となった. これに伴い, タックルの際には顔を上げて肩の前面で当たるように指導する方向に変わってきている.

ラグビーやフットボールでは, 首から上に手をかけるハイタックルや腕で相手の身体をパッキングせずに体当たりするようなノーバインドタックルは反則である. また, 脳震盪の疑いのある選手は Head Injury Assessment (HIA) のために10 分間だけ代わりの選手がプレーでき, 脳震盪と診断された場合, 段階的競技復帰プログラムに従い一定期間の休養が必要となる.

■引用文献

1) 加賀谷善教:RICE の科学. 片寄正樹, 小林寛和, 松田直樹編:スポーツ理学療法プラクティス 急性期治療とその技法. 文光堂; 2017. p.987-93.
2) 頭部外傷治療・管理のガイドライン作成委員会編:頭部外傷治療・管理のガイドライン 第4版. 医学書院;2019.

LECTURE
9

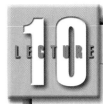
スポーツ理学療法各論（1）
肩関節・肘関節

- スポーツによって生じる代表的な肩関節・肘関節傷害の発生機序と状態を理解する.
- 投球障害肩・肘，肩関節脱臼，テニス肘の発生機序と病態を理解する.
- 競技復帰に向けた理学療法評価と治療について理解する.

　この講義では，最初に，投球に関連した肩・肘関節の疾患を中心にさまざまな病態について学習します．次に，それらの病態に関連する症状や機能障害に対する特殊テストなど医学的な知識を理解します．そして，理学療法評価のポイントと運動療法の一部を紹介します．後半では，肩関節脱臼の病態と対処法および手術法について学習します．手術後の段階的なリハビリテーションを理解することが重要です．最後に，テニス肘について学習します．さまざまな運動療法だけでなく，病態を踏まえて患部への負担を軽減する生活指導も理解する必要があります.

　この講義の前に，以下の項目をあらかじめ学習しておきましょう.

　□ 肩関節と肘関節の構造や機能について学習しておく.

　□ スポーツにおける肩や肘の役割について学習しておく.

　□ スポーツ理学療法の評価と治療について学習しておく.

　□ 投動作のバイオメカニクスについて復習しておく（Lecture 5 参照）.

　□ スポーツによって生じる代表的な肩関節・肘関節傷害の発生機序と状態について理解できた.

　□ 投球障害肩・肘，肩関節脱臼，テニス肘の発生機序と病態について理解できた.

　□ 競技復帰に向けた理学療法評価と治療について理解できた.

1．投球障害肩

野球肩（baseball shoulder）

🖉MEMO
肩峰下インピンジメント症候群
肩峰と上腕骨頭が衝突すること（インピンジメント）で生じる腱板炎，肩峰下滑液包炎，上腕二頭筋長頭腱炎などを総称した症候名．

腱板損傷（rotator cuff injury）

🖉MEMO
インターナルインピンジメント
（internal impingement）
関節内で衝突すること．

コッキング後期
フォロースルー期
▶ Lecture 5・図 1 参照．

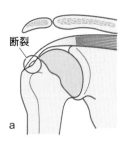
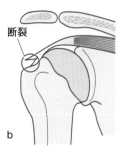

図 1　腱板断裂の分類
a．関節面（articular side）断裂．
b．滑液包面（bursa side）断裂．
全層の断裂は「完全断裂」とよぶ．

🖉MEMO
上方関節唇（superior labrum anterior and posterior：SLAP）
損傷
スラップ損傷ともよばれる．

引っ掛かり（catching）
弾発（click）
不安定感（instability）
MRI（magnetic resonance imaging；磁気共鳴画像）

　投球障害肩（野球肩）はオーバーヘッド動作（上肢を挙上して行う動作）で起こる肩障害の総称である[1]．投球の繰り返しで徐々に増悪して発症するが，時に 1 球で急激に痛みが出ることもある．主な病態は腱板損傷，上方関節唇損傷，肩峰下インピンジメント症候群であるが，これらの原因となる機能障害を改善することが理学療法の役割となる．特に肩後方タイトネス，肩前方不安定症，腱板や肩甲胸郭関節の機能低下，投球動作不良を改善し，競技復帰や再発予防に貢献することが求められる．

1）病態

（1）腱板損傷

　オーバーヘッド動作を繰り返す選手では，腱板の深層部（関節面）で部分断裂することが多い（**図 1a**）．疼痛，不安定感，筋力低下の症状によって投球パフォーマンスが低下し，選手生命を脅かす．その発症メカニズムはインターナルインピンジメントに起因することが多い．上腕骨頭と関節窩が関節内で衝突して関節面断裂や関節唇損傷を引き起こす．コッキング後期（肩関節外転・外旋）で棘上筋が後上方の関節内に挟み込まれるタイプ（**図 2**）や，フォロースルー期（屈曲・内旋）で棘上筋や肩甲下筋が前上方の関節内に挟み込まれるタイプ（**図 3**）がある．

　一方，関節外で上腕骨頭と肩峰が衝突する肩峰下インピンジメントでは，滑液包面断裂（**図 1b**）や肩峰下滑液包炎が起こる．

（2）上方関節唇損傷

　上方関節唇は上腕二頭筋長頭腱とともに肩甲上腕関節の安定化に寄与している．投球の繰り返しで上方関節唇が後方に剝がれる損傷が多い（タイプⅡ後方型；**図 4**）[2]．発生メカニズムは腱板損傷と同じくコッキング後期でのインターナルインピンジメント説が有力である（**図 2**）．肩関節外転・外旋に伴って関節唇が後方にねじれるように関節窩から剝がれるピールバックメカニズムも提唱されている．有限要素モデルのシミュレーションによると，腱板と関節唇とのストレスが後上方で増大していることがわかる（**図 5**）[3]．

　上方関節唇損傷の主な症状は，疼痛に加えて引っ掛かり，弾発，不安定感である．重度な上方関節唇損傷では関節の運動軸が乱れて不安定になるため手術で修復が必要なこともある．一方，MRI などで構造破綻があっても無症状で，問題なく投球でき

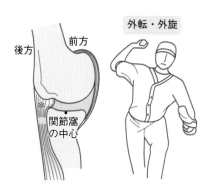

図 2　後上方インターナルインピンジメントの発生メカニズム
コッキング後期で棘上筋が後上方の関節内に挟み込まれる（＊）．

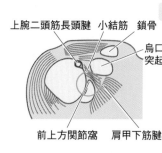

図 3　前上方インターナルインピンジメントの発生メカニズム
フォロースルー期（屈曲・内旋）で棘上筋や肩甲下筋が関節内（青丸）に挟み込まれる．

LECTURE
10

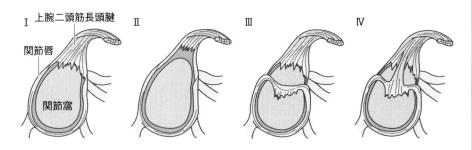

図4　上方関節唇（SLAP）損傷の分類
Type Ⅰ：SLAP に毛羽立ちがあり剥離がない.
Type Ⅱ：SLAP が関節窩から剥離している.
Type Ⅲ：SLAP にバケツ柄断裂がある.
Type Ⅳ：バケツ柄断裂が上腕二頭筋長頭腱まで広がっている.
(Snyder SJ, et al.：Arthroscopy 1990；6〈4〉：274-9[2])

る選手も少なくない. したがって，痛みや関節機能を総合的に判断して理学療法を行
う必要がある.

2）評価

（1）問診

　痛みが生じた状況や部位などを聴取して障害像を絞り込む. また，患者背景や練習
状況を確認して原因の探索や治療方針に役立てる.
①痛みの状況（痛みが出たきっかけ，痛みの種類や部位，増悪する動作や相）
②治療歴（既往歴，治療の経験）
③ポジション（投手や捕手か，レギュラーか）
④野球歴や練習頻度・時間（チームのレベル）
⑤ニーズやホープ（試合日程，復帰までの期間，チームの状況）

（2）疼痛誘発テスト

　肩関節の圧痛を丁寧に取り，疼痛誘発テストで痛みの出現を確認する. 投球再開の
指標として重要である.

a. インターナルインピンジメントのテスト

　過外旋テストは肩関節後方の衝突と肩前方不安定性を誘発する代表的なテストであ
る（図6）. 外転位で水平外転と外旋を強制して痛みが出れば陽性とする.

b. 肩峰下インピンジメントのテスト

　上腕骨頭（大結節）を肩峰に衝突させるストレステストである. 陽性であれば肩峰
下滑液包炎や腱板炎を疑う.

c. 上方関節唇損傷のテスト（図7）

　複数の徒手検査があるが，単一検査の診断精度は高くない. いくつかのテストや症
状・画像を組み合わせて推論する.

（3）関節可動域検査

　肩甲上腕関節の可動域制限は障害発生のリスク因子となる. 特に，外転制限，内旋
制限，水平内転制限は，肩後方タイトネスを推し量る指標として重要である. 以下の
テストがある.

● 肩複合外転テスト（図8a）：肩甲骨を固定して上腕骨を他動的に外転させる.
● 肩水平内転テスト（図8b）：肩甲骨を固定して上腕骨を水平内転させる.
● 外旋内旋の総和（図8c）：肩関節外転位での内旋と外旋を合わせた総和. 非投球側
　に比べて投球側の外旋が大きく内旋が小さい傾向にあるため，総和の減少をみる.
● 肩甲上腕関節の内旋制限（図8d）：非投球側に対する投球側の内旋角度の差.
　また，肩甲上腕関節の他に，肩甲骨や胸郭の可動性，股関節の内旋・外旋，下肢伸

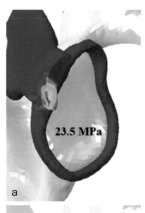

23.5 MPa

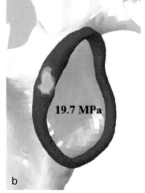

19.7 MPa

**図5　コッキング後期（肩
関節外転・外旋）で腱板
（a）と関節唇（b）に加わ
るストレス（変色部分）**
(Jang SW, et al.：Arthroscopy
2015；31〈11〉：2073-81[3])

✎ MEMO
**上腕骨近位骨端線障害
（リトルリーグショルダー）**
成長期の骨端線閉鎖前に，投
球のストレスによって上腕骨近位
骨端線が離開する（幅が広くな
る）骨化障害である. 1回の急
激な外力で生じる骨端線"損傷"
と区別される.

**LECTURE
10**

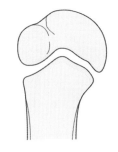

過外旋テスト（hyperexternal
rotation test：HERT）

肩複合外転テスト（combined
abduction test：CAT）
肩水平内転テスト（horizontal
flexion test：HFT）

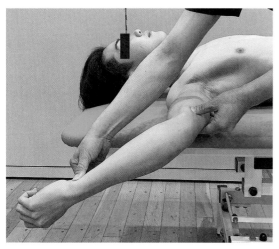

図6 過外旋テスト（HERT）

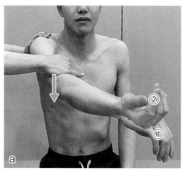
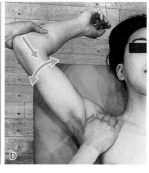

図7 SLAP損傷のテスト
a. アクティブコンプレッションテスト（O'Brienテスト）．肩関節90°屈曲・10°水平内転位で，①最大内旋位にて下方に抵抗をかけて痛みが出る，かつ②最大外旋位での抵抗で痛みが出ない→陽性．
b. クランクテスト．上腕骨に軸圧をかけながら他動的に内旋と外旋を強制する．疼痛やクリックがあれば陽性とする．

ここがポイント！

● 外旋内旋の総和（total rotational motion：TRM）：およそ180°だが，5°減少すると肘障害リスクが2.6倍増大するという報告[4]もある．

● 肩甲上腕関節の内旋制限（glenohumeral internal rotation deficit：GIRD）：投球側の内旋可動域が非投球側に比べて20°以上制限があると障害リスクが高い[5]．

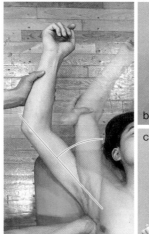
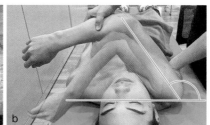
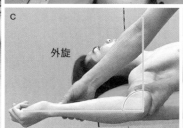
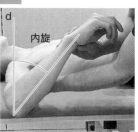

外旋

内旋

図8 関節可動域検査

下肢伸展挙上
（straight leg raising：SLR）

オブリゲートトランスレーション
（obligate translation）

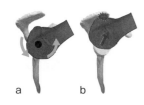

図9 オブリゲートトランスレーション
a. 正常な回転運動．
b. 肩後下方タイトネスが上腕骨頭の前上方偏位を招いてインピンジメントを引き起こす．
（Harryman DT 2nd, et al.：J Bone Joint Surg Am 1990；71〈9〉：1334-43[6]をもとに作成）

MEMO
関節求心位の破綻
関節中心から逸脱した不安定な関節のこと．

展挙上の可動域制限は，投球動作の不良につながるため評価する必要がある．

（4）関節位置異常

挙上最終域で上腕骨頭が前上方に押し出される現象をオブリゲートトランスレーションとよぶ（図9）[6]．肩後下方の関節包拘縮や軟部組織の伸張制限の程度が大きいほど骨頭の変位量が大きくなる．評価基準は確立していないが，関節求心位の破綻は障害との関連を推測する重要な概念となる．

（5）徒手筋力検査

腱板や肩甲骨周囲の筋力低下を左右で比較する．腱板の筋力検査で明らかな脱力感や収縮時痛があれば滑液包炎や腱板損傷の存在を疑う．力を入れ始める瞬間に肩関節が安定しているか否かを丁寧に評価する．

a. 腱板の筋力検査

a）外転（棘上筋・棘下筋）

● エンプティカンテスト（図10a）：母指を下に向けた外転位（thumbs down）で抵抗する．

● フルカンテスト（図10b）：母指を上に向けた外転位（thumbs up）で抵抗する．

b）外旋（棘下筋・小円筋）

● 棘下筋（外旋抵抗テスト）（図10c）：下垂外旋位で抵抗する．

● 小円筋（挙上外旋位テスト）（図10d）：屈曲外旋位で抵抗する．

LECTURE
10

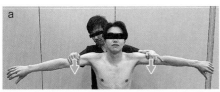
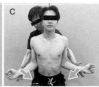
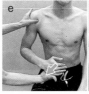
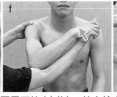
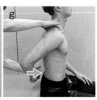

肩甲下筋（内旋）の筋力検査

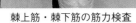
棘上筋・棘下筋の筋力検査

外旋筋の筋力検査

図 10 腱板に対する徒手筋力検査
a. エンプティカン，b. フルカン，c. 下垂外旋位（棘下筋），
d. 挙上外旋位（小円筋），e. 下垂位（ベリープレス），f. 挙上位（ベアーハグ），g. 伸展位（リフトオフ）．

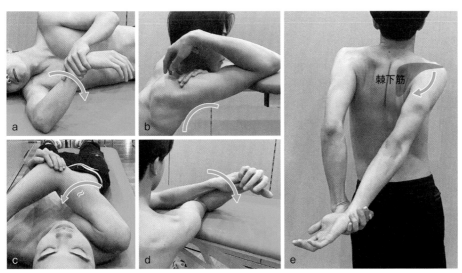

図 12 肩甲上腕関節の可動性拡大を目的としたストレッチ
a. スリーパーストレッチ，b. 腋窩ストレッチ，c. クロスボディストレッチ，d. 最大外旋ストレッチ，e. 棘下筋ストレッチ．

c）内旋（肩甲下筋）

- ベリープレステスト（下垂位）（**図 10e**）：検査の抵抗に抗して腹部に向かって手掌を押し付ける．
- ベアーハグテスト（挙上位）（**図 10f**）：対側の肩に手掌を押し付ける．肘を下げて押さないようにする．
- リフトオフテスト（伸展位）（**図 10g**）：背中から離すように手掌を押し付ける．

b. 肩甲骨周囲筋の筋力検査

- 肩甲骨上方回旋の筋力検査（前鋸筋）（**図 11a**）：肘を押された状態で抵抗する．
- 肩甲骨内転後傾の筋力検査（僧帽筋下部）（**図 11b**）：腹臥位で肩を押された状態で抵抗する．

（6）投球動作の評価

投球動作を観察し，肩の痛みや機能障害との関連を推察する．

3）理学療法

（1）肩甲上腕関節：関節可動域拡大のストレッチ

肩甲骨を固定して肩甲上腕関節が可動できるように，患者へのセルフケア指導も重要となる．

- スリーパーストレッチ（屈曲内旋位）（**図 12a**）：肩甲骨を固定して肩関節を内旋する．
- 腋窩ストレッチ（挙上）（**図 12b**）：肩甲骨を固定して上腕骨頭を下方に落とし込む．
- クロスボディストレッチ（水平内転）（**図 12c**）：肩甲骨を固定して肩関節を水平内

エンプティカン（empty can）
フルカン（full can）
ベリープレス（belly press）
ベアーハグ（bear hug）
リフトオフ（lift off）

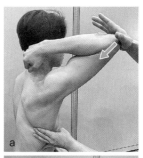
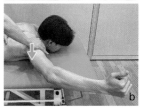

図 11 肩甲骨周囲筋の徒手筋力検査
a. 上方回旋・外転（前鋸筋），
b. 後傾・内転（僧帽筋下部）．

LECTURE 10

📖 MEMO
スキャプラディスキネジー
（scapular dyskinesis；肩甲骨運動異常）
投球側の肩甲骨運動が左右で異なる（乏しい，過剰）．

投球動作，肩甲上腕関節
▶ Lectuer 5 参照.

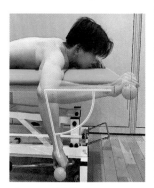
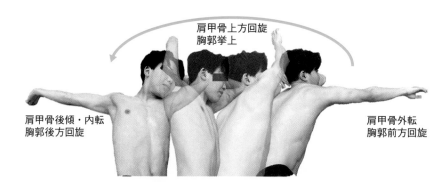

肩甲骨上方回旋
胸郭挙上

肩甲骨後傾・内転
胸郭後方回旋

肩甲骨外転
胸郭前方回旋

図13　胸椎と肩甲胸郭関節の複合運動

転する．

- 最大外旋ストレッチ（挙上外旋位）（**図12d**）：前腕が水平に倒れるように軸回旋させる．
- 棘下筋ストレッチ（内旋→伸展→内転）：手背を腰に当て（肩内旋），逆手でアシストしながら後ろに伸ばす（伸展）（**図12e**）．さらに逆側に伸ばす（内転）．肩甲骨が前傾すると棘下筋の伸張が減るので胸を張る．

（2）胸椎と肩甲胸郭関節の複合運動

　手が床を這うように前方～頭上～後方へ大きく円弧を描く（**図13**）．肩甲骨運動も行う．

（3）腱板の筋力強化

a. 外旋筋

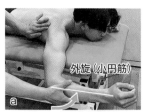

外旋（小円筋）

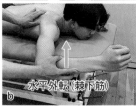

水平外転（棘下筋）

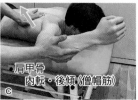

肩甲骨
内転・後傾（僧帽筋）

図15　外旋（a）→水平外転（b）→肩甲骨内転・後傾（c）のエクササイズ

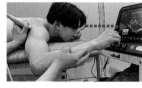

図14　外旋筋のエクササイズ

　腹臥位の肩外転位で外旋を行う．自重～＋2kg程度を使用する．水平外転や肩甲骨内転で代償しないように，外旋の運動軸を保つ（**図14**）．

b. 肩甲骨との複合挙上

　外旋（小円筋；**図15a**）から水平外転（棘下筋；**図15b**）に移行し，肩甲骨内転・後傾（僧帽筋下部；**図15c**）を誘導する．代償動作に注意する（僧帽筋上部や肩甲挙筋で肩甲骨をすくめる，三角筋後部で過剰な水平外転など）．超音波診断装置（エコー）で収縮を確認すると，代償動作を抑えた選択的収縮に効果的である（**図16**）．

c. 内旋筋

　腋窩の肩甲下筋の収縮を促す（中間位→内旋位→外旋位→中間位の反復）．求心性～遠心性に等速性に回旋できるようにする（**図17**）．軽い負荷でリズミカルな反動を行い，関節安定化を促す（**図18**）．投球動作を模した肢位で内旋筋の抵抗運動を行う（**図19**）．

（4）投球動作の改善

　肩関節周囲の機能障害が改善されても，投球動作の運動連鎖に問題があれば投球再

図16　エコーを用いた視覚的フィードバック

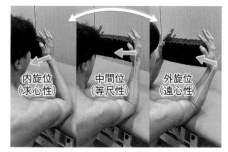

内旋位（求心性）　　中間位（等尺性）　　外旋位（遠心性）

図17　内旋筋（肩甲下筋）を意識したエクササイズ

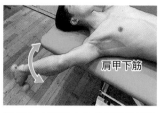

肩甲下筋

図18　リズミカルな反動を伴う運動

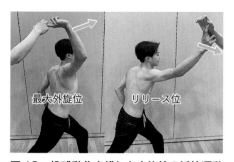

最大外旋位　　リリース位

図19　投球動作を模した内旋筋の抵抗運動

表 1　段階的な野球競技復帰

投球距離	ネット近距離→塁間*半分→塁間*→1〜3塁間**→50 m 程度→遠投
自覚的強度	40〜50%→60〜70%→80〜100%
投球数	20 球程度から徐々に 15〜20 球ずつ追加

*塁間（約 27 m），**1〜3 塁間（約 38 m）．

開により症状が再燃することがある．効率的な全身運動ができるように適切に介入する．

（5）段階的な競技復帰

　明確な復帰基準は存在しない．疼痛の再燃に注意しながら段階的に投球数や強度を漸増する（**表1**）．ストレステストや腕振り（シャドーピッチング）で痛みが出ないことが前提となる．

2. 投球障害肘

　投球障害肘（野球肘）は投球の繰り返しで起こる肘障害の総称であり，さまざまな病態や病期が含まれている[1]．各疾患の特徴を理解し，医師の診断と治療方針に基づいて適切な理学療法を実践する必要がある．

1）病態

　投球時の肩関節最大外旋直前に肘外反ストレスが最大となる．また，ボールリリースでは肘伸展を伴う外反ストレスにさらされる．この外反ストレスが肘内側には牽引力，外側と後方には圧迫・剪断力が生じることでさまざまな障害を引き起こす（**図20**）．投球障害肘では年代と障害部位によって病態や予後が異なるため，それぞれの疾患特性を理解することが重要である（**表2**）[7]．

（1）内側の障害

a. 内側上顆障害（図21）[7]

　骨化が完了していない学童期に，靱帯付着部の牽引ストレスによって骨端軟骨の骨化障害が起こる．発生（透亮）期では痛みは少ないが，炎症（反応）期では痛みが強くなり持続する．悪化すると裂離期や隔絶期の構造的な破綻に進行する．痛みがあれば早期に投球を中止して，肘の安静を図る必要がある．

b. 内側側副靱帯損傷

　骨化が完了した成人期では，肘内側の安定化に寄与する内側側副靱帯が損傷されやすい（**図22**）．特に前斜走線維の損傷が多く，付着部（近位・遠位）や靱帯実質部で障害を受けて肘外反の不安定性が増大する．数か月の保存療法で改善しない場合は靱帯再建術（トミージョン手術など）が行われる．良好な手術成績が報告されているが，「曖昧な適応」や「手術に対する過度な期待」など，いまだ議論は尽きない．

c. 尺骨神経障害

　「肘内側部痛＝靱帯損傷」ではなく，尺骨神経に由来する肘内側部痛を見過ごして

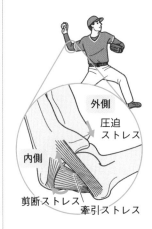

野球肘（baseball elbow）

最大外旋（maximal external rotation：MER）

**図20　投球で肘にかかる
　　　　メカニカルストレス**

内側側副靱帯（ulnar collateral ligament：UCL）

前斜走線維（anterior oblique ligament：AOL）

トミージョン（Tommy John）手術

尺骨神経に由来する肘内側部痛と原因
▶巻末資料・図3 参照．

MEMO
尺骨神経障害の鑑別疾患には，胸郭出口症候群（thoracic outlet syndrome：TOS）がある．胸郭出口部（斜角筋間，肋鎖間隙，小胸筋下，腋窩）で腕神経叢や鎖骨下動静脈が圧迫・牽引を受けて症状をきたす．

LECTURE 10

表2　年代別にみた投球障害肘の特徴

年代 （骨年齢）	障害されやすい組織	内側の障害 （牽引力）	外側の障害 （圧迫・剪断力）	後方の障害 （圧迫・剪断力）
成長期 （骨端線閉鎖前）	脆弱な骨端や骨軟骨の障害（裂離，分離，離開）	内側上顆障害	上腕骨小頭離断性骨軟骨炎	肘頭先端部骨軟骨障害
成人期 （骨端線閉鎖後）	軟部組織の損傷（筋腱・靱帯・神経） 疲労骨折 発育期の遺残障害 変形性関節症	内側側副靱帯損傷 尺骨神経障害（胸郭出口症候群を含む） 回内屈筋群の筋腱損傷	滑膜ひだ障害	肘頭疲労骨折

（柏口新二，岡田知佐子編：野球ヒジ診療ハンドブック―肘の診断から治療，検診まで．全日本病院出版会；2014[7]）

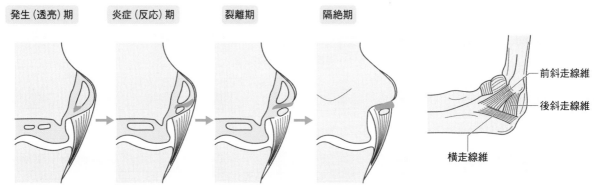

発生（透亮）期　　　炎症（反応）期　　　裂離期　　　　隔絶期

骨化障害（吸収）　　骨化障害（炎症）　　骨端，骨膜の破断　　瘢痕組織の介在，隔絶

組織レベルでの破壊　　　　　　　　構造上の破壊（明らかに病的な状態）

図 21　内側上顆障害の悪化過程
（柏口新二，岡田知佐子編：野球ヒジ診療ハンドブック—肘の診断から治療，検診まで．全日本病院出版会：2014[7)]）

前斜走線維
後斜走線維
横走線維

図 22　内側側副靱帯（UCL）
3 つの線維から成る，前斜走線維の近位付着部は上腕骨内側上顆，遠位付着部は尺骨鉤状結節である．

MEMO
近年，UCL を「靱帯（束状構造）」ととらえるよりも，FDS と FCU の深層腱膜が付着する腱性中隔と関節包による複合体としてとらえることが提唱された（図 23）[8)]．これらの筋収縮が腱性中隔に張力を伝え，肘内側の安定化に寄与することが示唆されている．

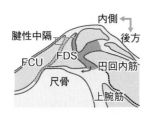

内側
後方
腱性中隔
FCU　FDS
円回内筋
尺骨
上腕筋

図 23　腱性中隔と回内屈筋群の断面
（Hoshika S, et al.：Clin Anat 2019；32〈3〉：379-89[8)]）

FDS（flexor digitorum superficialis：浅指屈筋）
FCU（flexor carpi ulnaris：尺側手根屈筋）

離断性骨軟骨炎（osteochondritis dissecans：OCD）の増悪過程
▶巻末資料・図 4 参照．

MEMO
関節面の再建術
大腿骨外顆の非荷重面から骨軟骨柱を採取する術式（モザイクプラスティ〈mosaicplasty〉）や，第 5-6 肋骨肋軟骨から骨軟骨柱を採取する術式がある．

はならない．尺骨神経は，肩関節外転位＋肩外旋＋肘屈曲で伸張されるため，オーバーヘッド動作のコッキング後期で症状が出やすい．症状は，尺骨神経の走行に沿った疼痛や前腕・手指尺側のしびれ，小指と母指の対立筋力低下などがあげられる．肘部管での尺骨神経脱臼や，上位（鎖骨下や肩甲胸郭関節機能）の問題によって症状が悪化することがある．

（2）外側の障害

離断性骨軟骨炎

上腕骨小頭の骨軟骨障害が主な病態である．投球をしない子どもでも発生するため，なんらかの内的要因（血流障害，遺伝性など）が関与し，外的要因（投球過多など）が増悪因子になると考えられている．予後や経過もさまざまで治療に難渋することもある．初期では自覚症状が乏しく，痛みを自覚して受診するころには重症化していることが多いため，早期発見を目的とした野球肘エコー検診が全国で展開されている．

透亮期（初期）と分離前期（進行期前期）では保存療法が選択される．修復を阻害する外的ストレス（投球，打撃）を減らし，完全修復を目指す．数か月は重量物把持や肘への荷重を一切禁止し，患部外トレーニングを行う．早々に症状が消えても修復までに半年〜1 年前後を要することがある．長期間の投球制限は選手や保護者の精神的ストレスとなるため，丁寧な診療とメンタルケアが必要となる．

分離後期（進行期後期）と遊離期では手術療法の適応となる．病期によってさまざまな術式が選択される．偽関節化した骨の自己修復能を引き出すドリリング（骨穿孔術）や郭清術，離断した骨軟骨片の固定術，広範囲な欠損があれば他の部位から採取した骨軟骨柱を移植する関節面の再建術などが行われる．この関節面の再建術では完全復帰まで約 6 か月を要する．

（3）後方の障害

肘の伸展＋外反ストレスが繰り返されると肘頭と肘頭窩でインピンジメント（衝突）を繰り返して障害が起こる．成長期の骨端線閉鎖前であれば肘頭の骨端線閉鎖不全（骨端線障害）が生じる．一方，成人期であれば肘頭の疲労骨折が生じる．いずれも数か月の投球中止で修復を待つが，修復しない場合は手術となる（図 24）．

2）評価

（1）問診

痛みが生じた状況や部位などを聴取して障害像を絞り込む．

（2）理学所見

痛みや機能低下の所見を丁寧かつ迅速にとる．医師の診察結果や画像所見を事前に把握し，統合と解釈を行う．

a. 圧痛

丁寧にピンポイントでみることが重要である．

- ●**内側**：内側側副靱帯付着部（内側上顆，尺骨鉤状結節）と靱帯実質部，肘部管
- ●**外側**：上腕骨小頭，橈骨頭
- ●**後方**：肘頭の周囲

b. 疼痛誘発テスト

a）ムービングバルガステスト（図25）

肩外転90°で肘に外反ストレスをかけながら肘最大屈曲から30°まですばやく伸展する．肘120〜70°で内側部痛が再現されれば陽性とする（感度100％，特異度75％）[9]．テストの陰性化が投球再開の目安になるので，どの角度でどの程度の痛みが出るか丁寧に確認する．同様のテストとして，患者の母指をつかみ，肘に外反ストレスを加えるミルキングテストが行われることがある．

b）尺骨神経伸張テスト（図26）

尺骨神経由来の肘内側部痛と鑑別するために行う．手関節と4-5指の伸展＋手背屈＋前腕回内＋肘屈曲＋肩外転外旋で肘内側の放散痛や伸張低下が生じれば陽性とする．

c. 関節可動域テスト

伸展・屈曲・回外の左右差を比べて制限の有無を確認する（図27）．

d. 筋力テスト

肘・前腕・手指の筋萎縮や筋力低下を評価する（図28）．肘関節の安定化にかかわるため左右差を丁寧に確認する．尺骨神経障害や胸郭出口症候群では小指対立筋（尺骨神経支配）が低下して，母指との対立を保持できない．

3）理学療法

介入のポイントは，痛みや関節可動域制限の解消，肘内側の安定化を目的とした筋力強化である．肩や胸郭のエクササイズも下記の（1）（2）と同時に行う．

（1）肘関節のアライメントと関節可動域の正常化

- ●回外位で肘の伸展かつ内反の方向に誘導する（図29a）．
- ●橈骨頭周囲を把持して回内と回外を繰り返す（図29b）．
- ●尺骨神経の滑走を促すために反復的に徐々に外転を繰り返す（図30）．
- ●浅指屈筋ストレッチおよび正中神経の長軸滑走（図31）．

（2）肘関節と手指の筋力強化

- ●肘伸展運動（回内外反を修正しながら伸展する）（図32a）
- ●尺側握りで回内外運動（尺側手根屈筋，円回内筋）（図32b）
- ●浅指屈筋（2-3指，4-5指）グリップ（図32c）

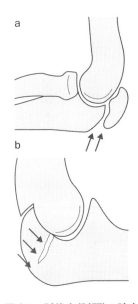

図24　肘後方（肘頭）の障害
a. 骨端線閉鎖不全（骨端線障害）：骨端線の癒合が遅れて離開する（矢印）．
b. 疲労骨折：単純X線で骨折線が確認できる（矢印）．

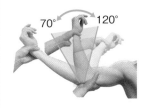

図25　ムービングバルガステスト（moving valgus test）

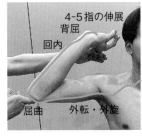

図26　尺骨神経伸張テスト

ここがポイント！
投球障害肘では，肩関節や肩甲胸郭関節の機能障害，投球フォーム不良の影響を強く受ける．それらの評価・治療も組み合わせる必要がある．

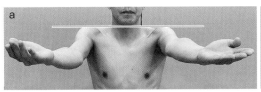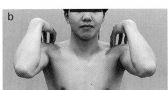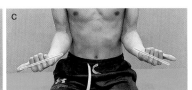

図27　関節可動域テスト
a. 伸展，b. 屈曲，c. 回外．左右差を比べて投球側の制限の有無を確認する．

LECTURE 10

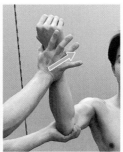 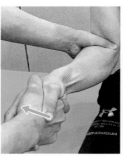 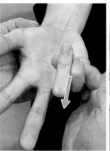 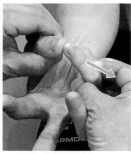

| 肘屈曲筋 | 肘伸展筋 | 回内筋群 | 浅指屈筋 | 小指対立筋 |

図28　筋力テスト
矢印は徒手抵抗の方向を示す.

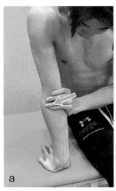 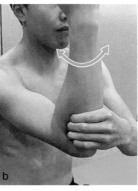 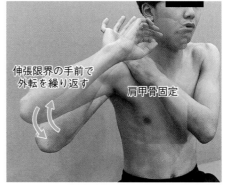 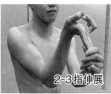

伸張限界の手前で外転を繰り返す

肩甲骨固定

2-3指伸展

肘伸展

図29　関節可動域とアライメントの正常化

図30　尺骨神経の滑走を促す段階的な外転運動

図31　浅指屈筋 (正中神経) のストレッチ

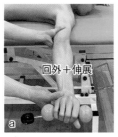 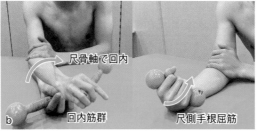 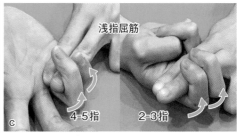

回外＋伸展

尺骨軸で回内

回内筋群

尺側手根屈筋

浅指屈筋

4-5指

2-3指

図32　肘関節と手指の筋力強化
a. 肘伸展運動, b. 尺側握りで回内外運動, c. 浅指屈筋グリップ.

LECTURE
10

肩関節脱臼
(shoulder dislocation)

3. 肩関節脱臼

1) 病態

　初めての肩関節脱臼では外傷性 (転倒やコンタクトスポーツでのタックルなど) が多く, ほとんどが前方脱臼である. タックルなどで "腕を後ろに持っていかれた" と表現するように, 外転外旋位から水平外転に強制されて受傷することが多い. その際, 前方の関節唇や関節包が関節窩から剝離することで脱臼に至る (**図33**). 上腕骨頭の骨欠損 (ヒルサックス損傷) や関節窩の骨欠損 (骨性バンカート病変) を伴うこともある.

　若年者スポーツ選手の発生が多く, しばしば再脱臼 (反復性肩関節脱臼) を起こす. 日常生活 (寝返りや着替え) で脱臼を繰り返す, または, コンタクトスポーツへの復帰を目指す場合には手術が推奨される (**図34**).

2) 脱臼の整復

　脱臼したまま放置すると二次的な神経血管損傷を起こすため, 早期の整復が必要である. しかし, 合併症や禁忌を理解せずに安易に整復を試みることも危険である.

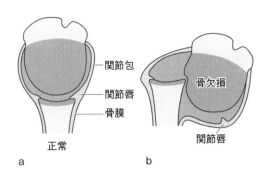

図33　正常（a）と肩関節前方脱臼（b）の肩関節
脱臼時に関節唇や関節包が関節窩から剝離した損傷（バンカート病変）.

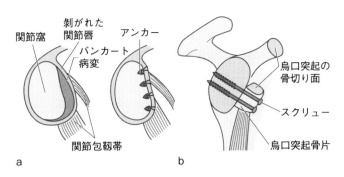

図34　肩関節脱臼に対する手術法
a. 鏡視下バンカート修復術, b. 烏口突起移行術（ラタジェ法）.
他に代表的な手法として, ブリストー法がある.

初回脱臼に対する整復後は, 三角巾＋バストバンドを用いて2〜3週間の固定を行うのが一般的である（図35）. 特殊な装具を用いて外旋位固定を行うこともある.

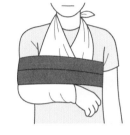

図35　整復後の三角巾＋バストバンド固定

3）評価

一般的な問診や筋力テストは投球障害肩を参考にし, 脱臼後は関節不安定性の程度を把握する.

- アプリヘンジョンテスト：脱臼を起こす方向に負荷をかけて, どれくらいの抵抗や角度で不安感や関節不安定性が出現するかを確認する（図36）. 負荷をかける際は脱臼を起こさないように注意する.

図36　アプリヘンジョンテスト

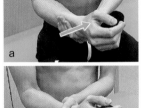
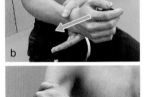
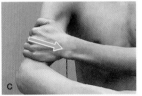

図37　腱板に対する徒手抵抗を用いた等尺性筋力練習
a. 外旋の抵抗.
b. 内旋の抵抗.
c. 外転の抵抗.
矢印は徒手抵抗の方向を示す.

ブリストー（Bristow）法
ラタジェ（Latarjet）法

LECTURE
10

4）理学療法

手術後の代表的なプロトコルを**巻末資料・表4**に示す[10]. 術後3週間は装具固定を行い, 修復部位に負担をかけないように, 愛護的な拘縮予防や患部外エクササイズを行う. 3週で装具が外れたら, 日常生活レベルの運動や軽負荷の腱板収縮練習を行う. 約3か月で修復部の骨癒合が確認できたら運動負荷を高めて, コンタクトの練習も徐々に取り入れる. 部分復帰を経て, 約5〜6か月で完全復帰を目指すことが多い.

- 腱板の収縮練習（術後3週以内）（図37）
- 荷重下でのエクササイズ（術後8週以降）（図38）
- 競技特性を考慮したエクササイズ（術後12週以降）（図39）[10]：競技動作を模した肢位でエクササイズを行う. 加えて, 脱臼リスクを回避するタックルの動作練習を取り入れる.

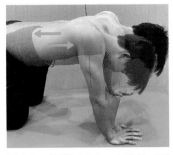

図38　荷重下でのエクササイズ
荷重をかけて関節の安定化を図る.

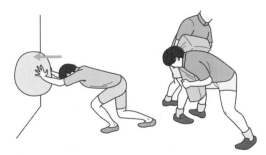

図39　競技特性を考慮したエクササイズ
（小野元揮ほか：関節外科 2020；39〈5〉：20-6[10]）
ラグビーやアメリカンフットボールの特性を取り入れている.

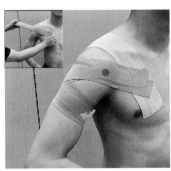

図40　前方制動を目的としたテーピング

5）テーピング

　前方不安定性に対する制動を目的としたテーピングを**図40**に示す．ある程度の制動は期待できるが効果に関するエビデンスはない．限界や皮膚トラブルを考慮して使用する．

4. テニス肘

テニス肘（tennis elbow）

1）病態

上腕骨外側上顆炎
(lateral humeral epicondylitis)

腱付着部症 (enthesopathy)

<ruby>短橈側手根伸筋<rt>たんとうそくしゅこんしんきん</rt></ruby>(extensor carpi radialis brevis：ECRB)

　テニス肘（上腕骨外側上顆炎）は，30歳代後半〜50歳代で多く発症し，ラケットスポーツ選手だけでなく，一般の労働や家事でも多く発症する．病態は上腕骨外側上顆に起始する手関節・指の伸筋群の腱付着部症であり，特に短橈側手根伸筋が障害されやすい（**図41**）．過剰な上肢の使用によって腱付着部に牽引ストレスがかかり，腱損傷や炎症が生じて疼痛が生じる．手関節背屈運動に抵抗をかけると痛みが増強するのが特徴である．保存療法（自然経過，理学療法，投薬，注射）を行うが，関節内病変（滑膜炎，滑膜ひだ障害，腕橈関節変性）を併発して難治性になると手術が選択される．

2）評価

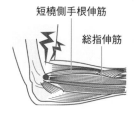

図41　上腕骨外側上顆に起こる腱付着部症

- ●問診：疼痛の部位や強度，増悪する動作，スポーツや職業の頻度などを聴取する．
- ●疼痛：上腕骨外側上顆，腕橈関節，長・短橈側手根伸筋腱，総指伸筋の圧痛を確認する．
- ●疼痛誘発テスト
- ・抵抗下手関節背屈テスト（**図42a**）：前腕回内位で手関節の伸展に対して屈曲させる徒手抵抗をかけて疼痛が出れば陽性とする．短橈側手根伸筋付着部の損傷を示唆する．
- ・中指伸展テスト（**図42b**）：中指の伸展に対して屈曲させる徒手抵抗をかけて疼痛が出れば陽性とする．総指伸筋の損傷を示唆する．
- ・ミルズテスト（**図42c**）：手関節掌曲，前腕回内，肘伸展で疼痛が出れば陽性とする．
- ・チェアーテスト（**図42d**）：肘関節伸展位，前腕回内位，手関節背屈位で椅子を持ち上げたときに疼痛が出れば陽性とする．
- ●肘関節アライメント：外反や回内の増大を左右差で比較する．
- ●筋力：握力，第4-5指（尺側）のグリップ力や肩甲骨周囲筋の筋力の低下を評価する．
- ●関節可動域：手関節や前腕（回内，回外），肩関節（水平内転，内旋，外旋），肩甲胸郭関節の外転（リーチ動作）の制限を評価する．
- ●ラケットの握り方：橈側グリップ（第1〜3指側）は肘外側の負担を増加させるため，尺側グリップ（第4-5指側）を推奨する（**図43**）．普段から習慣的に橈側グリップになっていることに気がつかないため，意識させる必要がある．
- ●動作観察：バックハンド動作で肘外側に負担が大きくなる動きの有無を確認する．

図43　ラケットの握り方
a．橈側グリップ．
b．尺側グリップ．
尺側グリップが推奨される．

3）理学療法

　「上腕骨外側上顆炎診療ガイドライン2019（改訂第2版）」[11]によると，理学療法を

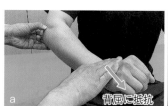
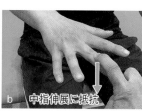
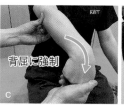
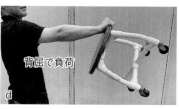

図42　疼痛誘発テスト
a．抵抗下手関節背屈テスト，b．中指伸展テスト，c．ミルズテスト，d．チェアーテスト．

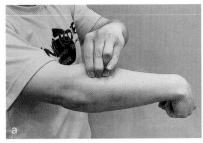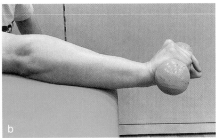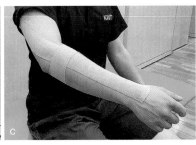

図44　運動療法やテーピング
a. 橈側手根伸筋のダイレクトマッサージ，b. 尺側筋群の筋力強化，c. 患部への負担軽減を図るテーピング．

行うことは強く推奨されている．ステロイド局所注射やテニスバンドよりも有効であったという報告がある一方，効果が限定的であるという報告もある．運動療法（ストレッチ，筋力強化，徒手療法，モビライゼーション，マッサージ）や物理療法（超音波療法，温熱療法，アイシングなど）のどれが効果的であるかも結論が出ていない．

　急性期の痛みが強い時期は腱付着部への牽引ストレスを避け，愛護的なエクササイズにとどめる．痛みが軽減したら，徐々にストレッチや筋力強化のエクササイズを追加する．

- **患部保護**：スポーツを休止し，日常生活でも痛みが出る動作を回避する指導を行う．

- **超音波療法**：急性期には間欠モードによる非温熱効果，慢性期には連続モードによる温熱効果を与えて，軟部組織の緊張緩和や疼痛軽減を図る．

- **ダイレクトマッサージ**：短橈側手根伸筋の付着部への牽引ストレスを軽減させるために筋腹や橈骨神経周囲の軟部組織に対するマッサージを行う（**図44a**）．

- **筋力強化**：第4-5指グリップで尺側筋群を強化する（**図44b**）．

- **肩甲骨エクササイズ**：肩甲骨の動きを十分に意識させて肘外側への負担を減らす．

- **テーピング**（**図44c**）や**エルボーバンド**：患部への負担軽減を図るため，必要に応じて補助的に使用する．

■引用文献

1) 日本スポーツ理学療法学会：第9章 投球障害肩・肘理学療法ガイドライン．日本理学療法士協会監：理学療法ガイドライン 第2版．医学書院；2021．p.509-603．
2) Snyder SJ, Karzel RP, et al.：SLAP lesions of the shoulder. Arthroscopy 1990；6（4）：274-9．
3) Jang SW, Yoo Y-S, et al.：Stress Distribution in Superior Labral Complex and Rotator Cuff During In Vivo Shoulder Motion：A Finite Element Analysis. Arthroscopy 2015；31（11）：2073-81．
4) Will KE, Macrina LC, et al.：Deficits in glenohumeral passive range of motion increase risk of elbow injury in professional baseball pitchers：a prospective study. Am J Sports Med 2014；42（9）：2075-81．
5) Burkhart SS, Morgan CD, Kibler WB：The disabled throwing shoulder：spectrum of pathology Part I：pathoanatomy and biomechanics. Arthroscopy 2003；19（4）：404-20．
6) Harryman DT 2nd, Sidles JA, et al.：Translation of the humeral head on the glenoid with passive glenohumeral motion. J Bone Joint Surg Am 1990；71（9）：1334-43．
7) 柏口新二，岡田知佐子編：野球ヒジ診療ハンドブック―肘の診断から治療，検診まで．全日本病院出版会；2014．
8) Hoshika S, Nimura A, et al.：Medial elbow anatomy：A paradigm shift for UCL injury prevention and management. Clin Anat 2019；32（3）：379-89．
9) O'Driscoll SW, Lawton RL, Smith AM.：The "moving valgus stress test" for medial collateral ligament tears of the elbow. Am J Sports Med 2005；33（2）：231-9．
10) 小野元揮，熊野 寛，山崎哲也：コリジョンスポーツの外傷性肩関節脱臼に対するアスレティッククリハビリテーション．関節外科 2020；39（5）：20-6．
11) 日本整形外科学会，日本肘関節学会監：上腕骨外側上顆炎診療ガイドライン 2019（改訂第2版）．南江堂：2019．

LECTURE
10

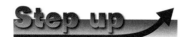

1. 投球障害肩・肘に対する理学療法のエビデンス

投球障害肩・肘の理学療法ガイドライン（理学療法ガイドライン第 2 版）[1] では，理学療法を行うことが「推奨」されている．一方，エビデンスの強さは「弱い〜非常に弱い」が多数を占める．理学療法の介入効果を示すエビデンスが少ない背景には，倫理的に理学療法を行わない比較群（対照群）を設定できないこと，理学療法単独の効果を示しにくいこと，効果（選手にとって有益か否か）を示すアウトカム（表 1）で評価されていないことなどがあげられる．今後，理学療法の介入効果を示すエビデンスの蓄積が課題である．

表 1　効果を示すアウトカムの代表例

- 競技復帰率（完全復帰，部分復帰）の増加
- 復帰に要した時間の短縮
- 受傷率・再発率の低下
- 投球パフォーマンスのスコア改善
- 患者立脚型アウトカム（PROs）のスコア改善
- 疼痛（VAS or NRS）の減少など

PROs：patient-reported outcomes.
VAS：visual analogue scale（視覚的アナログ目盛り法）.
NRS：numerical rating scale（数値的評価スケール）.

2. 新たな治療法の進歩と理学療法

近年，エコーを用いた医師の評価・治療の進歩がめざましい．これまで難治性といわれてきた病態の理解が進み，新たな治療法が試みられている．その潮流を理解することは，病態に即した理学療法を展開するうえで重要である．

1) エコーを用いたハイドロリリース (hydrorelease)

エコーで組織を確認しながら末梢神経周囲や筋間に生理食塩水を注射する治療法である．従来の局所麻酔注射による鎮痛効果と異なり，組織間の滑走障害の解消を狙うため，痛みの原因鑑別にも役立つ．運動療法を阻害する原因不明の痛みについて，医師と理学療法士の意見交換が進む契機にもなる治療法である．

2) エコーを用いた徒手療法や運動療法

身体内をエコーでみると，正確な触診に基づく圧痛部位の確認ができる．また，関節や筋の動態や，組織の性状を即時フィードバックしてくれるため，評価と治療に有益な情報を多く得ることができる（図 1）．エコー画像を医師と共有することで，ハイドロリリースと徒手療法の治療法に相乗効果をもたらす．

3) 多血小板血漿 (platelet rich plasma：PRP) 療法

血小板に豊富な成長因子を取り出し，変性組織や損傷組織に投与し，それらの早期修復を図る治療法である．

4) 体外衝撃波療法 (extracorporeal shock wave therapy：ESWT)

衝撃波を体表上から患部に照射する治療法である．日本では足底腱膜炎のみ保険適用が認められている．保険外診療（自費）であるが，腱付着部症や疲労骨折などへの効果も報告されている．エコーで疼痛部位を確定させて，正確に照射することで治療効果が高まる．

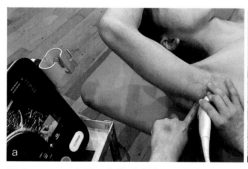
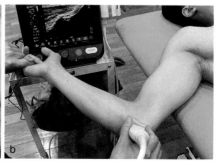

図 1　エコーを用いた徒手療法や運動療法
a. 腋窩の後下方組織（上腕三頭筋と小円筋の間にある腋窩神経）を触診し，滑走性を改善させる．
b. 浅指屈筋の収縮に伴って内側裂隙が狭小化する（関節が安定化する）か否かを確認する．

■引用文献

1) 日本スポーツ理学療法学会：第 9 章 投球障害肩・肘理学療法ガイドライン．日本理学療法士協会監：理学療法ガイドライン 第 2 版．医学書院；2021．p.509-603.

スポーツ理学療法各論（2）
腰部

到達目標

- 腰部のスポーツ傷害の病態を理解する．
- 腰部のスポーツ傷害の病態把握に必要な理学療法評価を理解し，実施できる．
- 競技復帰および再発予防のための運動療法を理解し，実施できる．

この講義を理解するために

　この講義では，腰部のスポーツ傷害として代表的な腰椎分離症，腰椎椎間板ヘルニア，非特異的腰痛について学習します．

　腰痛は国民の有訴率が最も高く，スポーツ選手でも発生頻度の高いスポーツ傷害の一つです．過去には腰痛の85％は原因の特定できない非特異的腰痛であるとされてきましたが，現在ではその多くの病態がわかってきています．スポーツ選手の腰痛の発生メカニズムは，体幹への負荷が大きい運動中の腰部のマルアライメント（不良なアライメント）や体幹筋の機能不全によって，腰部に機械的ストレスが集中して加わることで発生すると考えられます．各疾患がどのような病態なのか，どのような発生メカニズムにより生じるのかについて理解しましょう．そのうえで，各疾患の理学療法評価および治療について学びましょう．

　この講義の前に，以下の項目をあらかじめ学習しておきましょう．

　　□ 腰部の機能解剖について学習しておく．
　　□ 腰部の運動学・運動力学について学習しておく．
　　□ 脊髄髄節レベルと支配される骨格筋や感覚支配領域を学習しておく．
　　□ 腰部疾患の病態について学習しておく．
　　□ 腰部疾患に対する整形外科的検査について学習しておく．

講義を終えて確認すること

　　□ 腰椎分離症の病態と理学療法について理解できた．
　　□ 腰椎椎間板ヘルニアの病態と理学療法について理解できた．
　　□ 非特異的腰痛の病態と理学療法について理解できた．
　　□ 腰部のスポーツ傷害における，競技復帰および再発予防のための運動療法について理解できた．

腰椎分離症
（lumbar spondylolysis）

関節突起間部（pars）

疲労骨折（fatigue fracture）

MEMO
腰椎回旋時の負荷
体幹運動中の関節突起間部に加わる負荷を調査した報告[1]によれば，伸展と回旋で応力が大きく，特に回旋運動では回旋方向と反対側の関節突起間部に高い応力が生じる．

MEMO
発育期の腰痛の原因
発育期のスポーツ選手で腰痛が2週間以上続いた場合，小・中学生ではおよそ50%，高校生ではおよそ30%が腰椎分離すべり症であったという報告もあり，なんらかのスポーツをしている発育期のスポーツ選手が持続する腰痛を訴えた場合は本疾患を疑う．

滑膜炎（synovitis）

分離すべり症（spondylolytic spondylolisthesis）

1. 腰椎分離症

1）病態

腰椎分離症は，狭義には「腰椎椎弓の関節突起間部の骨折が生じ，椎体と椎弓が分離した状態」で，いわゆる偽関節となった状態をさす（**図1**）．近年では「分離症＝疲労骨折」の認識が広まり，椎弓が完全に分離する前の状態，つまり進行中の疲労骨折や骨折線がはっきりする前の状態までを含めて分離症とされる．

受傷機転となる機械的ストレスは，腰椎の伸展と回旋および椎間関節への軸圧であり，これらが繰り返し関節突起間部に加わることで疲労骨折に至る．

（1）疫学

日本の成人では約6%（男性8%，女性4%）に分離症がみられ[2]，発育期のスポーツ選手に好発する．分離高位は第5腰椎（L5）での発症が最も多い．

（2）症状

腰を反らしたり，ひねったり，ジャンプやランニングの連続するようなスポーツ動作で増悪する腰痛が典型的な症状である．発症初期は疲労骨折に由来する痛みで，終末期は偽関節部の滑膜炎に由来する痛みである．疲労骨折の骨髄浮腫や偽関節部の滑膜炎が周囲の組織や神経に波及することで，どの運動方向でも腰痛を訴えたり，殿部痛や下肢痛を訴えたりする場合もあり，腰椎椎間板ヘルニアとの鑑別も必要となる．

（3）臨床経過と治療

分離症の発症初期は疲労骨折の病態であり，病態が進行して終末期の偽関節となると，治療しても骨癒合が期待できなくなる．両側椎弓で偽関節となって分離症が完成した場合，特に小学生低学年以下の低年齢の症例では分離すべり症（**図2**）に移行しやすいため注意する．

治療方針は，第一に発症早期の段階で確定診断がなされて治療が開始されること，第二に疲労骨折の病態であることから，再発予防のための運動療法を行うことが非常に重要となる．

2）評価 [3,4]

（1）画像所見

● X線（**図1**）：単純X線の斜位像での「スコッチテリアの首輪」サインがよく知られている．これはほぼ終末期の分離症となった偽関節像であり，疲労骨折の発生段階

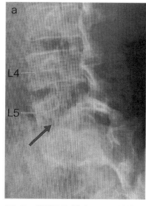
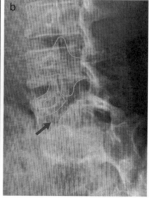
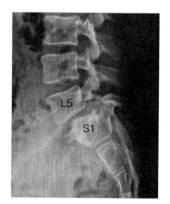

図1　腰椎分離症のX線像（斜位像）
第5腰椎関節突起間部の分離像（a，矢印）がスコッチテリアの首輪のように見える（b，矢印）ため，スコッチテリアの首輪サインとよばれる．

図2　腰椎分離すべり症のX線像
第5腰椎（L5）が第1仙椎（S1）に対して前下方にすべり症を起こしている．

に単純X線のみで診断することは困難である.

- CT（図3）：分離初期からの微細な骨折線や骨吸収像が同定できる. 病期分類の判定がなされることで予後予測や治療方針決定のための重要な情報となる.
- MRI：CTよりも早い段階で椎弓根の骨髄浮腫像の輝度変化が観察され, 早期診断に有用である. 進行期の分離症では, MRIでの骨髄浮腫の有無が骨癒合成績にかかわり, 治療方針決定のための情報となる.

(2) 問診

痛みの部位, 増悪因子, 発生要因につながる情報を聴取する. 骨癒合を目指す場合は運動休止期間がある程度長期となるため, 本人や家族, スポーツ現場の関係者の理解度なども把握する.

a. 痛みの部位

片側性の分離症の場合は罹患側の椎間関節部に限局的な痛みを訴え, 両側性の場合は腰部中央から両側の椎間関節部にかけて痛みを訴えることが多い.

b. 痛みの増悪因子

腰を反らしたり, ひねったりする運動時や, ジャンプなどの軸圧が加わる運動時に増悪する. また, 立位保持や背臥位などの腰椎前彎が増強する姿勢で痛みの増悪を訴える場合がある.

c. 痛みの発生要因

疲労骨折の病態であることから, 痛みが発生した時期付近でのスポーツ活動の練習量や負荷強度の変化, 内容の変化などを詳細に聴取する.

(3) 疼痛誘発テスト（図4）

a. 圧痛（図4a）

罹患椎の棘突起の圧痛所見がほぼ全例でみられ, 運動時痛が消失した後も残存する例が多い.

b. 運動時痛

- ケンプテスト（図4b）：立位で体幹側屈と伸展を強制して, 側屈側に腰痛が誘発されるかを検査する. もともとは神経根症状の誘発検査であるが, 腰痛分離症での陽性率が高い.
- 伸展ストレステスト（図4c）：立位で体幹伸展を強制して, 腰痛が誘発されるか検査する.

CT（computed tomography；コンピュータ断層撮影）

MRI（magnetic resonance imaging；磁気共鳴画像）

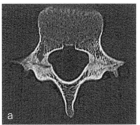
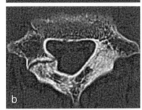
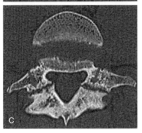

図3　CT（冠状断像）による腰椎分離症の病期分類
a. 初期. 部分的な骨透亮像や骨吸収像がhair line様にみられる.
b. 進行期. 明らかな亀裂を認めるが, 骨硬化像は認めない.
c. 終末期. 分離部周辺に骨硬化像がみられる（両側例）.

ケンプ（Kemp）テスト

LECTURE
11

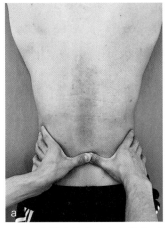
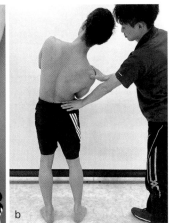
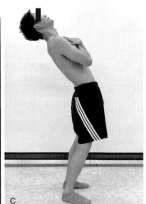
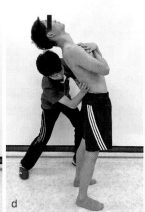

図4　腰椎分離症の疼痛誘発・減弱テスト
a. 圧痛. 罹患椎（写真ではL5）の棘突起を押して圧痛所見を確認する.
b. ケンプテスト. 立位で体幹側屈と伸展を強制し, 側屈側（写真では右）に腰痛が出現するかどうかを確認する.
c. 伸展ストレステスト. 立位で体幹伸展時の腰痛を確認する.
d. 疼痛減弱テスト. 徒手操作で椎間を開大してケンプテストや伸展ストレステストを行い, 腰痛の減弱を確認する.

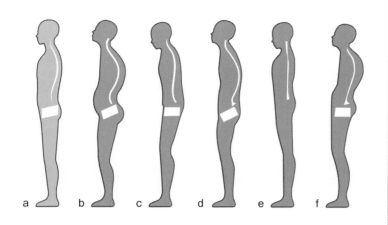

図5　脊柱の静的アライメント（矢状面）
a. 正常，b. 胸椎後彎−腰椎前彎姿勢，c. 腰椎前彎減少，d. 骨盤過前傾による下位腰椎前彎増強，e. 平背，f. 円背．

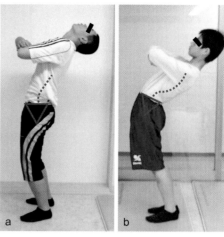

図6　発育期腰椎分離症の体幹伸展挙動
a. 股関節伸展制限のため，骨盤が後傾できず，腰椎過伸展となっている．
b. 体幹安定性低下や胸椎伸展制限のため，腰椎過伸展となっている．

c. 疼痛減弱テスト（図4d）

　椎間開大の徒手操作を行いながらケンプテストや伸展ストレステストを行い，腰痛が減弱すれば椎間関節に加わる伸展や回旋負荷が要因であると仮説検証ができる．

（4）機能評価

a. アライメント

　静的アライメントでは，矢状面での腰椎過前彎が直接的な要因となりやすい（図5b，d，f）．隣接関節では，骨盤過前傾や胸椎過後彎アライメントが増悪因子となる．

　動的アライメントでは，体幹伸展時に腰椎過伸展の挙動となっていることが多い（図6）．その際に，股関節伸展制限による骨盤後傾運動の不足，胸椎伸展制限，腹筋群の機能不全が増悪因子となる．

b. 可動性・柔軟性

　股関節と胸椎の伸展可動性を評価する（図7）．

c. 筋機能

　腹筋群のモーターコントロール機能を評価する（図8）．

3）理学療法[3,4]

　初期〜進行期の分離症では，基本的にスポーツ活動の休止と装具療法を行って骨癒合を目指し（図9），骨癒合の判定がなされた後からアスレティックリハビリテーションに移行する．固定期間中は腰椎に負荷のかからない範囲での運動療法で機能改善を目指す．終末期の分離症では骨癒合が期待できないため，無症候性の状態を目指す．腰痛が強い時期は消炎鎮痛を行い，腰痛が軽減した後にアスレティックリハビリテーションに移行する．

（1）機能改善のための運動療法

a. 腹筋群のモーターコントロール（図8，10）

　腹筋群を再教育し，下位腰椎後彎運動の随意性を獲得する．

b. 股関節の伸展可動性改善（図11）

　腰椎の生理的前彎を保持しながら股関節伸展可動性改善のストレッチングを行う．

c. 胸椎の伸展・回旋可動性改善（図12）

　下位腰椎の安定性を保持したまま胸椎伸展と回旋運動の随意性を獲得する．

（2）アスレティックリハビリテーション

　スポーツ動作中に腰椎過伸展と過回旋が生じないような安定性を獲得し（図13），

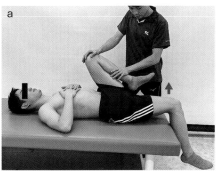
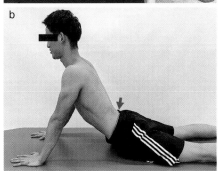

図7　股関節と胸椎の伸展可動性評価
a. トーマステスト変法．股関節伸展制限の主
　要因が腸腰筋の柔軟性低下の場合は対側の
　股関節が屈曲する（写真では腸腰筋）．大腿
　直筋の柔軟性低下の場合は膝関節が伸展す
　る．大腿筋膜張筋の場合は股関節が屈曲・
　外転する．
b. 胸椎伸展可動性評価．腹臥位から上肢支持
　で脊柱を伸展させる．胸椎や上位腰椎の伸
　展可動性低下があると下位腰椎で過伸展を
　呈しやすい．

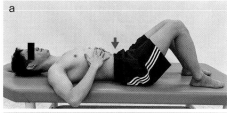
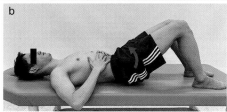
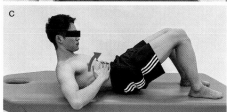

**図8　腹筋群のモーターコントロール機能
　　　評価**
a. ドローインで随意的に腰椎後彎（前彎の減少）
　ができるか評価する．
b. 腰椎後彎を保持しながら下部腹筋の求心性収
　縮で骨盤後傾運動ができるか評価する．
c. 腰椎後彎を保持しながら上部腹筋の求心性収
　縮で上部体幹屈曲運動ができるか評価する．
腰椎後彎を保持しながら，上部・下部腹筋の遠心
性収縮ができるかも評価する．

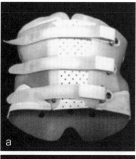
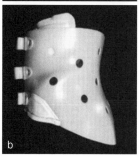

**図9　腰椎分離症の治療用
　　　固定装具**
骨癒合を目指す場合には，腰
椎の伸展，回旋運動を制限す
るため，胸椎から仙骨までを
覆う硬性装具が処方される．
a. 前面，b. 側面．

トーマス（Thomas）テスト

🖱 MEMO

ドローイン（draw-in）
へそを引き込んで前腹壁を凹ませ
て，腹横筋の求心性収縮を促す
体幹筋エクササイズ．

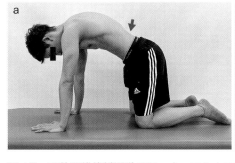
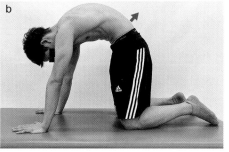

図10　下位腰椎後彎運動のモーターコントロール
a. 機能不全例．キャットバックでの脊柱後彎運動で下位腰椎の後彎ができていない．
b. 良好例．下部腹筋群の収縮をコントロールして腰椎後彎運動の随意性を獲得する．

🖱 MEMO

キャットバック（cat-back）
四つ這い位で腹筋群の収縮によ
り脊柱を"猫の背伸び"のように
丸めて屈曲させるエクササイズ．

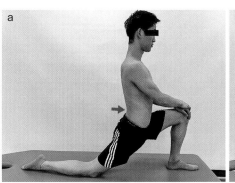
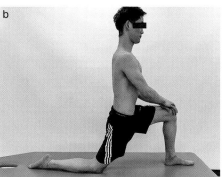

図11　股関節の伸展可動性改善
a. 機能不全例．腹筋群のコントロールが不良であり，骨盤過前傾と腰椎過伸展を呈している．
b. 良好例．腹筋群と大殿筋下部の収縮がコントロールされており，腰椎の良肢位を保持したまま股
　関節伸展ができている．

🖱 MEMO

分離症の競技復帰率と再発率
保存療法による競技復帰率は
90％以上で，競技復帰までに要
した期間は，骨癒合を目指した治
療では 4.7±1.9 か月（そのうち，
競技休止と装具固定期間が3.4
か月±1.5 か月），骨癒合を目指
さず疼痛管理を行った治療では
1.8±1.7 か月であった[3]．一方，
復帰後の分離症あるいは腰痛の
再発率は 26.1％との報告があ
り[5]，再発予防のためのアスレ
ティックリハビリテーションと患者
教育が非常に重要となる．

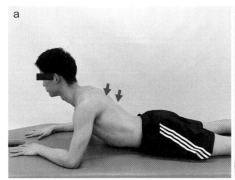
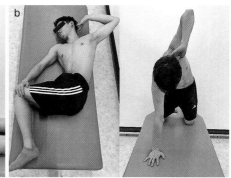

図 12　胸椎の伸展・回旋可動性改善
a. 胸椎伸展．パピーポジション（オンエルボー）でチンイン（顎を引き込む動作）と胸部多裂筋および腰部多裂筋の収縮を促し，胸椎から上位腰椎の伸展運動の随意性を獲得する．
b. 胸椎回旋．側臥位や四つ這い位で骨盤帯と腰椎を安定させたまま胸椎の回旋運動の随意性を獲得する．

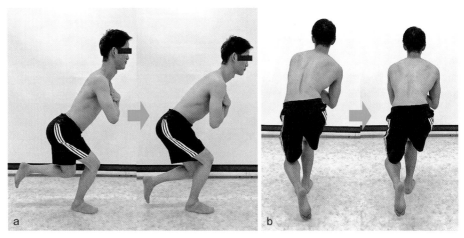

図 13　動作中の腰椎過伸展・過回旋の修正
a. 矢状面での腰椎過伸展（過前彎）を修正し，腰椎生理的前彎を保持する．
b. 前額面での骨盤傾斜，腰椎側屈・回旋を修正し，骨盤水平位，腰椎中間位を保持する．

運動負荷量を段階的に上げていく．また，継続的なセルフケアを啓発して競技復帰後の再発予防に努める．

2. 腰椎椎間板ヘルニア

1）病態

　腰椎椎間板ヘルニアは，椎間板を構成する線維輪が変性して亀裂が生じ，髄核が後方に突出，あるいは脊柱管内に脱出した病態である．

　発生要因として，加齢や喫煙などの生活習慣，職業，力学的要素，遺伝的要因などが関連する．力学的要素では椎間板内圧上昇が関与し，スポーツでは前屈姿勢やジャンプ・着地動作の多い競技，重量物のリフティング動作や当たり動作のある競技で受傷しやすい．

（1）疫学

　有病率は約1％で，活動性の高い男性で発症頻度がやや多い．好発年齢は20〜40歳代で好発部位はL4/5，次いでL5/S1での発症が多い．

（2）分類

　線維輪に対する髄核の脱出形態や脱出部位により分類される．

（3）症状

　線維輪の損傷による炎症反応や，突出した髄核が後縦靱帯や神経根を刺激することで腰殿部痛や下肢痛が生じる．神経症状として，しびれや筋力低下，知覚障害が生じ

MEMO
各種姿勢および動作による椎間板内圧の変化
静止立位時と比較して腰椎前屈や後彎位，重量物保持や軸圧負荷で大きく上昇する．
▶巻末資料・図5参照．

気をつけよう！
内側型ヘルニアと外側型ヘルニア
発生頻度の多い内側型ヘルニアでは，脊柱管内で神経根の圧迫が生じるため，L4/5 ヘルニアならばL5症状というように当該椎間板の1つ下の神経根症状が生じる．一方，外側型ヘルニアでは，脊柱管の外で1つ上の高位の神経根を圧迫するため，L4/5ヘルニアならばL4症状が出現することに注意が必要である．

椎間板ヘルニア
（herniated intervertebral disc）

椎間板ヘルニアの分類
▶巻末資料・図6参照．

MEMO
無症候性の椎間板ヘルニアの割合
MRI所見で無症候性の腰椎間板の膨隆や突出は20歳代でおよそ30％，40歳代で33〜50％，60歳代で38〜69％，80歳代で43〜84％にみられ，加齢に伴い無症候性変化は増加する[6]．

MEMO
スポーツ選手の椎間板ヘルニアの治療成績
システマティックレビューによれば，保存療法による競技復帰率は81.5％で復帰までの期間は4.1か月，手術療法による競技復帰率は83％で復帰までの期間は5.2か月と報告されている[7]．

LECTURE
11

ることが多く，硬膜管の圧迫が強い場合には間欠性跛行や膀胱直腸障害が生じることもある．一方，画像所見で椎間板ヘルニアを認めても，実際の臨床症状としては無症候性であることも多く，椎間板ヘルニアが症状と一致しているかの鑑別が重要となる．

（4）臨床経過と治療

突出型や脱出型の椎間板ヘルニアでは，発症からおよそ3～6か月で自然経過により髄核が退縮し，脱出の程度が大きいほど吸収されやすい（**表1**）[8]．基本的に保存療法で治療が行われるが，日常生活に支障のある症状が残存する例や，顕著な神経症状，膀胱直腸障害などの馬尾障害を呈する例では手術療法が選択される．

2）評価

（1）画像所見

- **X線**：ヘルニアは描写されない．椎間板変性を示唆する所見として椎間板高の低下や，疼痛回避性の側彎を呈することがある．
- **MRI（図14）**：矢状断および水平断像で髄核の膨隆像や突出像を確認できる．

（2）問診

a. 痛みの部位

ヘルニアの脱出高位周辺の腰痛が典型であり，殿部痛や下肢痛，しびれや知覚障害などの神経脱落症状を呈することも多い．

b. 痛みの増悪因子

体幹前屈動作や軸圧が加わる運動時に症状が増悪し，立位よりも座位姿勢で痛みの増悪を訴えることが多い．急性発症の場合はきっかけとなった運動や動作を確認する．

（3）疼痛誘発テスト

a. 圧痛

ヘルニアの脱出高位に該当する棘突起に強い圧痛を認める．殿部から下肢の坐骨神経の走行に沿った圧痛を認めることもある．

b. 運動時痛

体幹前屈時に腰殿痛や下肢痛を訴え，顕著に可動域が制限される．

c. 神経伸張テスト

- **坐骨神経伸張テスト（図15）**：坐骨神経の神経緊張徴候を評価する．下肢伸展挙上（SLR）テストで70°未満の挙上制限があり，腰殿部痛または下肢痛を伴う場合を陽性とする．ハムストリングスの伸張時痛と鑑別するためにはブラガードテストや股関節内転・内旋テストを用いる．
- **大腿神経伸張テスト（図16）**：大腿神経の神経緊張徴候を評価する．腰痛または鼠

表1　脱出形態別の退縮率

脱出形態	退縮率
膨隆型	13%
突出型	41%
脱出型	70%
髄核分離型	96%

(Chiu CC, et al.：Clin Rehabil 2015；29（2）：184-95[8])

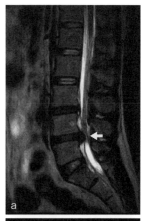
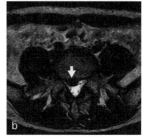

図14　腰椎椎間板ヘルニア症例のMRI像
a. 矢状断像．L4/5高位に椎間板ヘルニアを認める（矢印）．腰椎の生理的前彎の減少も把握できる．
b. 水平断像．脊柱管左側に髄核が突出した傍正中型の椎間板ヘルニアを認める（矢印）．

下肢伸展挙上（straight leg raising：SLR）テスト

ブラガード（Bragard）テスト

LECTURE
11

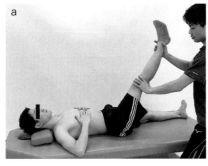
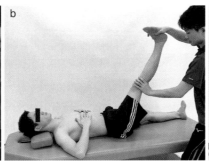
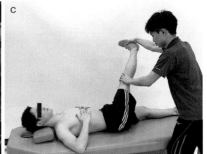

図15　坐骨神経伸張テスト
a. SLRテスト．他動的にSLRを行い，腰殿部痛や下肢痛を確認する．
b. ブラガードテスト．SLRテストの角度から少し下げて，足関節背屈強制したときの腰殿部痛や下肢痛を確認する．
c. 股関節内転・内旋テスト．SLRテストの挙上角度を変えずに，股関節内転と内旋を段階的に加えて坐骨神経症状の増加を確認する．

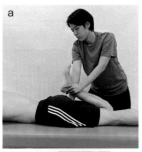

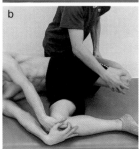

図16 大腿神経伸張 (FNS) テスト
a. FNSテスト (原法). 腹臥位 (股関節伸展位) で膝関節を屈曲して腰殿部痛や大腿前面痛を確認する.
b. 側臥位でのFNSテスト. 頸部屈曲と脊柱後彎を加えた脊柱管伸張肢位で検査する.

大腿神経伸張 (femoral nerve stretching：FNS) テスト

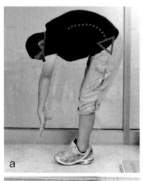

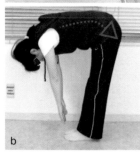

図17 腰椎椎間板ヘルニア症例の脊柱屈曲挙動
a. 股関節屈曲制限のため骨盤が前傾できず, 腰椎過屈曲となっている.
b. 胸椎から上位腰椎の屈曲可動性低下のため, 腰椎過屈曲となっている.

表2 椎間板ヘルニアによる障害神経根の高位と神経学的検査所見

障害神経根	椎間板ヘルニア高位	知覚障害	運動障害	腱反射の低下・消失	神経緊張徴候
L2	L1/2 間	大腿前面	腸腰筋		FNS テスト
L3	L2/3 間	大腿前面	大腿四頭筋		FNS テスト
L4	L3/4 間	下腿内側	大腿四頭筋 前脛骨筋	膝蓋腱反射	FNS テスト SLR テスト
L5	L4/5 間	下腿外側〜足背	前脛骨筋 長母趾伸筋		SLR テスト
S1	L5/S1 間	足部外側	長母趾屈筋 下腿三頭筋 長・短腓骨筋	アキレス腱反射	SLR テスト

径部から大腿前面にかけて疼痛が出現する場合を陽性とする. 大腿神経をさらに伸張するために側臥位で行う方法もある.

(4) 神経学的所見 (表2)

ヘルニアの脱出高位に該当する神経脱落症状 (知覚障害, 運動障害, 腱反射異常) の有無を評価する.

(5) 機能評価[9]

a. アライメント

静的アライメントでは, 矢状面での腰椎前彎減少が要因となりやすい (**図5c, e, f**). 隣接関節では, 骨盤後傾や胸椎過後彎アライメントが増悪因子となる. 腰殿部痛や下肢痛などの神経症状がある場合は逃避姿勢を呈することもある.

動的アライメントでは, 前屈動作で腰椎過屈曲の挙動となっていることが多い (**図17**). 隣接関節の股関節屈曲制限による骨盤前傾不足や胸椎や上位腰椎の可動性低下などが増悪因子となる.

b. 可動性・柔軟性

股関節の屈曲可動性やハムストリングスの柔軟性を確認する (**図15a**).

c. 筋機能

腰椎の生理的前彎を保持するために必要な腰部多裂筋や大腰筋の筋機能を評価する (**図18**).

3) 理学療法 [9]

急性期はスポーツ活動の休止や薬物療法, 物理療法による疼痛管理が中心となる. 運動療法では, 腰椎椎間板内圧の減少と腰椎の生理的前彎の獲得を図り, 段階的にアスレティックリハビリテーションに移行する.

(1) 機能改善のための運動療法

a. 脊柱の段階的伸展運動 (図19)

腰椎椎間板内圧の減少を図るため, 段階的に腰椎伸展可動性を改善する.

b. 腰椎生理的前彎の獲得のためのモーターコントロールエクササイズ (図20)

腰部多裂筋と大腰筋の再教育を図る. キャットバックでは多裂筋と腹横筋の協調性改善を図り, 腰椎の生理的前彎を保持できるようにコントロールする.

c. 股関節屈曲可動性の改善 (図21)

腰椎の生理的前彎を保持したまま, 股関節屈曲のストレッチングを行う.

(2) アスレティックリハビリテーション

荷重動作では, 腰椎に過屈曲と過回旋の負荷が集中しないように股関節屈曲優位の動作を獲得し (**図22**), 運動負荷量を段階的に引き上げて競技復帰を目指す.

LECTURE 11

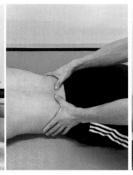
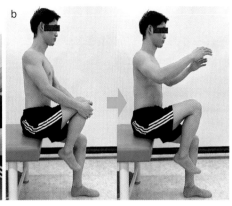

図18　腰部多裂筋・大腰筋の筋機能評価
a. 腰部多裂筋．腹臥位で腰椎前彎（仙骨前傾）の自動運動を行い，触診で腰部多裂筋の収縮を確認する（右図）．
b. 大腰筋．腰椎生理的前彎を保持した状態で股関節を最大屈曲し，腰椎前彎と股関節屈曲位を保持できるか確認する．機能不全例は大腿が落下し，腰椎後彎位となる．

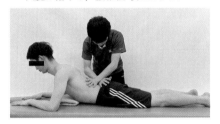

図19　脊柱の段階的伸展運動
腰痛の強い時期から可能で，段階的に腰椎伸展を獲得することで後方偏位した髄核の前方移動を図るオンエルボーでの脊柱伸展運動．痛みがある場合は，徒手で罹患椎間を固定して，椎間開大を加えながら分節運動の改善を図る．

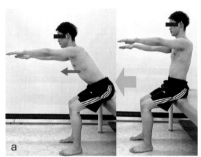
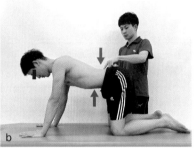

図20　腰椎生理的前彎の獲得のためのモーターコントロールエクササイズ
a. 腰部多裂筋・大腰筋エクササイズ．座位で腰椎生理的前彎を保持したまま股関節屈曲を行う．
b. キャットバックエクササイズ．脊柱前彎運動とドローインで腰部多裂筋と腹横筋の協調性改善を図る．

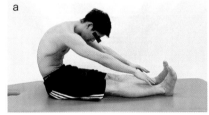
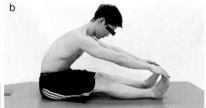
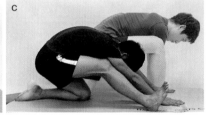

図21　股関節屈曲可動性の改善
a. 機能不全例．ハムストリングスのストレッチングの際に腰椎過後彎が生じている．
b. 腰椎の生理的前彎を保持し，ハムストリングスのストレッチングを行う．
c. 股関節の深屈曲の可動性とハムストリングスの柔軟性改善のための動的ストレッチングを行う．

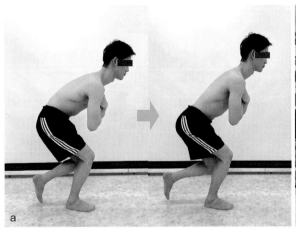
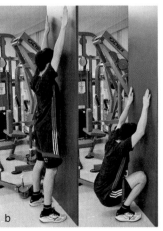

図22　動作中の腰椎過屈曲（過後彎）の修正
a. 矢状面での腰椎過屈曲（過後彎）を修正し，腰椎生理的前彎を保持して股関節屈曲優位の動作を獲得する．
b. オーバーヘッドウォールスクワットでしゃがみ込みができる程度の可動性と全身協調性の獲得を目指す．

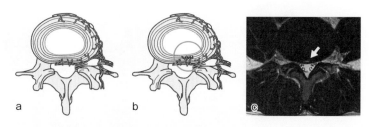
表3　重篤な脊椎疾患（腫瘍，感染，骨折など）の合併を疑うべき RED FLAGS（危険信号）

- 発症年齢＜20歳，または＞55歳
- 時間や活動性に関係のない腰痛
- 胸部痛
- 癌，ステロイド治療，HIV感染の既往
- 栄養不良
- 体重減少
- 広範囲に及ぶ神経症状
- 構築性脊椎変形
- 発熱

HIV（human immunodeficiency virus；ヒト免疫不全ウイルス）．
HIZ（high intensity zone）

3．非特異的腰痛（いわゆる腰痛症）

1）病態

非特異的腰痛とは，画像所見において異常所見が明らかではなく，確立された診断方法がない腰痛と定義される．確定診断がなされないために的確な治療がなされず，経過が長期化した慢性腰痛に移行する例も多い．

近年では，専門医による腰痛の発痛源の丁寧な診察や画像診断の進歩により，これまで非特異的腰痛とされてきた多くの腰部疾患は診断が可能になってきている．脊椎由来の腰痛では発痛源の部位により，椎間板性，椎間関節性，筋・筋膜性，仙腸関節性の腰痛に分類される．

スポーツ選手では，競技特異的な体幹運動によって腰椎に生理的許容範囲を超える機械的ストレスが繰り返し加わることが多い．腰痛が誘発される腰椎の運動方向によって，屈曲型腰痛，伸展型腰痛，回旋・側屈型腰痛といった分類でサブグループ化されることもあり，病態を的確に把握して原因となる機能不全を評価することが根本的治療につながる．

2）評価および治療

非特異的腰痛の評価・治療にあたっては，RED FLAGS（表3）をはじめとする重篤な疾患を疑わせる所見がないことを必ず確認したうえで，理学所見による機能的腰部障害の分類から治療方針を立てる[10]．

(1) 椎間板性腰痛

屈曲型腰痛の代表的病態であり，腰椎過屈曲や過回旋，軸圧などの椎間板内圧が上昇する機械的ストレスが加わることで発生する．椎間板自体は侵害刺激を受容しにくい組織であり，線維輪が損傷した後の修復過程で血管や神経線維が線維輪内側に入り込み（図23b），炎症性サイトカインの発現・増加が生じることで疼痛を受容しやすくなる．

画像所見として，MRIのT2強調画像にて椎間板の線維輪後方にHIZとよばれる高輝度変化を認める場合がある（図23c）．

症状は，前屈や軸圧動作時，日常生活でのくしゃみや咳など椎間板内圧上昇を伴う場面で腰痛が出現する．

評価および治療方針は腰椎椎間板ヘルニアに共通し，運動療法では腰椎の生理的前彎の獲得と腰椎過屈曲や過回旋の負荷集中を修正することを目的としたエクササイズを実施する[9]（図18〜22）．

図23　変性椎間板の病態とMRI画像
a．正常な椎間板では線維輪の辺縁部のみ血管や神経が存在する．
b．損傷後の変性した椎間板では，修復過程で残存した新生血管や神経線維が内側に入り込む．
c．MRI冠状断像．変性椎間板のHIZ所見（矢印）．

（2）椎間関節性腰痛

伸展型および伸展・回旋型腰痛の代表的疾患であり，腰椎過伸展や側屈・回旋の複合運動により椎間関節に過負荷が加わることで発生する．椎間関節は脊髄神経後枝内側枝による支配を受けており，侵害受容器が豊富に存在している．そのため，椎間関節周囲組織への機械的ストレスや組織損傷に伴う炎症などによって痛みを感知しやすい．

画像所見として，MRI の T2 強調画像にて椎間関節内での炎症所見を示す高輝度変化を認める場合がある．

症状は，腰椎の後屈や側屈・回旋の複合運動，あるいは椎間関節に軸圧が加わる動作で腰椎棘突起のやや外側に限局した腰痛が出現しやすい．

評価（図8）および治療方針は腰椎分離症に共通する．運動療法では腰椎の過前彎アライメントの修正と腰部安定化を目的としたエクササイズを実施し（図10～12），荷重動作では腰椎過伸展や側屈・回旋の複合負荷が局所に集中しないように運動制御の獲得を図る[12]（図13）．

（3）筋・筋膜性腰痛[10]

筋や筋膜組織に由来して発生する腰痛で，筋や筋膜への張力が発生する場面で特に多裂筋や脊柱起立筋（最長筋や腸肋筋），胸腰筋膜の過緊張により生じる．筋・筋膜性腰痛の発生メカニズムは明らかになっておらず，現時点では筋や筋膜への過負荷による線維化や滑走障害によって可動時に疼痛が発生する病態，あるいは筋緊張亢進による毛細血管の圧迫が酸素供給不足を引き起こすことで疼痛が発生する病態と推測されている．

画像所見では異常を認めないことが多い．

症状として，問診では palm sign で比較的広い範囲で腰痛を訴え（図24），触診では圧痛部位に沿って筋や筋膜のしこり様の硬結（トリガーポイント）を認めることが多い．また，他の病態に対して反応性に筋緊張が亢進した結果，筋・筋膜性腰痛を併発する場合があるため，評価においては注意が必要である．

筋・筋膜性腰痛症例では，ハムストリングスの柔軟性低下や体幹深部に位置するローカル筋の機能不全が要因となって，表在筋であるグローバル筋の過活動を呈している例が多い．よって理学療法では，グローバル筋の過緊張状態を緩めることと，ローカル筋である腹横筋や腰部多裂筋の再学習によるモーターコントロールを獲得することが主目的となる（図25）．

（4）仙腸関節性腰痛[12]

仙腸関節由来の痛みは，仙腸関節に過度な機械的ストレスが加わることで適合性が不良となり，体幹運動や荷重負荷に伴う仙腸関節のマルアライメントが要因となって生じる．片側または両側の上後腸骨棘付近の殿部痛が主訴となり，ワンフィンガーテストで上後腸骨棘周囲2cm以内を示すことが多い（図26）．病態が重症化すると鼠

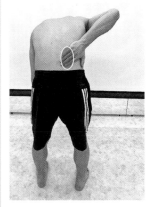

図24　筋・筋膜性腰痛の疼痛誘発部位の例
多裂筋や脊柱起立筋に沿って，あるいは胸腰筋膜部に比較的広範囲で痛みを訴える（palm sign）．

上後腸骨棘（posterior superior iliac spine：PSIS）

ローカル筋，グローバル筋
▶ Step up 参照．

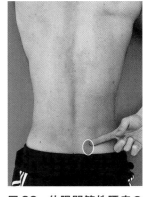

図26　仙腸関節性腰痛の疼痛誘発部位
患者本人に疼痛部位を示してもらうと，指1本で PSIS 付近を示すことが多い（ワンフィンガーテスト）．

LECTURE
11

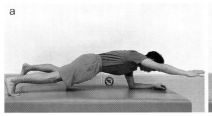 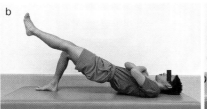 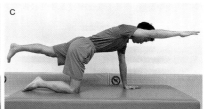

図25　ローカル筋の筋活動量の大きいエクササイズ例
a．エルボートゥ（elbow-toe）．腹横筋の筋活動量が大きく，片側上肢や下肢を挙上することでさらに活動量が上昇する．
b．バックブリッジ．腰部多裂筋の筋活動量が大きく，上肢支持をなくしたり片側下肢を挙上することでさらに活動量が上昇する．
c．ハンドニー（hand-knee）．腰部多裂筋の筋活動量が大きく，片側上肢や下肢を挙上することでさらに活動量が上昇する．

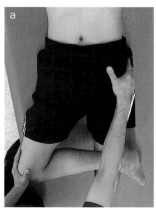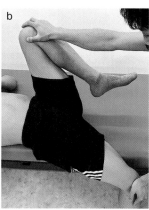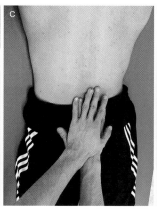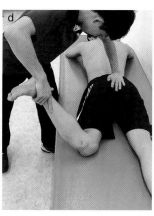

図27 仙腸関節性腰痛の疼痛誘発テスト
a. パトリックテスト. 対側骨盤を固定し, 患側股関節を外転外旋位で寛骨アウトフレア方向に力を加えて仙腸関節に圧縮応力を加える.
b. ゲンスレンテスト. 対側股関節を屈曲して固定し, 患側股関節を伸展方向に力を加えて仙腸関節にカウンターニューテーションの応力を加える.
c. ニュートンテスト. 仙骨を圧迫して仙腸関節に剪断応力を加える.
d. インフレアテスト. 腹臥位で仙骨を固定し, 患側股関節に内旋の力を加えて仙腸関節の後方に伸張応力を加える.

ゲンスレン (Gaensulen) テスト
パトリック (Patrick) テスト
ニュートン (Newton) テスト

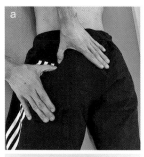

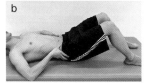

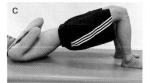

図28 仙腸関節性腰痛の治療方法の一例
a. 徒手療法で寛骨の下方回旋の要因となっている中殿筋と小殿筋のタイトネスを解消するため, 中殿筋と大殿筋の筋間のリリースを行う.
b. ドローインで腹横筋の機能向上を目指す.
c. ヒップリフトで多裂筋と大殿筋の機能向上を目指す.

径部痛や神経根領域に一致しない下肢痛, しびれ, 荷重時や座位での疼痛, 脱力感などを訴える場合がある.

　治療方針として, 仙腸関節の適合性不良の修正と安定性の改善が必要となる. 仙腸関節障害の疼痛誘発テスト (**図27**) や詳細なアライメント評価により修正すべき機能とアライメントを把握し, 周辺組織のタイトネスを改善することで骨盤帯のマルアライメントを改善する (**図28a**). 段階的に運動負荷に耐久できるように仙腸関節の安定化につながる腹横筋や腰部多裂筋, 大殿筋の筋機能向上を目指す (**図28b, c**).

■引用文献

1) Sairyo K, Katoh S, et al.：Spondylolysis fracture angle in children and adolescents on CT indicates the facture producing force vector：a biomechanical rationale. Internet J Spine Surg 2005；1.
2) Sakai T, Sairyo K, et al.：Incidence of lumbar spondylolysis in the general population in Japan based on multidetector computed tomography scans from two thousand subjects. Spine (Phila Pa 1976) 2009；34 (21)：2346-50.
3) 佐藤正裕, 笠舛拓也ほか：伸展時腰痛の運動療法；発育期腰椎分離症—競技復帰に向けたエクササイズ. 臨床スポーツ医学 2016；33 (10)：1000-8.
4) 佐藤正裕：腰椎分離症のリハビリテーション. 福林 徹, 武冨修治編：アスレティックリハビリテーションガイド—競技復帰・再発予防のための実践的アプローチ. 第2版. 文光堂；2018. p.80-9.
5) Sakai T, Tezuka F, et al.：Conservative treatment for bony healing in pediatric lumbar spondylolysis. Spine (Phila Pa 1976) 2017；42 (12)：E716-20.
6) Brinjikji W, Luetmer PH, et al.：Systematic literature review of imaging features of spinal degeneration in asymptomatic populations. AJNR Am J Neuroradiol 2015；36 (4)：811-6.
7) Sedrak P, Shahbaz M, et al.：Return to play after symptomatic lumbar disc herniation in elite athletes：a systematic review and meta-analysis of operative versus nonoperative treatment. Sports Health 2021；13 (5)：446-53.
8) Chiu CC, Chuang TY, et al.：The probability of spontaneous regression of lumbar herniated disc：a systematic review. Clin Rehabil 2015；29 (2)：184-95.
9) 西良浩一編：極めるアスリートの腰痛—100％を超える復帰. 文光堂；2018. p.81-91.
10) 佐藤正裕：アスリートに発生しやすい腰痛に対する理学療法. 理学療法 2017；34 (9)：823-32.
11) Suzuki H, Kanchiku T, et al.：Diagnosis and characters of non-specific low back pain in Japan：the Yamaguchi Low Back Pain Study. PLoS One 2016；11 (8)：e0160454.
12) 青木保親, 杉浦史郎編著：フルカラーでやさしくわかる！ 腰痛の理学療法. 日本医事新報社；2022. p.138-53.

LECTURE
11

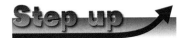

1. 腰痛治療のエビデンス

腰痛に対しては従来からさまざまな治療法が行われており，多くの研究報告がある．米国内科学会が2017年に発表したガイドライン[1]では，急性腰痛の治療法で疼痛軽減効果が薬物療法よりも推奨されるものは，温熱療法，マッサージ，鍼治療，脊椎徒手療法とされている．また，慢性腰痛では，運動療法，モーターコントロールエクササイズ，太極拳，ヨガ，包括的リハビリテーション，鍼治療，心理療法，認知行動療法，脊椎徒手療法，筋電図フィードバック，低出力レーザー療法などが推奨されている．一方，理学療法の現場で行う運動療法や物理療法のエビデンスレベルはほとんど低～中等度であり，今後の腰痛治療の理学療法においては大きな課題といえる．

2. Joint by Joint Theory に基づく運動療法の進め方

腰部のスポーツ傷害の理学療法では，スポーツ動作中に腰椎へのストレスをいかに軽減させるかが重要となる．そのため，腰部を安定させるために体幹筋のトレーニングをすることが必要となるが，隣接する関節機能の影響を受けて腰部障害が発生することも多い．患部に対する隣接関節の機能不全が及ぼす影響については，Joint by Joint Theory（JBJT）の概念[2]に基づいて考えると理解がしやすい．

四肢，体幹の可動関節の役割は可動性と支持性（安定性）である．JBJTとは，全身の可動関節はそれぞれで可動性を主要な機能とするモビリティ（可動性）関節と，安定性を主要な機能とするスタビリティ（安定性）関節に分類され，それらの関節は交互に配置されるという概念である（図1）．腰部障害を例として考えると，腰椎はスタビリティ関節であるため，アライメントを整え，ローカル筋（表1）の機能を高めることで腰部安定性を向上することが求められる．一方，隣接関節である胸椎・胸郭と股関節・骨盤帯はモビリティ関節であるため，動作中は大きな可動性が求められる．例えば，野球のバッティング動作（右打ち）を例とした場合，左下肢の股関節内旋可動性や胸椎回旋可動性が低下していると，代償的に腰椎の過回旋が生じることが多く（図2），回旋型腰痛の発生に

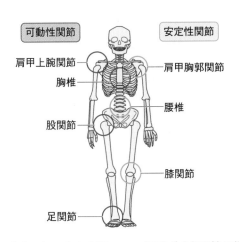

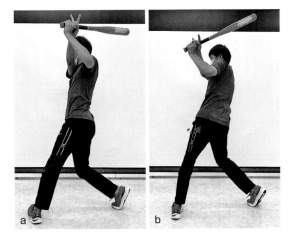

図1 Joint by Joint Theory に基づく各関節の役割

図2 スイング動作における着目点
a. 股関節と胸椎の回旋が十分なバッティング動作.
b. 不良例．左股関節の内旋制限により骨盤帯の回旋が不足し，また胸椎後彎位で回旋が不足するため，腰椎での過剰な回旋となっている．

表1 ローカル筋とグローバル筋

ローカル筋	体幹の深部筋群のことで，主に腹横筋，腰部多裂筋，横隔膜，骨盤底筋で構成される．脊柱に直接的な起始か停止をもち，脊椎椎間の平衡化（または剛体化）や関節運動の円滑化（または微調整）にかかわる
グローバル筋	体幹の表在筋群のことで，主に腹直筋，外腹斜筋，内腹斜筋（一部），脊柱起立筋で構成される．胸郭と骨盤に筋の付着をもち，脊柱には付着をもたないため，脊柱の微調整的なはたらきではなく，体幹の大きな運動性（脊柱の屈曲，伸展，回旋など）や強い外力に対する体幹全体の剛体化にかかわる

LECTURE
11

つながる．よって，体幹の安定性改善のためのアプローチとともに，胸椎や股関節の可動性についても評価・治療が必要である．

3. 競技復帰に必要な腹筋群の体幹安定化機能[3]

1) ブレーシング (bracing)

ラグビーでの対人コンタクトや重量挙げなど，腰部に強力な負荷が加わる局面では，体幹を剛体のように強固に固定するブレーシングが求められる．このとき，息をこらえて腹腔内圧を最大に上昇させ，体幹のグローバル筋とローカル筋を総動員して等尺性に強力に同時収縮させなければならない．エクササイズとしては，ベリープレスによってタイミングよく呼吸を止めて体幹筋群と横隔膜や骨盤底筋群の同時収縮を促し，腹腔内圧を最大限に上昇できる能力を獲得する（図3a）．

2) ホローイング (hollowing)

サッカーのキック動作やバレーボールのスパイク動作など，大きく複合的な体幹運動を行う局面では，ブレーシングのように体幹を固めすぎると一連の動的な全身運動の連動を阻害する要因となるため，呼吸を継続したまま体幹ローカル筋の適度な緊張をコントロールするホローイング（またはドローイン）の能力が重要となる．エクササイズとしては，前腹壁をへこませて腹横筋の求心性収縮を促す運動様式で，下部腹筋群の持続緊張と呼吸継続を確認する（図3b）．体幹腰部安定化における腹筋群の評価方法として，Sahrmann Core Stability Test があり，レベル1〜5の課題で腰部が床から浮かずに遂行できるか評価する（**巻末資料・図8**）．腰部障害のアスレティックリハビリテーションでは，スポーツ動作の開始までに最低でもレベル3の機能獲得を目標とする．

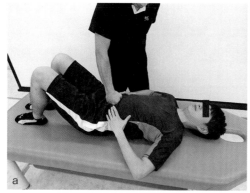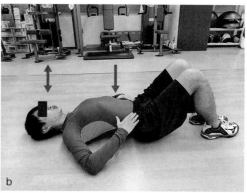

図3 ブレーシングとホローイング（ドローイン）
a. ブレーシングを習得するためのベリープレス．パートナーが加える圧に対してタイミングよく呼吸を止め，体幹筋の等尺性収縮によって腹腔内圧を最大限に上昇できることを目標とする．
b. ホローイング．腹横筋の求心性収縮を促し，下腹部の持続緊張と呼吸継続が可能となることを目標とする．

LECTURE
11

■引用文献

1) Qaseem A, Wilt TJ, et al.：Noninvasive treatments for acute, subacute, and chronic low back pain：a clinical practice guideline from the American College of Physicians. Ann Intern Med 2017；166（7）：514-30.
2) 中丸宏二，小山貴之ほか監訳：ムーブメント―ファンクショナルムーブメントシステム：動作のスクリーニング，アセスメント，修正ストラテジー．ナップ；2014．p.308-11.
3) 佐藤正裕：運動療法．福林 徹監：運動器スポーツ外傷・障害の保存療法―体幹．南江堂；2020．p.20-32.

■参考文献

1) 蒲田和芳：リアライン・トレーニング 体幹・股関節編―関節のゆがみ・骨配列を整える最新理論．講談社；2014．p.4-66.
2) 河端将司：科学的根拠に基づいた筋力エクササイズ―体幹．西薗秀嗣，加賀谷善教編著：ケガをさせないエクササイズの科学．大修館書店；2015．p.138-55.

スポーツ理学療法各論（3）
股関節・大腿部

到達目標

- スポーツによって生じる代表的な股関節・大腿部疾患の発生機序と病態を理解する.
- グロインペインの病態別評価と理学療法を理解する.
- 大腿部筋挫傷の初期対応から理学療法までを理解する.
- ハムストリングス肉離れの理学療法とテーピングを理解する.

この講義を理解するために

　この講義では，ドーハ分類に基づいた難治性のグロインペイン，大腿部筋挫傷，ハムストリングス肉離れの病態と，競技復帰までの理学療法について学びます. 病態は，解剖や機能解剖を考えて学ぶことで，臨床症状の理解につなげます. 理学療法では，具体的な評価方法から，メディカルリハビリテーションやアスレティックリハビリテーションで実践されている応急処置，筋力トレーニング，テーピングなどを学びます. スポーツ選手のリハビリテーションは，病態だけではなく病期も考慮して実践し，急性期のリスク管理から競技復帰後のパフォーマンス向上や再発予防までを念頭におく必要があります.

　この講義を学ぶ前に，以下の項目をあらかじめ学習しておきましょう.

　□ 股関節の解剖と機能解剖を学習しておく.

　□ 大腿四頭筋とハムストリングスの解剖と機能解剖を学習しておく.

　□ 骨格筋の構造と筋収縮のメカニズムを学習しておく.

講義を終えて確認すること

　□ ドーハ分類に基づいたグロインペインの病態が理解できた.

　□ グロインペインの理学療法が理解できた.

　□ 大腿部筋挫傷の急性期膝関節屈曲角度が予後に与える影響が理解できた.

　□ 大腿部筋挫傷の初期対応が理解できた.

　□ ハムストリングス肉離れの好発部位と受傷機転が理解できた.

　□ ハムストリングス肉離れの筋力トレーニングとテーピングの方法が理解できた.

グロインペイン（groin pain）

内転筋関連鼠径部痛
(adductor-related groin pain)
腸腰筋関連鼠径部痛
(iliopsoas-related groin pain)
鼠径部関連鼠径部痛
(inguinal-related groin pain)
恥骨関連鼠径部痛
(pubic-related groin pain)

✎ MEMO
難治性グロインペイン
仁賀は，Doha agreement meet-ing における臨床上の症状や徴候によって分類された4つの病態と根源は同じである[3]，と述べている．

ドーハ（Doha）分類

💡 ここがポイント！
内転筋起始部の触診
圧痛部位を筋実質部，筋腱移行部，腱膜付着部に分けて評価する．

1. グロインペイン

1）病態

グロインペインは直訳すると"鼠径部に発生した疼痛"であり，原因となる疾患は多く存在する（表1）[1]．日本では，"画像で診断できる明らかな器質的損傷はないが，下肢の付け根や下腹部を含む鼠径部に発生する難治性の疼痛"の意味で使用されてきた．近年は MRI による診断能力向上により，器質的病変を認めない鼠径部痛の割合は減少している．このような背景のなか，スポーツ選手の鼠径部痛は，Doha agreement meeting で，臨床上の症状や徴候（内転筋関連鼠径部痛，腸腰筋関連鼠径部痛，鼠径部関連鼠径部痛，恥骨関連鼠径部痛）（図1）[2]，股関節に関連する鼠径部痛，その他の疾患による鼠径部痛に分類された．スポーツ選手において問題となるのは復帰が長引く難治性グロインペインである．

2）評価

（1）問診

グロインペインの評価では問診が重要である．現在の疼痛の増悪因子と寛解因子に加え，疼痛が発生した数か月前にさかのぼって関連する外傷や障害の有無，練習や試合で原因となったプレーを詳細に確認する．

（2）ドーハ分類に基づいた疼痛評価

ドーハ分類におけるグロインペインの診断に基づいて，各分類別に圧痛や抵抗時痛，伸張時痛を中心とした理学所見による評価を行う．

a．内転筋関連鼠径部痛

内転筋の近位や恥骨結合近傍に圧痛と内転筋の抵抗時痛を認めるものである．最初に，内転筋起始部の触診によって圧痛を確認する．その際，股関節屈曲・外転・外旋

表1 鼠径部痛の原因となる疾患

- 恥骨結合炎
- 内鼠径ヘルニアの初期（スポーツヘルニア，共同腱病変）
- 内転筋挫傷
- 内転筋腱炎
- 恥骨下枝の疲労骨折
- 恥骨枝または恥骨結合の骨髄炎
- 腸腰筋挫傷と滑液包炎の合併または各々単独
- 「段発股」症候群
- 腸骨鼠径神経炎
- 腸骨下腹神経炎
- 閉鎖神経炎
- 大腿直筋挫傷
- ペルテス病，大腿骨頭壊死
- 大腿骨頭すべり症
- 大腿骨頸部疲労骨折
- 滑膜炎，変形性股関節症
- 股関節関節唇および軟骨病変
- 腸腰靱帯疾患
- 仙腸靱帯疾患
- 脊椎疾患（神経根炎，L1/2 椎間板疾患，L4/5 椎間関節疾患）
- 骨盤および下部尿管障害

（宮永 豊総監訳：EBM スポーツ医学—エビデンスに基づく診断・治療・予防．西村書店；2011．p.262[1]）
ペルテス（Pertes）病．

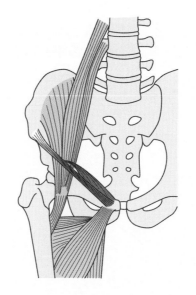

図1 スポーツ選手の鼠径部痛における臨床上の症状や徴候による定義
（Weir A, et al.：Br J Sports Med 2015；49〈12〉：768-74[2] をもとに作成）

□ 内転筋関連鼠径部痛
■ 腸腰筋関連鼠径部痛
■ 鼠径部関連鼠径部痛
□ 恥骨関連鼠径部痛

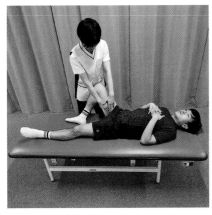

図2　内転筋起始部の触診
内転筋の近位部から恥骨結節の下方に向けて触診する.

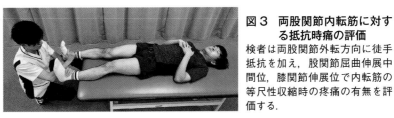

図3　両股関節内転筋に対する抵抗時痛の評価
検者は両股関節外転方向に徒手抵抗を加え，股関節屈曲伸展中間位，膝関節伸展位で内転筋の等尺性収縮時の疼痛の有無を評価する.

図4　adductor squeeze test
左右の膝のあいだにボールや検査者の握りこぶしなどを挟む. 等尺性収縮にて股関節を内転させて疼痛を誘発させる.

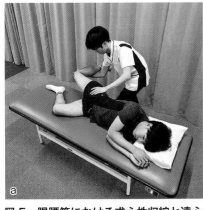

求心性
収縮

遠心性
収縮

図5　腸腰筋における求心性収縮と遠心性収縮時の抵抗時痛の評価
側臥位にて股関節最大伸展位から最大屈曲位の運動範囲を評価する. 股関節最大伸展位（a）から開始して求心性収縮に対して抵抗を加える. 次に最大屈曲位（b）から遠心性収縮に対して抵抗を加える.

位，膝関節屈曲位として縫工筋を弛緩させるとよい（**図2**）. 抵抗時痛は股関節屈曲伸展中間位，膝関節伸展位での両股関節内転（**図3**）と股関節および膝関節屈曲位で両股関節を内転させる adductor squeeze test（**図4**）が有用である.

b．腸腰筋関連鼠径部痛

　腸腰筋の圧痛に加え，股関節屈曲の抵抗時痛と股関節屈筋の伸張時痛を認めるものである. 最初に，腸腰筋付着部の触診によって圧痛を確認する. その際，**図2**の肢位にて小転子をランドマークとして確認する. 抵抗時痛は徒手筋力検査と同じ方法を基本とする. しかし，スポーツ選手によっては徒手筋力検査の肢位で疼痛は出現しないが，股関節軽度屈曲位での抵抗時や遠心性収縮時に疼痛を認めることもある. そのため筆者は，側臥位で股関節最大伸展位から最大屈曲位までの範囲を，求心性収縮と遠心性収縮で抵抗を加える評価も行っている（**図5**）.

c．鼠径部関連鼠径部痛

　鼠径管とその周囲の疼痛や圧痛に加え，腹筋の抵抗テストやバルサルバ法，咳嗽，くしゃみで疼痛の増悪を認めるものである. 鼠径管とその周囲の圧痛は，スカルパ三角を基準とし，鼠径管は鼠径靱帯より近位を触診する. 腹筋の抵抗テストは背臥位からの起き上がり動作に対する徒手抵抗（**図6**）や徒手筋力検査の手技によって行う. その際に体幹の回旋動作を伴った内腹斜筋や外腹斜筋の分離テストも有用である. ただし，鼠径部関連鼠径部痛の診断には鼠径ヘルニアを除外する必要がある.

徒手筋力検査
（manual muscle testing：MMT）

LECTURE 12

MEMO
バルサルバ（Valsalva）法
息をこらえて腹部をいきませ，腹圧を上昇させる方法.

MEMO
スカルパ（Scarpa）三角
上方を鼠径靱帯，外側を縫工筋，内側を長内転筋によって囲まれた三角形.

調べてみよう
鼠径ヘルニアの病態と診断について調べてみよう.

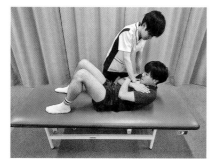
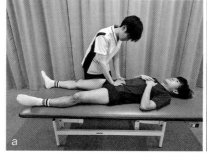
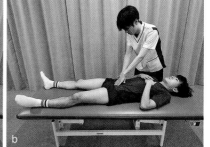

図6　腹筋の抵抗テスト

図7　恥骨結合部の圧痛評価
手根部を下腹部近位から遠位の方向に滑らせるようにして恥骨部を確認する（a）．
恥骨部が確認できれば，圧痛部位を評価する（b）．

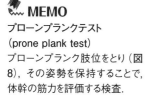
MEMO
プローンプランクテスト
（prone plank test）
プローンプランク肢位をとり（図
8），その姿勢を保持することで，
体幹の筋力を評価する検査．

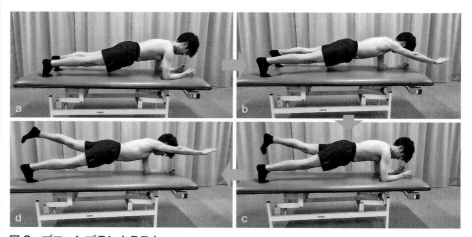

図8　プローンプランクテスト
a．エルボートゥ→b．右上肢挙上→c．左下肢挙上→d．右上肢-左下肢挙上，と進める．
左上肢挙上，右下肢挙上，左上肢-右下肢挙上も同様に行う．

d．恥骨関連鼠径部痛

　触診にて恥骨結合とその近傍の圧痛を認めるもので，特異的に疼痛を誘発する抵抗テストはない．恥骨結合の触診は比較的容易である．腹筋群を弛緩させた背臥位にて，下腹部から遠位に押し進めた際に確認できる骨性要素が恥骨部であり，そこから恥骨結合部の圧痛を同定する（**図7**）．

（3）機能評価と動作観察

　機能評価は，股関節の可動域測定と徒手筋力検査および体幹の安定性を確認する．体幹の安定性はプローンプランクテストにてエルボートゥから片手片脚同時挙上まで評価する（**図8**）．動作観察は問診にて原因になったと推察されたプレーを中心に実施する．典型的には，鼠径部痛はキック動作やランニング動作で出現することが多い．

3）理学療法

　スポーツ選手の鼠径部痛の難治例において，海外では手術療法も有用とされているが，日本では機能改善を目的とした保存療法が主流である．保存療法における理学療法では，最初に股関節の可動域練習と筋力トレーニングが必須である．筋力トレーニングは，骨頭が臼蓋に対して求心位を保持できるように指導する．次に，体幹の安定性獲得を目的とした腹横筋や横隔膜などのインナーマッスルのコアトレーニングを行う．コアトレーニングは，腹式呼吸によるドローイン（**図9**）にてモーターコントロール練習を行った後，機能評価と同様にプローンプランクのエルボートゥから片手片脚同時挙上まで負荷量を漸増する．最終的な理学療法の目標は，協調運動による動作の獲得とパフォーマンスの向上である．サッカーのキック動作においては，大腿骨頭が股関節臼蓋に対して求心位を保ったまま，肩甲帯〜体幹〜骨盤〜股関節〜下肢の良好

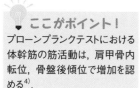
ここがポイント！
プローンプランクテストにおける
体幹筋の筋活動は，肩甲骨内
転位，骨盤後傾位で増加を認
める[4]．

エルボートゥ（elbow-tow）

ドローイン（draw in）

**LECTURE
12**

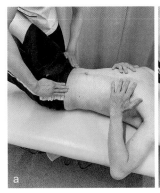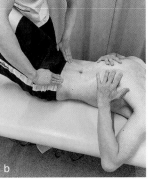

図9 腹式呼吸によるドローイン
背臥位で膝を立て骨盤中間位にて，腰椎の生理的前彎位を保持した肢位から開始する．
a. 息を吸う．腹筋群をリラックスさせ，空気を胸郭の背面や側面に満たし，腹部を膨らませる．
b. 息を吐く．背部と胸部の筋群をリラックスさせ，骨盤と腰椎アライメントを保持させたまま臍を脊柱に向かって引き込むように強制呼気を行い下腹部を窪ませる．

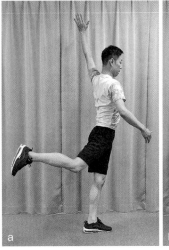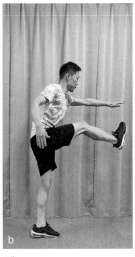

図10 クロスモーションスイング
a→b：前方スイング，b→a：後方スイング．

な運動連鎖によるクロスモーションスイング（**図10**）の獲得が目標となる．

2. 大腿部筋挫傷

1）病態

　大腿部筋挫傷は，ラグビーやサッカー，バスケットボールなどのコンタクトスポーツで，大腿前面部へのタックルやその他の直接的な打撲によって，大腿四頭筋のなかでも主に大腿直筋，外側広筋，中間広筋に好発する．大腿部筋挫傷は，衝突によって大腿四頭筋が相手と自分の大腿骨との間に挟まれることで発生し，その際に筋線維や毛細血管が損傷するために血腫を生じる．大腿部筋挫傷で適切な初期治療が行われなかったり，再受傷を繰り返したりすると，骨化性筋炎や皮下脂肪組織が腸脛靱帯の表面から剝離するモレル・ラバリー病変を認める場合もある．Lempainen ら[5]は，大腿部筋挫傷の治療戦略において，これらの病態を区別する必要があるとした（**図11**）[5]．

2）初期対応

　大腿部筋挫傷は初期対応が重要で，不適切な治療は復帰を遅らせる．受傷直後から受傷後48時間までの原則は，PRICE処置であり，ポイントとなるのはその固定肢位で，可能な限り膝関節屈曲位となるように努め，120°を目標とする（**図12**）．

3）評価

　臨床症状としては腫脹を認め，受傷後48時間における膝関節屈曲角度によってその重症度と復帰までの平均期間について，90°以上は軽症で6.5日，45〜90°は中等度

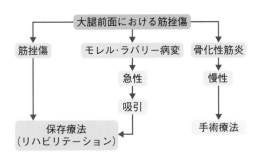

図11 サッカー選手における大腿部筋挫傷の治療戦略
（Lempainen L, et al.：BMC Sports Sci Med Rehabil 2022；14〈1〉：41[5]）をもとに作成）

図中：
大腿前面における筋挫傷
筋挫傷／モレル・ラバリー病変／骨化性筋炎
急性／慢性
吸引
保存療法（リハビリテーション）／手術療法

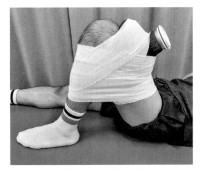

図12 膝関節120°屈曲位での大腿部筋挫傷に対するPRICE処置

📖 **MEMO**
クロスモーションスイング
（cross motion swing：CMS）
スイングする足と反対側の上肢が動作をリードする．

筋挫傷
（strain, muscle contusion）

📖 **MEMO**
大腿部筋挫傷は，通称"charley horse"，"dead leg"，"ももかん"などとよばれるが，どれも病態は同じである．

骨化性筋炎
（myositis ossificans）

モレル・ラバリー（Morel-Lavallee）病変

PRICE処置
▶ Step up 参照．

LECTURE 12

で56日，45°以下は重症で72日であったと報告した[6]．そのため，大腿周径計測と膝関節屈曲可動域測定の評価は必須となる．また，大腿直筋が挫傷した場合は，二関節筋であることを考慮してエリーテスト（**図13**）や踵殿距離にて筋タイトネスを評価する．筋損傷の有無や血腫の程度については，超音波画像診断装置やMRIによる画像所見と併せて確認する．

4）理学療法

受傷48時間後は，膝関節屈曲可動域の獲得に努め，疼痛自制内にて他動関節可動域練習とストレッチを開始する．腫脹の増大がないことを確認したら，深部温熱療法の併用も有効である．ただし，受傷後早すぎる他動関節可動域練習や暴力的なストレッチングは，合併症として骨化性筋炎を発生するリスクがあるので注意が必要である．大腿周径の左右差が改善し，膝関節屈曲120°以上となれば，アスレティックリハビリテーションに移行する．アスレティックリハビリテーションは，求心性収縮から遠心性収縮に大腿四頭筋筋力トレーニングの負荷を漸増させ，さらにジョギングやジャンプ動作なども開始する．

3. ハムストリングス肉離れ

1）病態：機能解剖と受傷機転

ハムストリングスは，肉離れの好発部位であるが，その理解には機能解剖が重要である．ハムストリングスは，大腿二頭筋長頭，大腿二頭筋短頭，半腱様筋，半膜様筋から構成され，そのなかでも大腿二頭筋長頭と半膜様筋に肉離れは発生しやすい．大腿二頭筋長頭では，坐骨結節から遠位に走行する近位腱膜（**図14a**，BFL t1）[7]と，大腿二頭筋短頭の腱膜と合流し最終的に腱となって腓骨頭に付着する遠位腱膜（**図14b**，BFL t2）[7]に好発する．大腿二頭筋長頭の肉離れは，スプリント動作の遊脚期後半で股関節屈曲位での膝関節伸展における遠心性収縮にて発生しやすい．次に，半膜様筋は坐骨結節部のやや近位外側から起こり，幅広い近位腱膜が大腿部中央部まで半腱様筋を包み込むように走行しており，この近位腱膜（**図14c**，SM t）[7]が好発部位となる．半膜様筋の損傷は，ストップ動作や方向転換動作において過剰な股関節屈曲，膝関節伸展での過伸張によって発生しやすい．また，ハムストリングスが坐骨結節に付着する起始部も強力な牽引力や回旋力が加わり損傷しやすい．

2）評価

（1）筋損傷のMRI分類

JISS分類は肉離れの重傷度を，MRI冠状断面像による損傷型（タイプ）と，横断面像による損傷度（グレード）で評価している（**表2**）[7]．

（2）問診，視診，触診

肉離れは，受傷時のアライメントや動作が損傷部位や程度，また，再発予防に大きく関係するため，受傷機転の詳細な問診が重要である．視診・触診では，損傷部の腫脹や圧痛を確認する．重症例では筋の陥凹を認めるが，損傷後時間が経過すると血腫が欠損部を満たすため触れにくくなるので注意する．

（3）柔軟性と筋力の評価

柔軟性は，下肢伸展挙上による他動下肢挙上角度や，股関節と膝関節それぞれ90°屈曲位から自動にて膝関節伸展させるactive knee extension test（**図15**）での膝関節伸展角度を計測する．また，筋力は，等速性筋力測定機器によるH/Q比と健患比の評価が有用で，求心性収縮のピークトルクを角速度60，180，300 deg/秒で評価する．

3）理学療法

柔軟性の改善は，疼痛自制内で下肢伸展挙上による静的ストレッチングや神経筋促

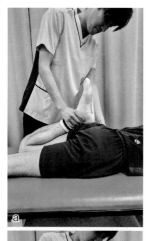

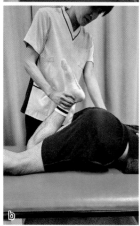

図13　エリーテスト
腹臥位にて他動的に膝関節を屈曲させる．
a. 陰性．踵が殿部についており，筋タイトネスはみられない．
b. 陽性．筋タイトネスを示す尻上がり現象（股関節屈曲）が認められる．

エリー（Ely）テスト

MRI（magnetic resonance imaging；磁気共鳴画像）

肉離れ（muscle strain）

LECTURE
12

JISS（Japan Institute of Sport Sciences；国立スポーツ科学センター）分類

下肢伸展挙上
（straight leg raising：SLR）

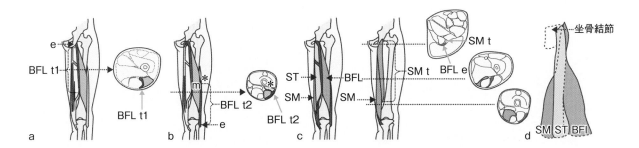

図14 ハムストリングスの解剖と肉離れの好発部位
a. 大腿二頭筋長頭の坐骨結節から遠位に走行する近位腱膜.
b. 大腿二頭筋短頭の腱膜と合流し最終的に腱となって腓骨頭に付着する遠位腱膜.
c. 半腱様筋の近位腱膜が大腿部中央部まで半腱様筋を包み込むように走行する.
d. 大腿二頭筋長頭と共同腱をもつ半腱様筋の内側（図の左側）に半膜様筋が位置する.
BFL：大腿二頭筋長頭（biceps femoris muscle long head）, ＊：大腿二頭筋短頭, SM：半膜様筋（musculus semimembranosus）,
ST：半腱様筋（semitendinosus）, e：付着部（enthsis）, t：腱膜部（tendon plate）, m：筋線維部（muscle fiber）.
（奥脇 透：筋損傷の画像診断— MRIによる分類と実践. 文光堂；2021. p.42, 73, 88, 89[7]）をもとに作成）

表2 肉離れにおけるJISS分類

損傷型分類	I型（筋線維部損傷型）	筋線維部（筋周膜を含む）に損傷所見を認めるが，腱膜部には及んでいないもの
	II型（腱膜部損傷型）	腱膜部に損傷所見を認めるもの
	III型（付着部損傷型）＊	腱または付着部の損傷所見を認めるもの
損傷度分類	1度（軽度損傷）	明らかな腱膜損傷がないもの
	2度（部分断裂）	腱膜の部分断裂が認められるもの
	3度（完全断裂）	損傷がほぼ腱膜全体に及ぶもの

＊腱の断裂が明らかなものは腱断裂で，腱が付着部より裂離しているものは腱裂離損傷である.
（奥脇 透：筋損傷の画像診断-MRIによる分類と実践. 文光堂；2021. p.11, 12[7]）をもとに作成）

📖 **MEMO**
肉離れの評価（表2）においては，MRI冠状断画像で損傷部位を評価し，次に横断画像でそれぞれの損傷部位における損傷の程度を評価する.

📖 **調べてみよう**
コントラクトリラックス（contract relax）とホールドリラックス（hold relax）の違いを調べてみよう.

神経筋促通手技（proprioceptive neuromuscular facilitation：PNF）

開放運動連鎖（open kinetic chain：OKC）

半閉鎖運動連鎖（semi close kinetic chain：SCKC）

📖 **MEMO**
●ノルディックハムストリングスエクササイズ：膝立ち位でパートナーが足首を固定して，股関節屈曲伸展中間位を保ったまま，膝関節を伸展させてゆっくりと上体を前方へ倒す. 主にハムストリングスの筋力強化のために行う.
●シングルレッグデッドリフトエクササイズ：片脚立ちの状態から，胸を張り背中を真っ直ぐに保ったまま，股関節屈曲で上体を前傾させる. 下腿後面が伸張されて前傾ができないところまで前傾したら，股関節を中心に起き上がる. ハムストリングスのほかに，大殿筋や脊柱起立筋など全身の筋力強化が期待できる.

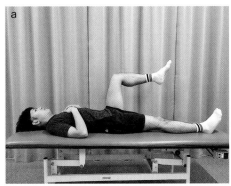
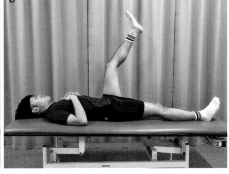

図15 active knee extension test
股関節屈曲90°，膝関節屈曲90°の開始位肢位（a）から，自動運動で膝関節伸展角度（b）を計測する.

通手技によるコントラクトリラックスやホールドリラックスなどが有用である. 筋力トレーニングは，ゴムバンドを用いた開放運動連鎖での膝関節屈曲運動と股関節伸展運動（膝関節伸展位）から行う（**図16**）. 次に，バランスボールを用いた半閉鎖運動連鎖によるヒップリフトエクササイズ（**図17**）は，スプリント動作の遊脚期後半における運動様式と同じとなる股関節屈曲-膝関節伸展方向の遠心性収縮相を特に意識しながら実施する. そして，競技復帰を目指したアスレティックリハビリテーション（**図18**）では，ノルディックハムストリングスエクササイズやシングルレッグデッドリフトエクササイズなどで負荷量の漸増を目指す. 最終的な理学療法のゴールは競技の専門的な動作を獲得し，パフォーマンスの向上と再発予防である.

4）テーピング

テーピングは，Xサポートによる圧迫法（**図19**）と，ハムストリングスの走行に

LECTURE 12

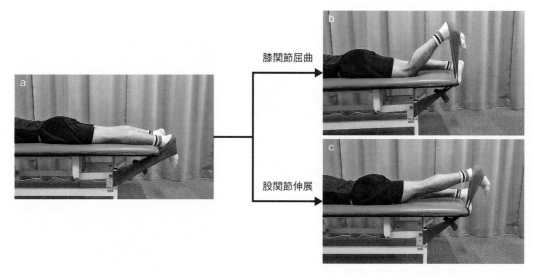

膝関節屈曲

股関節伸展

図 16　ゴムバンドを用いた開放運動連鎖トレーニング

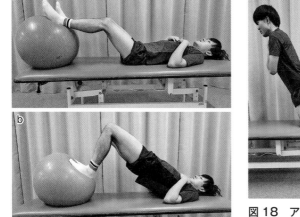

図 17　バランスボールを用いたヒップリフトエクササイズ
a→b：求心性収縮，b→a：遠心性収縮．

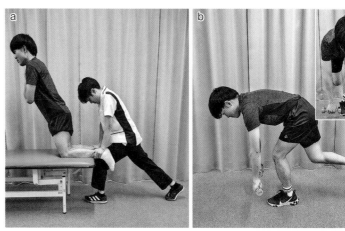

図 18　アスレティックリハビリテーションでのトレーニング
a. ノルディックハムストリングスエクササイズ．
b. シングルレッグデッドリフトエクササイズ．

💡 ここがポイント！
テーピング実施後は，循環障害による皮膚色の変化や，神経圧迫によるしびれの有無を確認する．長時間の実施によるずれやゆるみにも注意が必要である．

LECTURE 12

沿った関節運動制動法（**図 20**）がある．圧迫テープは，最初に損傷部を中心としてその両側にアンカーテープを貼る．次に，テープを一方のアンカーから他方のアンカーに向けて圧迫を加えながら筋を引き寄せるように巻く．このテープを遠位から近位に向けて，1/2 程度ずらしながら X サポートとなるように繰り返して損傷部を覆う．最後に再度アンカーテープで X サポートの上下と両端を止める．その際，テープの半分は皮膚にかけるように貼る．また，X サポートのラッピングは，エラスティックハンディカットテープを用いて荷重下で適度に圧迫を加えながら巻くと，損傷部の伸張がより抑制されて疼痛軽減を期待できる．

　関節運動制動テープは，疼痛が出現する肢位や受傷肢位となった股関節屈曲と膝関節伸展角度からハムストリングスをやや弛緩させた肢位で，損傷した筋の走行に沿って，停止部やや遠位から起始部やや近位に向けて巻く．使用するテープは制動力が高いエラスティックテープや，制動力は劣るがパフォーマンスを制限しにくいキネシオロジーテープ，その中間のデニバン（クレーマージャパン社）など，患部の状態にあわせて選択する．

144

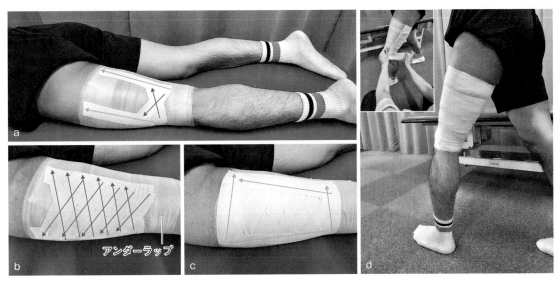

図 19　X サポートによる圧迫テープと荷重位でのラッピング
a．アンカーテープ（青矢印）と X サポート（赤矢印），b．X サポートの繰り返しによる損傷部の被覆，c．上下と両端の
アンカーテープによる仕上げ，d．荷重位でのラッピング．
X サポートおよびアンカーテープ：非伸縮 38 mm 幅．体格や状態によって 50 mm 幅や伸縮テープを使用してもよい．
ラッピングテープ：エラスティックハンディカットテープ 75 mm 幅．体格によっては 50 mm 幅を使用してもよい．
アンダーラップはテープを見やすくするために使用したが，X サポートは皮膚に直接巻くほうがよい．

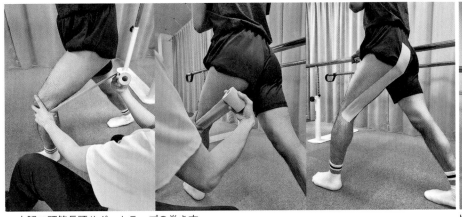
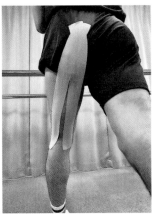

a. 大腿二頭筋長頭サポートテープの巻き方　　　　　　　　　　　　　　　b.　総合的サポートテープ

図 20　関節運動制動法によるハムストリングスへのサポートテープ
a．停止部（腓骨など）のやや遠位から，起始部（坐骨結節）のさらに近位をめがけてテープのテンションを維持したまま巻く．股関節
屈曲と膝関節伸展を制動する．
b．半膜様筋・半腱様筋へのサポートテープを追加し，ハムストリングスを総合的にサポートして強化する．
エラスティックテープ 50 mm 幅を使用．体格や状態によって 75 mm 幅や，キネシオロジーテープ，デニバン（クレーマージャパン社）
などを使用してもよい．

**LECTURE
12**

■引用文献

1) 宮永 豊総監訳：EBM スポーツ医学―エビデンスに基づく診断・治療・予防．西村書店；2011.
p.262.
2) Weir A, Brukneret P, et al.：Doha agreement meeting on terminology and definitions in groin
pain in athletes. Br J Sports Med 2015；49（12）：768-74.
3) 仁賀定雄：グロインペイン症候群．松本秀男，熊井 司ほか編：スポーツ整形外科学．文光堂；
2020．p. 364-8.
4) Cortell-Tormo JM, García-Jaén M, et al.：Influence of Scapular Position on the Core
Musculature Activation in the Prone Plank Exercise. J Strength Cond Res 2017；31（8）：2255-
62.
5) Lempainen L, Mechó S, et al.：Management of anterior thigh injuries in soccer players：practi-
cal guide. BMC Sports Sci Med Rehabil 2022；14（1）：41.
6) Aronen JG, Garrick JG, et al.：Quadriceps contusions：clinical resultis in immediate immobili-
zasion in 120 degrees of knee flexion. Clin J Sport Med 2006；16（5）：383-7.
7) 奥脇 透：筋損傷の画像診断― MRI による分類と実践．文光堂；2021．p.11，12，42，73，88，89.

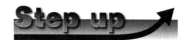

1. RICE・PRICE・PORICE 処置

従来，スポーツ現場の外傷における応急処置は RICE 処置が基本であった．RICE は Rest（安静），Ice（冷却），Compression（圧迫），Elevation（挙上）の頭文字をとったものである．その後，運動や荷重を制限する Rest だけでは，損傷を最小限にとどめることができないことから，患部をテーピングやシーネで固定する Protection（保護）を加えた処置に変遷してきた．

近年では，急性期における必要以上の安静と固定は，組織治癒を遅らせるために，早期から最適な負荷をかける optimal loading が加わった概念（PORICE 処置）が提唱された．しかし，optimal loading に関しては，組織修復に有効とする報告がある一方，患部の悪化につながる可能性もあるため，医師と確認しながら慎重に行う．

2. 骨格筋構造

骨格筋の最小構造単位は，2 枚の Z 板で挟まれたアクチンフィラメントとミオシンフィラメントから成るサルコメアである．そして，いくつものサルコメアが縦に配列され筋線維となり，数十本の筋線維が筋周膜で覆われ筋束となる．最終的に筋束の集合体を筋外膜で覆い骨格筋として構成される．

骨格筋は形態的に，筋の長軸に対する筋束の配列から，平行に配列される紡錘状筋と，斜めに配列される羽状筋に分類される．羽状筋は，腱が腱膜となり腱膜間を斜めに筋束が配列する構造をもち，腱膜と筋束が成す角を羽状角という．

ハムストリングス肉離れは，遠心性収縮時に腱膜と筋束の接合部である筋腱移行部に発生しやすい（図 1）[1]．

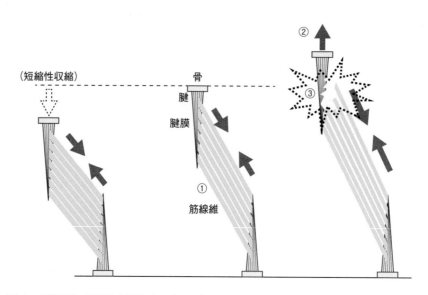

図 1　羽状筋における肉離れのメカニズム
（奥脇 透：筋損傷の画像診断— MRI による分類と実践．文光堂；2021．p.10[1]）
①羽状筋：ほとんどの筋は，羽状筋の形状をしており，特に特徴的な腱膜部を損傷するのが，肉離れの実態である．
②遠心性収縮：拮抗筋や外力によって，収縮した状態で筋が伸ばされる収縮様式である．
③筋腱移行部（特に腱膜）：肉離れでは筋腱移行部が好発部位となり，実際には腱膜の損傷として MRI 画像で描出される．

■引用文献

1）奥脇 透：筋損傷の画像診断— MRI による分類と実践．文光堂；2021．p.10.

■参考文献

1）奥脇 透：筋損傷の画像診断— MRI による分類と実践．文光堂；2021．p.9-135.

LECTURE
12

スポーツ理学療法各論（4）
膝関節

到達目標

- スポーツによって生じる代表的な下肢外傷・障害の発生機序と病態を理解する.
- 競技復帰に向けた理学療法の評価と治療について理解する.
- 競技復帰，再受傷予防のためのテーピングやサポーターについて理解する.

この講義を理解するために

　膝の靱帯損傷や腱障害は発生頻度が高く，注射や手術を含めた医学的治療を要するケースが多くあります. リハビリテーション，パフォーマンス向上，再発予防を含めたスポーツ理学療法では，外傷・障害の発生機序と病態に基づく評価や治療を計画します. 競技復帰の支援では，テーピングやサポーターの知識も求められます.

　この講義では，膝に発生する主なスポーツ外傷・障害を取り上げ，発生機序と病態の特徴を整理します. そして，これらに基づく理学療法の評価と治療，加えて競技復帰支援のポイントについて解説します. この講義を十分に理解するためには，解剖学，運動学，生理学などの基礎知識に加えて，疾病と傷害の成り立ちを理解し，回復過程を促進するための知識を確認しておきましょう.

　この講義の前に，以下の項目をあらかじめ学習しておきましょう.

- □ 骨関節の構造・動き，筋の付着・作用について学習しておく.
- □ 筋収縮，中枢神経，末梢神経，感覚について学習しておく.
- □ 姿勢，運動面・軸，ベクトル，モーメント，重心線，支持基底面，てこ，床反力について学習しておく.
- □ 運動器の構造異常・病態，画像・生理学的検査，手術療法について学習しておく.

講義を終えて確認すること

- □ 膝靱帯損傷の病態を理解できた.
- □ 前十字靱帯損傷・再建術後の理学療法評価を理解できた.
- □ 前十字靱帯損傷・再建術後のスポーツ理学療法を理解できた.
- □ ジャンパー膝の病態を理解できた.
- □ ジャンパー膝の理学療法評価を理解できた.
- □ ジャンパー膝のスポーツ理学療法を理解できた.

前十字靭帯（anterior cruciate ligament：ACL）損傷

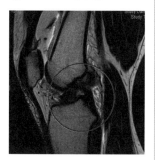

図1　前十字靭帯損傷の MRI 画像
前十字靭帯が断裂し波状，膨化の所見を認める．

覚えよう！

膝崩れ（giving way）
着地直後に靭帯断裂などにより膝が亜脱臼し脱力する現象．

覚えよう！

不幸の三徴（unhappy triad）
前十字靭帯損傷に，内側側腹靭帯と外側半月板の損傷を伴う受傷．症状が重度で，手術を要し，日常生活や競技復帰に長期間を要することから「不幸」がつけられている．

ここがポイント！

- 前十字靭帯損傷は，スポーツ活動中の着地や切り返しの動作において，脛骨大腿関節に圧迫・剪断力が急激かつ過度にかかり，膝崩れとともに発生することが多い．
- 前十字靭帯は大腿骨に対する脛骨の過度な前方転位や内旋を制動しているため，この靭帯の断裂により脛骨の前方移動と回旋の不安定性が著明となる．

1. 膝の靭帯損傷

1）前十字靭帯損傷の病態

　前十字靭帯損傷は，大腿骨の外側顆内側壁から顆間隆起の前方に付着している靭帯が断裂した状態である．前十字靭帯は大腿骨に対する脛骨の過度な前方転位や内旋を制動しているため，この靭帯の断裂により脛骨の前方移動と回旋の不安定性が著明となる．MRIでは靭帯の連続性が途絶え，波状や膨化の所見を認める（**図1**）．

　前十字靭帯損傷は，スポーツ活動中の着地や切り返しにおいて，脛骨大腿関節に圧迫・剪断力が急激かつ過度にかかり，膝崩れとともに発生することが多い．着地直後に膝が過度に外反，内旋しているとより受傷しやすい．受傷後は炎症症状や痛みが徐々に増大し，膝のスムースな屈伸や荷重が困難となる．数日〜数週間の経過で，活動コントロールを含めた自己管理指導により日常生活動作は大きな問題なく可能となることが多い．しかし，走行，方向転換，ストップ動作などで膝の不安定性を自覚し，再度膝崩れを生じることがある．競技復帰に向けて自身の腱を用いた再建術が選択されることが多い．再建術の主な術式には，半腱様筋腱もしくは膝蓋腱を移植腱（グラフト）として再建する方法がある．半月板や軟骨の損傷がある場合には前十字靭帯の再建とともに手術が行われる．

2）前十字靭帯損傷・再建術後の評価

（1）関節不安定性，合併損傷

　靭帯断裂による不安定性や，膝周囲筋活動不良による膝崩れの繰り返しは，半月板や軟骨の二次損傷につながる．これらは，炎症症状や痛みを長引かせ，術後の症状や機能に影響しうる．診療記録内の検査・診断結果を確認した後に，必要に応じて，関節不安定性や半月板症状を徒手検査で確認する（**表1**，**図2**）．MRI，単純X線画像では靭帯，半月板，軟骨の損傷，骨挫傷の有無や程度を確認する．

（2）関節腫脹

　膝関節の腫脹の程度や軽減・増悪傾向を膝蓋跳動テスト（**図3**）や周径により確認する．周径は膝蓋骨の直上や5 cm近位で計測し，その左右差を確認する．

（3）痛み

　損傷や炎症による痛みの程度や軽減・増悪傾向をNRSや100 mmのVASで数値化する．安静時，立位・歩行時，特定の日常生活活動時などに分けて確認する．

（4）関節可動域

　膝の伸展・屈曲角度をゴニオメーターで計測し，過少・過大や左右差を確認する．

表1　膝靭帯損傷の徒手検査

前十字靭帯損傷	● 前方引き出しテスト（anterior drawer test：ADT）[*1]
	● ラックマンテスト（Lachman test）[*1]
	● ピボットシフトテスト（pivot shift test）
後十字靭帯損傷	脛骨後方落ち込み現象（posterior sagging）
内側側副靭帯損傷	外反ストレステスト（valgus stress test）[*2]
外側側副靭帯損傷	内反ストレステスト（varus stress test）[*3]
半月板損傷	● アプレーテスト（Apley's test）
	● マクマレーテスト（McMurray's test）

[*1] 前十字靭帯断裂による脛骨前方不安定性をみる徒手検査の一つ．
[*2] 内側側副靭帯断裂による膝外反不安定性をみる徒手検査．
[*3] 外側側副靭帯断裂による膝内反不安定性をみる徒手検査．

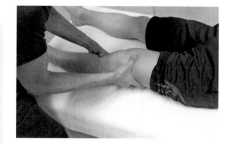

図2　ラックマンテスト
前十字靭帯による制動（エンドポイント）の有無や，タイミングの左右差を確認する．

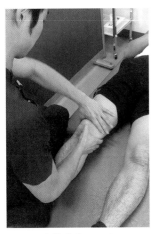

図3　膝蓋跳動テスト
片手で膝蓋上嚢部を圧迫し，他方の手で膝蓋骨を背側に押す．浮動や膝蓋大腿関節の接触により陽性と判断する．

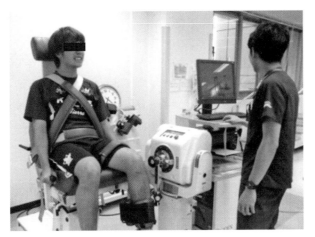

図4　膝の等運動性筋力の測定

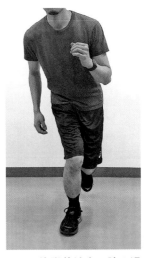

図5　片脚着地中の膝の過度な外反
右の片脚着地中に膝が過度に外反し，体幹が側方に傾斜している．

表2　前十字靱帯損傷者にみられやすい着地中のアライメント不良

膝	過度な外反や内外反動揺，屈曲の不足
股関節	過度な内転・内旋，屈曲不足
体幹	過度な側方・後方傾斜
足部	過度な内外転

NRS（numerical rating scale；数値的評価スケール）

VAS（visual analogue scale；視覚的アナログ目盛り法）

自動運動での可動角度も確認する．非受傷側の膝も過伸展の有無や角度を確認する．前十字靱帯損傷・再建術後では膝の完全な伸展や屈曲を一定期間禁忌とする場合もあるため，主治医に確認しておく．

(5) 筋機能

　受傷後や術後の急性期では，痛み，恐怖心，関節腫脹，伸展制限，廃用などにより，特に大腿四頭筋に活動低下や萎縮が生じやすい．大腿や下腿の筋萎縮の程度や左右差を視診・触診および周径で確認する．大腿四頭筋の活動の不全や改善の程度は等尺性収縮中の筋のボリュームや硬さから推察する．筋力測定が可能な場合は等尺性や等運動性の最大トルクを測定する（**図4**）．前十字靱帯損傷・再建術後では膝伸展位付近での大腿四頭筋最大収縮を一定期間禁忌とする場合もあるため，主治医に確認しておく．膝最大筋力の体重比や非対称性指数は競技復帰時期の判断基準として用いられる．

(6) 動作能力

　受傷後や術後の急性期では基本動作やエクササイズにおいて不安・恐怖，痛みを回避するために骨盤の傾斜，重心や荷重の偏りなど代償的な運動・動作が生じやすい．また，前十字靱帯損傷者は再受傷につながるアライメント不良が習慣化している場合が多い．関節腫脹や痛み，治癒過程を考慮しながら，立位，歩行，階段昇降での動作能力やアライメント不良を確認する．スクワット（両脚，片脚，スプリット），ランジ，ジョグなどの基本スポーツ動作の開始に合わせて，可否やアライメント不良を確認する．前十字靱帯の損傷・再建術後では膝外反や足部内外転の過大や左右差を特に注意深く確認する（**表2**，**図5**）．

　競技復帰に向けては，走行，ストップ，ジャンプ・着地，切り返しなどの比較的負荷の高いスポーツ動作の開始に合わせて，症状やスムースさ，アライメント不良などを確認する．片脚ホップの身長比や非対称性指数は競技復帰時期の判断基準として用いられる．

MEMO
ストロークテスト
膝関節の腫脹の程度をみる徒手検査の一つ．関節液の動きから5段階で評価する．

MEMO
heel height difference
腹臥位で踵の高さの左右差から膝伸展角度の左右差を推定する計測法．

気をつけよう！
前十字靱帯再建術後は移植腱への過負荷を避けるため，完全な膝伸展・屈曲や着地動作などを一定期間禁忌とする場合があるため注意する．

非対称性指数
（asymmetry index：AI）

ここがポイント！
前十字靱帯損傷・再建術後は関節安定性，腫脹，痛み，関節可動域，筋機能，客観・主観動作能力を評価する．

LECTURE 13

📝 MEMO
関節原性筋萎縮
関節液や関節内血腫の過度な
貯留が関節包にある受容器を伸
張させ, 神経を介して大腿四頭
筋の活動が抑制される現象.

📝 MEMO
その他の膝の靱帯損傷
●後十字靱帯損傷：スライディン
グなどで脛骨近位前面を相手や
固定物に強打することで発生し
やすい. 大腿骨の内側顆外側壁
から後顆間区に付着している靱
帯が断裂する. 後十字靱帯は大
腿骨に対する脛骨の過度な後方
転位を制動しているため, 断裂に
より脛骨の後方不安定性が著明
となる. 受傷後は炎症症状や痛
みが徐々に増大し, 膝のスムース
な屈伸運動や, 歩行などの荷重
動作が困難となる. 数日〜数週
間の経過で, 活動コントロールを
含めた自己管理指導によりADL
は可能となる. 理学療法を含め
た保存療法により競技活動に復
帰できる場合もあるが, 再建術が
選択されることもある.
●内側側副靱帯損傷：着地や
切り返しで膝が過度に外反した
際に発生しやすく, 前十字靱帯
損傷に合併して受傷することがあ
る. 大腿骨内側顆から脛骨上部
内側面に付着している靱帯が断
裂する. 内側側副靱帯は大腿骨
に対する脛骨の過度な外転およ
び外旋を制動しているため, 断裂
により膝の外反や外旋の不安定
性が著明となる. コンタクトスポー
ツや武道などで膝の外反を強制
された際に受傷することもある.
内側側副靱帯は関節外にあり血
管栄養が豊富で治癒が見込める
ため, 適切な自己管理指導を含
めた理学療法により競技復帰を
目指すことも多いが, 客観的かつ
自覚的に膝外反不安定性が著
明な場合は再建術が選択される.

LECTURE 13

（7）主観的評価

客観的な身体機能の評価に加えて, 患者の主観的な症状, 機能不全, 心理状態について, International Knee Documentation Committee (IKDC) subjective knee form, Knee injury and Osteoarthritis Outcome Score (KOOS), Tampa Scale of Kinesiophobia (TSK), anterior cruciate ligament-return to sport after injury (ACL-RSI) scale などの標準的尺度で数値化して評価する.

3）前十字靱帯損傷・再建術後の理学療法

前十字靱帯損傷後は再建術の待機期間や予定術式を理解し, 術後に生じうる合併症や機能不全を想定してケア, 指導をする. 炎症コントロールと二次損傷予防に努めながら, 膝や隣接関節の機能不全を改善させる. 再受傷予防に向けて, 代償性・習慣性のアライメント不良をできるだけ修正しておく. 再建術後は侵襲部の治癒過程や, 移植靱帯（グラフト）の固定性・成熟を考慮して, 自己管理や動作, エクササイズを段階的に指導する. この際, 参加スポーツの特異性や, 再受傷リスクとなるアライメント不良や機能不全を考慮する. 医療機関によって差はあるが, 術後2〜3か月でジョギングが開始され, 6〜9か月で競技復帰を目指すのが一般的である. 競技復帰の時期や環境は復帰基準の達成度により判断される. 以下に前十字靱帯損傷・再建術後のスポーツ理学療法の要点を解説する.

（1）炎症症状と痛みのコントロール

膝可動域制限や関節原性筋萎縮につながる関節腫脹は, 再建術までに消失し, 再建術後は数週間で消失していくのが理想である. 受傷後や再建術後の数日間の急性炎症期は松葉杖による部分免荷, 装具による固定, 歩行距離の調整によって膝への負荷量をコントロールする. アイシングや圧迫を適時用いて炎症症状の軽減を促す. 急性炎症期以降も関節腫脹の程度を確認しながら歩行距離や荷重エクササイズなどをコントロールする.

（2）二次損傷の予防, 移植腱への過負荷の回避

受傷後は, 杖や装具を適時使用しながら, 荷重位での膝安定性をサポートし, 症状や筋力発揮の回復に合わせて補装具を段階的に除去する. 前十字靱帯損傷者は数週間〜数か月の経過で, 軽い直進走行やジャンプ・着地が可能になることが多い. しかし, ダッシュ, ストップ, 片脚着地, 切り返しで膝の不安定感や怖さを訴え, 膝崩れが生じる危険性も高まる. 再建術が予定されているケースでは膝崩れによる二次損傷を予防するために高強度のスポーツ動作は基本的には控えるよう指導する.

再建術後は, 移植された腱（グラフト）が骨孔に固着し, 成熟するまで2〜3か月を要するといわれている. この期間に虚血壊死, 血管再生, 線維芽細胞増殖, リモデリングの過程を経て徐々に成熟していく. この期間のグラフトは張力に対して特に脆弱な状態にあるため, 無理な関節運動や, 走行, ジャンプ・着地, 切り返しなどの高負荷動作による過大な張力を避けながら, 運動・動作の負荷を段階的に増すことが重要であり, 医師や医療機関の方針に従う.

（3）膝機能障害の改善

再建術後はグラフトへの過大な張力を一定期間避けながら, 関節可動域制限や, 筋の活動低下・萎縮などの術後合併症を最小限にとどめる. 受傷後や術後の急性期における膝伸展制限に対しては, 防御性に収縮しやすいハムストリングスや腓腹筋を弛緩させながら他動的かつ持続的に伸展する（**図6**）. 膝の屈曲制限に対しては, 長座位や端座位で大腿後面や下腿前面を抱え込み, 踵を大腿後面に近づける自動介助運動（ヒールスライド）で増大させる（**図7**）. 膝の可動域をより効果的に増大させるために膝蓋骨, 内外側支帯, 膝蓋下脂肪体, 腸脛靱帯, 膝蓋上嚢, 膝窩筋, 腓腹筋などを

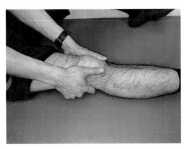

図6　自動介助での膝伸展
患者自身の手で大腿骨顆部を下方に押しながら持続的に伸展する.

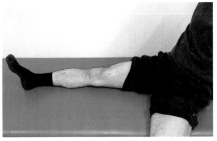

図8　大腿四頭筋セッティング
膝窩部を下に押し付け，膝蓋骨を頭側に引き上げるように大腿四頭筋を収縮させる.

図7　自動介助での膝屈曲
患者自身の手で大腿後面を支えながら膝の屈伸を繰り返す. また，下腿前面を抱え込みながら屈曲最終域で保つ.

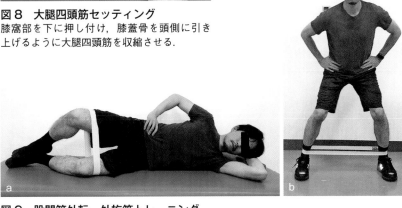

図9　股関節外転・外旋筋トレーニング
a. クラムシェル. 股関節と膝を屈曲した側臥位でバンドを大腿遠位部に巻き，股関節の外転・外旋を繰り返す.
b. バンドウォーク. スクワットの肢位でバンドを下腿遠位部や大腿遠位部に巻き左右に移動する.

モビライゼーションする.

　長座位や背臥位での大腿四頭筋セッティングエクササイズにより四頭筋の活動を促す（**図8**）. このエクササイズは膝伸展制限の改善にも役立つ. 再建術後の再受傷予防やパフォーマンス向上に重要な役割を果たす股関節の可動域や筋機能に着目したエクササイズを行い（**図9**），術前から競技復帰に至るまで維持・向上を目指す.

(4) 神経筋コントロール

　受傷後や術後の症状による代償運動・動作に加えて，再受傷の要因としてあげられているアライメント不良を可能な範囲でコントロールし，理想的な姿勢・動作パターンに近づける. 膝関節にストレスがかかりにくい臥位，座位，立位などの基本姿勢から始めて，歩行やスクワット姿勢などでも修正していく.

(5) 基本スポーツ動作の練習

　炎症や痛みの改善，膝安定性の向上を確認しながら，スクワット，スプリットスクワット（**図10**），片脚スクワット，ランジなどの負荷が比較的軽い基本スポーツ動作

> 👆**試してみよう**
> 「講義」で学んだ前十字靱帯損傷・再建術後の評価，理学療法を体験してみよう.

スプリットスクワット
(split squat)

側面　　　　　　　　　前面

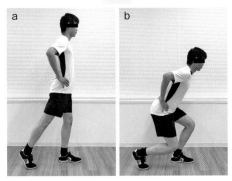
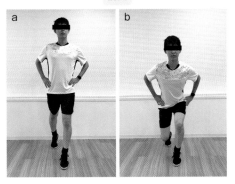

図10　スプリットスクワット
a. 開始肢位，b. 終了肢位.

LECTURE
13

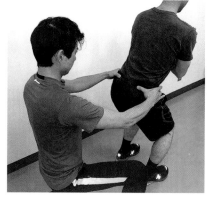

図11　スクワットでの骨盤傾斜の修正
腸骨稜や腸骨棘を触知し，骨盤の傾斜を確認しながら修正を促す.

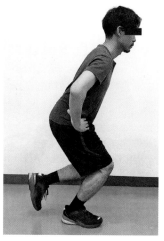

図12　片脚スクワットの練習

表3　前十字靱帯再建術後の競技復帰基準の例

等速性膝伸展・屈曲筋力	LSI 90％以上
片脚ホップ距離	LSI 90％以上
片脚クロスオーバーホップ距離	LSI 90％以上
片脚トリプルホップ距離	LSI 90％以上
6 m 片脚ホップ時間	LSI 90％以上
ランニング T テスト	11 秒未満
フィールドでの競技特異的トレーニング	全参加

(Hurley ET, et al.：Knee 2022；34：134-40[1])
LSI：limb symmetry index（下肢対称性指数）.

片脚ホップテスト　片脚クロスオーバーホップテスト　片脚トリプルホップテスト　6 m片脚ホップ時間

ホップ距離　ホップ距離　ホップ距離　6 m

図13　代表的な片脚ホップテスト

の練習を段階的に開始する（**図11, 12**）．姿勢の保持から始め，関節運動範囲や荷重量を徐々に高めていく.

　片脚スクワットやランジが安定すれば，医療機関の方針・計画に従って，走行やストップ，ジャンプ着地などを開始し，これらが安定すれば切り返しなどのアジリティ練習へと進めていく．過度な膝外反や体幹傾斜など再受傷の要因となるアライメント不良のコントロールは継続する.

(6) 競技復帰支援

　競技活動への復帰に向けて，実際の練習や試合の環境を確認しながら，求められる身体機能や動作・判断能力をより一層高めていく．試合形式の練習や公式試合への参加の可否や状況は，医療機関ごとに設けられている復帰基準の達成度から多職種で判断される．競技現場におけるパフォーマンス向上やリカバリー，そして，再受傷予防では，スポーツ現場の医療スタッフやコーチと連携することが望ましい.

競技復帰に向けたパフォーマンス評価

　再建術後は6～9か月が経過した後に下肢筋力や片脚ホップ能力をテストで確認し，設けた基準の到達度で競技復帰が判断される（**表3**）[1].

　筋力は，等速性筋力測定装置などで異なる角速度での膝伸展・屈曲力を計測する．主なパフォーマンス評価には片脚ホップテストがあり，片脚ホップ距離，片脚クロスオーバーホップ距離，片脚トリプルホップ距離，6 m 片脚ホップ時間が計測される（**図13**）.

■ MEMO
アジリティ（agility）
すばやさ，俊敏性のこと.

⚡気をつけよう！
前十字靱帯再建術後の競技復帰時期は復帰基準の達成度をもとに，医師，理学療法士など多職種で判断されるため，独断での推奨は控える.

LECTURE 13

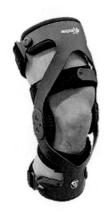 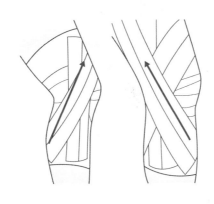 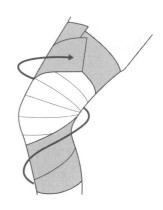

図14　前十字靱帯損傷・再建術後の 　図15　Xサポートテープの例
**　　　　装具の例（BREG社製）**
　　　　　　　　　　　　　　　　　　　　　　　　　図16　スパイラルテープの例

膝筋力や片脚ホップ距離・時間の値から下肢対称性指数（非術側下肢の値に対する術側下肢の値の割合）を算出し，これらが90％を超えているか否かによって競技復帰の可否やタイミングが判断されることが一般的である．

（7）装具，サポーター，テーピング

高強度トレーニングやスポーツ活動では，関節の症状や不安定感の軽減，また再建靱帯を含めた関節の保護を期待して，装具（**図14**），サポーター，テーピングが選択される場合がある．テーピングでは膝の過度な外反を制動するために膝関節裂隙部内側で交叉するように貼るXサポートテープ（**図15**）や脛骨の過度な回旋を制動するために下腿と大腿にらせん状に貼るスパイラルテープ（**図16**）などが用いられる．前十字靱帯損傷・再建術後では主に脛骨の前方移動や回旋の制動を目的に，種類，サイズ，装着，貼り方が選択される．いずれも関節安定性向上や再受傷予防の効果には限界があるが，スポーツ選手の希望や負担を考慮して使用が判断される．

4）前十字靱帯損傷の予防

前十字靱帯損傷の初回受傷を予防するために，筋力，プライオメトリックス，アジリティ，バランス，フィードバックなどの要素に焦点をあてたプログラムが推奨されている（**表4**）[2]．筋力に関しては膝周囲筋の強化に加えて，骨盤や大腿のコントロールにかかわる股関節周囲筋の強化が重要になる．プライオメトリックス，アジリティ，バランスのエクササイズやトレーニングでは課題の可否だけでなく，アライメント不良や関節角度，着地衝撃のコントロールが重要である．

再建術後の再受傷予防も初回受傷予防と同様のプログラムが推奨されているが，術側を非術側で代償する運動パターンを修正することや競技復帰基準を満たすことが重視される[3-5]．

2. ジャンパー膝およびオスグッド病

1）病態

ジャンパー膝とは膝の前部痛に関連する病態の総称であり，主な病態として膝蓋腱症がある．膝蓋腱症はオーバーユース障害であり，発症の要因・誘因が複雑であるため，治療に難渋するケースが少なくない．膝蓋腱の病理学的組織検査では特に骨と腱の結合部に変性と線維性瘢痕組織が認められる[6]．

ジャンプ・着地や切り返しでは膝蓋腱にエネルギーの蓄積やリリースが繰り返される．このようなエネルギー蓄積活動により膝蓋腱などに組織損傷の蓄積域値を超える伸張負荷がかかると，腱付着部の微細損傷や不適切なヒーリング/リモデリングが持

表4　前十字靱帯損傷の予防プログラムの例

筋力に焦点をあてたエクササイズ，トレーニング
● スクワット
● ブリッジ，プランク
● ノルディックハムストリング
● ランジ
プライオメトリックスに焦点をあてたエクササイズ，トレーニング
● 片脚ホップ
● ジグザグステップ
● タックジャンプ
バランスに焦点をあてたエクササイズ，トレーニング
● 片脚閉眼立位
● 不安定板上での片脚スクワット
● 片脚立位でのボールトス，キャッチ

MEMO
プライオメトリックス（plyometrics）
筋肉をすばやく，繰り返し収縮・伸張すること．これにより瞬発力や筋力が増強される．

ジャンパー膝（jumper's knee）

MEMO
理論的には腱に過度な負荷がかかると腱細胞のアポトーシスが生じるが，負荷量と病態の関係性には不明な点が多い[7]．同様の病態を示す腱炎という用語があるが，血管新生や毛細血管増殖があるにもかかわらず炎症反応が乏しいことから組織病理学的には不適切との指摘がある[8]．

調べてみよう
ジャンパー膝のリスク要因について調べてみよう．

LECTURE
13

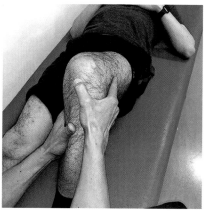

図17　膝蓋腱の圧痛テスト
背臥位膝関節 90°屈曲位で膝蓋骨の付着部や中央部を母指で圧迫し，痛みの有無や左右差を確認する．

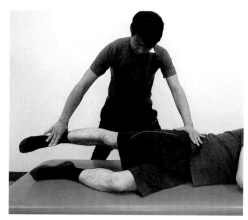

図18　股関節の外転筋力テスト

続して発症に至る．

オスグッド（Osgood）病

　オスグッド病は成長期における脛骨粗面部の骨端症である．発症の主な誘因は膝蓋腱症と同様といえるが，骨端部の脆弱性や成長期特有の身体構造・機能特性が背景にある．

2) 評価

(1) 痛み

　症状の発生源が膝蓋腱であるかを問診と触診で確かめる．痛みの自覚部位が膝蓋骨下極や脛骨付着部に限局しているか，また膝伸展筋の負荷に関連して痛みが増すかを確認する．痛みを訴える部分を圧迫し，著明もしくは左右差のある痛みがあるかを確認する（**図17**）．骨の問題を推察するために脛骨粗面の叩打痛も確認する．

(2) 負荷耐性

　腱の伸張負荷に対する痛みの反応性を評価する．体幹正中位での片脚スクワットのような一定の動作課題で，痛みを訴える膝角度や痛みのレベルを数値化し，これらの推移を追う．痛みのレベルは NRS や VAS で数値化する．

(3) 膝関節機能

エリー（Ely）テスト
▶ Lecture 12・図13 参照．

下肢伸展挙上
（straight leg raising：SLR）

　大腿四頭筋やハムストリングスの柔軟性や筋力を評価する．大腿四頭筋の柔軟性は腹臥位でのエリーテストや膝屈曲角度で確認する．ハムストリングスの柔軟性は下肢伸展挙上角度や股関節 90°屈曲での自動および他動膝伸展角度で確認する．伸展，屈曲のそれぞれの筋力とともに，伸展筋力に対する屈曲筋力の比の低さや左右差を確認する．

(4) 隣接関節機能

　膝前部痛やこれに関連する着地中の膝外反には，殿筋群の筋力低下や足関節の可動域の不足が関連する．股関節の外転・外旋筋力や足関節の背屈可動域を測定する（**図18**）．

(5) 着地・踏み切り姿勢・動作

　膝蓋腱症の既往がある者や，痛みはないが腱に病態がある者では，着地時の垂直床反力最大時の膝や股関節の屈曲が浅く，硬い着地になりやすい．超音波画像で膝蓋腱症変化を認める者では垂直床反力最大時の股関節内転がより大きく，着地中の膝蓋腱張力最大時の足関節の回内がより大きい．スクワットジャンプやカウンタームーブメントジャンプの動画を撮影し，股・膝の屈曲角度や膝の外反角度を含めて，代償や膝蓋腱張力と関連する運動パターンの有無や左右差を確認する．

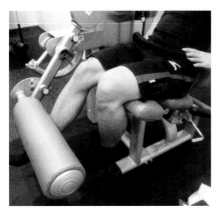

図 19　膝伸展機器を用いた大腿四頭筋等尺性エクササイズ

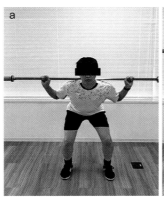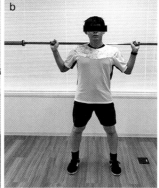

図 20　バックスクワット（前面）
a. 開始肢位，b. 終了肢位.

3) 膝蓋腱症の理学療法

　膝蓋腱部の症状を緩和させ，伸張負荷を分散させるために活動コントロール，各種エクササイズを計画し，段階的に活動レベルを上げて，競技復帰につなげる．エクササイズや動作の負荷を上げる前後には，症状や負荷耐性を確認する．また，踏み切りや着地での体幹や下肢の運動学・運動力学的な問題を確認する．膝蓋腱症では，腱自体や身体全体の負荷耐性向上を目的として，等尺性エクササイズ，等張性エクササイズ，遠心性エクササイズ，ジャンプ・着地エクササイズや競技復帰に向けて段階的に大腿四頭筋に負荷を与えるエクササイズが推奨されている[9, 10]．

(1) 痛みのコントロール

　痛みを軽減させるため，症状を増悪させるジャンプ・着地動作などの量と質を調整する．負荷の調整や段階的増大は痛みを注意深く確認しながら判断する．エクササイズ中の痛みは許容される場合もあるが，エクササイズ後には症状は消失していることが理想であり，痛みの増悪がないかを確認する．運動連鎖を考慮して股関節や足関節・足部の柔軟性や筋機能，アライメントを改善するエクササイズを指導する．

(2) 大腿四頭筋エクササイズ

a. 等尺性エクササイズ

　痛みによって等張性エクササイズが制限されている場合は，等尺性エクササイズで大腿四頭筋に適度な負荷をかける（図 19）．負荷はエクササイズ中・後に痛みが増悪しない範囲で設定する．負荷の過小（大腿四頭筋セッティングのみ）や負荷耐性を超える過大な負荷，早すぎる負荷増大では効果は期待しにくい．

b. 等張性エクササイズ

　高負荷での等尺性エクササイズが NRS 3 以下程度の痛みで可能になれば，筋の体積や筋パワーの増大に向けて，レッグプレス，スクワット，バックスクワット（図20）などの高負荷低速度での抵抗エクササイズを開始する．最終膝伸展域や 90° 以上の深い膝屈曲域では痛みが誘発されやすいため，荷重位，非荷重位ともに膝の屈曲を最初は 10～60° の範囲に制限し，痛みや参加競技の動作特性を考慮して運動範囲を徐々に増していく．両脚や多関節で行うエクササイズでは大腿四頭筋筋力を代償する活動や動きに注意する．

c. 遠心性エクササイズ

　レッグプレス，スクワット，座位膝伸展を片脚で容易に行えるようになれば，遠心性エクササイズを開始する[11, 12]．これは遠心性筋収縮により，変性した腱のリモデリングを促し，症状や機能の改善のために指導する．大腿四頭筋腱に負荷が集中するた

ここがポイント！

● 膝蓋腱症では，痛み，負荷耐性，膝関節機能，隣接関節機能，着地・踏み切り姿勢・動作を評価する．

● 膝蓋腱症の症状を緩和させ，伸張負荷を分散させるために活動コントロール，各種エクササイズを計画し，段階的に活動レベルを上げて，競技復帰につなげる．

● 膝蓋腱症では，エクササイズや動作の負荷を上げる前後に症状や負荷耐性を確認する．

気をつけよう！

ジャンパー膝では，エクササイズや動作の早すぎる負荷増大は症状の悪化や競技復帰の遅れにつながるため注意する．

試してみよう

「講義」で学んだジャンパー膝の評価，理学療法を体験してみよう．

MEMO

筋パワー（muscle power）
筋パワーは，筋力（muscle strength）とは異なり，瞬時に発揮する力をさし，「筋力×速度」で表される．筋力は，筋が収縮するときに生じる力のことで，筋肉の断面積に比例している．

LECTURE
13

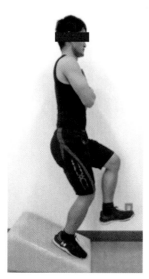

片脚デクラインスクワット
(single leg decline squat)

**図21　片脚デクライン
スクワット**
傾斜台上で体幹正中位で片脚
立位となり，痛みに応じて膝
を屈曲させる．

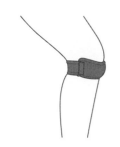

**図22　膝蓋腱症に用いら
れる膝蓋骨ストラップ**

📖 **調べてみよう**
膝蓋腱症に効果があるとされる
物理療法（体外衝撃波など）に
ついて調べてみよう．

LECTURE 13

め，シーズン中で被刺激性が高い場合には負荷が過大になり，症状を増悪させる．症状に応じて等尺性エクササイズや等張性エクササイズを組み合わせて指導する．

d．ジャンプ・着地エクササイズ

筋力の左右比が20％未満となり，エクササイズ中の痛みがNRS 3未満で，片脚デクラインスクワット（**図21**）などの負荷耐性テストで24時間以内にベースラインに戻ることが確認できれば，ジャンプや着地のエクササイズを開始する．動作選択や負荷漸増は，個々のパフォーマンスレベルを考慮して判断する．過度な膝外反や体幹前傾不足のような膝蓋腱の過度な伸張負荷につながるアライメント不良を修正する．

（3）競技復帰支援

参加競技で求められる基本動作で痛みが増悪しないことや，筋パワーが十分に発揮できていることを確認した後に競技復帰を推奨する．筋パワーは等運動性（等速性）筋力計測機器，ホップ距離，垂直とび高で評価する．トレーニングや試合の参加範囲は症状の反応や個々のスポーツ/チームの要求に合わせて調整する．復帰後も週に2日程度は大腿四頭筋エクササイズを継続する．復帰後に数日，数週間にわたって痛みが明らかに増悪する場合は両脚でのエクササイズに限定し，負荷耐性をみながら等尺性エクササイズを継続する．膝蓋腱症の競技復帰には時間がかかることが多く，復帰を急ぐ選手・チームに焦りが生じやすいが，身体機能やアライメントの問題が軽視され，無理に復帰を急ぐことがないよう注意する．

（4）テーピング，サポーター

膝蓋腱症を含めて膝前部痛の症状緩和を期待して，さまざまなテーピングやサポーターが用いられている．効果には議論があるが，いずれも膝蓋腱や脛骨粗面部を圧迫し，腱や付着部にかかるストレスを減らす目的で使用されている（**図22**）．

■**引用文献**

1) Hurley ET, Mojica ES, et al.：Return to play testing following anterior cruciate reconstruction–A systematic review & meta-analysis. Knee 2022；34：134-40.

2) Huang YL, Jung J, et al.：A Majority of Anterior Cruciate Ligament Injuries Can Be Prevented by Injury Prevention Programs：A Systematic Review of Randomized Controlled Trials and Cluster-Randomized Controlled Trials With Meta-analysis. Am J Sports Med 2020；48 (6)：1505-15.

3) Losciale JM, Zdeb RM, et al.：The Association Between Passing Return-to-Sport Criteria and Second Anterior Cruciate Ligament Injury Risk：A Systematic Review With Meta-analysis. J Orthop Sports Phys Ther 2019；49 (2)：43-54.

4) Saki F, Shafiee H, et al.：The effects of core stabilization exercises on the neuromuscular function of athletes with ACL reconstruction. Sci Rep 2023；13 (1)：2202.

5) Johnson JL, Capin JJ, et al.：A Secondary Injury Prevention Program May Decrease Contralateral Anterior Cruciate Ligament Injuries in Female Athletes：2-Year Injury Rates in the ACL-SPORTS Randomized Controlled Trial. J Orthop Sports Phys Ther 2020；50 (9)：523-30.

6) Maffulli N, Testa V, et al.：Similar histopathological picture in males with Achilles and patellar tendinopathy. Med Sci Sports Exerc 2004；36 (9)：1470-5.

7) Scott A, Khan KM, et al.：High strain mechanical loading rapidly induces tendon apoptosis：an ex vivo rat tibialis anterior model. Br J Sports Med 2005；39 (5)：e25.

8) Khan KM, Cook JL, et al.：Time to abandon the "tendinitis" myth. BMJ 2002；324 (7338)：626-7.

9) Malliaras P, Cook J, et al.：Patellar Tendinopathy：Clinical Diagnosis, Load Management, and Advice for Challenging Case Presentations. J Orthop Sports Phys Ther 2015；45 (11)：887-98.

10) Malliaras P, Cook J, et al.：Prospective study of change in patellar tendon abnormality on imaging and pain over a volleyball season. Br J Sports Med 2006；40 (3)：272-4.

11) Malliaras P, Barton CJ, et al.：Achilles and patellar tendinopathy loading programmes：a systematic review comparing clinical outcomes and identifying potential mechanisms for effectiveness. Sports Med 2013；43 (4)：267-86.

12) Visnes H, Bahr R：The evolution of eccentric training as treatment for patellar tendinopathy (jumper's knee)：a critical review of exercise programmes. Br J Sports Med 2007；41 (4)：217-23.

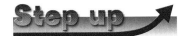

パフォーマンス評価

　スポーツ領域におけるパフォーマンスとは，実際の競技活動やその成果，成績に直接的な関連のある技能を意味し，競技力向上を目的とした指標として競技特性に応じた測定項目が選択される（表1，2）.

　スポーツ理学療法の領域においては，競技復帰の判断基準として利用することを目的とした評価指標と，外傷・障害予防を目的とした評価指標に分かれる.

表1　競技特性の分類

分類	特性
主働筋	上肢，下肢，体幹 伸筋，屈筋
運動様式	筋力，持久力，スピード 短縮性，伸張性，伸張-短縮サイクル 単関節，複合関節 非荷重，部分荷重，全荷重 単発的，反復的，静的，動的
エネルギー出力様式	エネルギー供給機構（無酸素性，有酸素性） 運動時間，頻度，量，強度 瞬発的，間欠的，持久的

表2　競技力向上を目的としたパフォーマンス評価例

パフォーマンス	測定方法	種目
最大筋力	最大挙上重量筋力測定	ベンチプレス，デッドリフト，スクワット，等尺性・等速性筋力測定など
パワー	跳躍幅，ジャンプ高	立ち幅跳び，垂直飛び，カウンタームーブメントジャンプ，片脚ホップテストなど
スピード	直線スプリント速度	20〜50ｍ走など
持久力	有酸素能力測定	20ｍシャトルランテスト，Yo-Yoテストなど
俊敏性	アジリティテスト	反復横跳び，Tテスト，スラロームテストなど
バランス	バランステスト	SEBT，Y-バランステストなど

SEBT：Star Excursion Balance Test.

1）競技復帰の判断基準としてのパフォーマンス評価

　スポーツ活動に復帰してよいかどうかを判断する際には，身体機能が十分に回復しているか，負荷に対する耐久性が十分に備わっているかを評価する. 例えば，前十字靱帯再建術後のリハビリテーションにおいて，ランニングや各種スポーツ動作の開始，最終的な競技復帰を許可するための判断基準として，片脚立ち上がりテストや片脚ホップテスト（**講義**参照），無酸素パワーテストなどが用いられる（図1）.

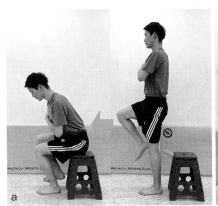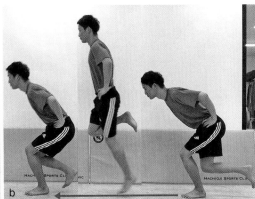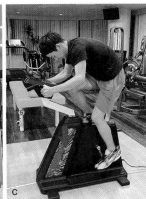

図1　スポーツ動作開始や競技復帰の指標としてのパフォーマンス評価
a. 片脚立ち上がり（single leg standing：SLS）テスト.　　b. 片脚ホップ（single leg hop：SLH）テスト.
c. 自転車エルゴメーター（パワーマックス）を用いた間欠的無酸素パワーテスト.

2）スポーツ外傷・障害予防を目的としたパフォーマンス評価

　スポーツ外傷・障害予防のための指標として利用したい場合，当該のスポーツ種目に多い外傷・障害の疫学調査や発生要因の調査の結果をふまえて，スクリーニングテストの評価項目が選択される（表3）. そのうえで発生リスクの高い対象を抽出して，対象の特徴に合わせた予防プログラムを導入する方法が取り入れられる.

　競技復帰後の再発予防のための指標として利用したい場合，いかにリスクの少ない動作ができるかといった側面で評価が行われる. 前十字靱帯再建術後症例の再発予防のためのスクリーニングテストとして，drop vertical jump（DVJ）における膝外反の定量的評価（図2）や，tuck jump などの動作課題における定性的評価がある（図3）.

LECTURE
13

表3 スポーツ外傷・障害の発生要因と機能評価項目

カテゴリー	影響を及ぼす要因	評価項目 （スクリーニングテスト）
既往歴など	可動域制限，筋力低下，関節不安定性，関節運動パターン異常，痛み	過去の外傷・障害チェック，各種スペシャルテストなど
身体組成	過剰な体脂肪の蓄積，重量負荷の増大（体重支持指数の低下）	身長，体重，体脂肪率，除脂肪体重など
筋力	不使用による筋萎縮，筋力不足	下肢体重支持筋力，上肢・体幹筋力
柔軟性	疲労，不使用の影響	各種筋柔軟性テスト
関節不安定性・弛緩性	靱帯損傷，関節弛緩性，筋力不足	関節不安定性テスト，関節弛緩性テスト
アライメント	O-X脚，外反肘，扁平足など	アライメント検査

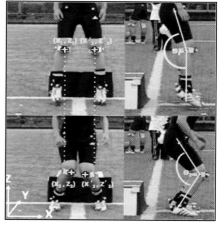

図2 外傷・障害予防のためのパフォーマンス評価の例（実際の解析画面）
DVJでの動作評価：30 cm台から飛び降りて着地後にすばやく垂直飛びを行う．足部接地直前と着地後の膝屈曲角度や膝外反量の差を変位量として計測している．

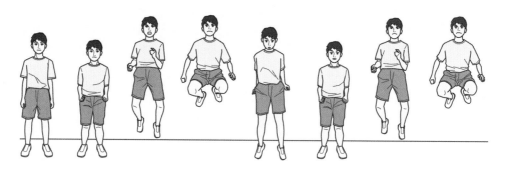

［評価内容］
10秒間の試技中，以下の項目に1度でも当てはまれば（＋）とする

膝・大腿		
①着地時の外反	＋	－
②最大ジャンプで床と太ももが平行にならない	＋	－
③太ももの高さに左右差あり	＋	－
着地時の足の位置		
④肩幅で着地できていない	＋	－
⑤足が平行でない	＋	－
⑥着地のタイミングが同時でない	＋	－
⑦着地の音が過度	＋	－
プライオメトリック		
⑧ジャンプ間の休止	＋	－
⑨10秒経つ前にジャンプが低下	＋	－
⑩同じ場所に着地できない	＋	－
合計： /10（基準：6点未満）		

図3 tuck jumpでの定性的評価

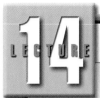
スポーツ理学療法各論(5)
足部・足関節

- 足関節捻挫の発生機序と病態について理解する.
- 足関節捻挫に対する評価と理学療法について理解する.
- 後脛骨筋機能不全の発生機序と病態について理解する.
- 後脛骨筋機能不全に対する評価と理学療法について理解する.

この講義を理解するために

　この講義では,足部・足関節の理学療法についての理解を深めるために,代表的な疾患として足関節捻挫と後脛骨筋機能不全について学びます.スポーツ理学療法を行ううえで,その疾患の発生機序や病態を理解することは重要で,リスク管理に大きく関連します.また,疾患に対する評価や理学療法はアライメントからみたトップダウンモデルで進めると理解しやすく,動的アライメントやフォームの観点からアライメント不良や誤った動作を修正することで再発予防につなげることができます.

　足部・足関節のスポーツ理学療法を学ぶにあたり,以下の項目をあらかじめ学習しておきましょう.

　　□ 足部・足関節の機能解剖を学習しておく.

　　□ 足部・足関節の代表的なスポーツ傷害にはどのような疾患があるか学習しておく.

　　□ 一般的な理学療法評価と理学療法手技について学習しておく.

講義を終えて確認すること

　　□ 足関節捻挫の発生機序と病態について理解できた.

　　□ 足関節捻挫に対する評価と理学療法について理解できた.

　　□ 後脛骨筋機能不全の発生機序と病態について理解できた.

　　□ 後脛骨筋機能不全に対する評価と理学療法について理解できた.

1. 足関節捻挫

1）病態

（1）受傷機転

足関節捻挫は代表的なスポーツ外傷の一つで，発生頻度は内反捻挫が70～77％である．着地や方向転換時の回外強制で発生し，損傷部位は前距腓靱帯が約70％と最も多い．回内強制で受傷する外反捻挫は，アイスホッケーのように足関節が固定されているスポーツに多い．

（2）リスク因子

足関節捻挫のリスク因子は損傷靱帯に伸張ストレスを加えることである．前距腓靱帯は底屈で伸張するが前脛腓靱帯は背屈や外旋で緊張し，近接する靱帯にもかかわらずリスク因子は異なる（**表1**）．荷重時の足関節安定性は骨性制動に依存するため，足関節中間位での後足部荷重であれば外側靱帯群の治癒過程に影響を与えない．しかし，前脛腓靱帯損傷が合併する場合は，荷重量のコントロールをしながら治療を進める．

（3）症状

足関節捻挫の主症状は関節不安定性である．外側靱帯損傷の場合は，外果の前方や下方に圧痛や運動時痛，荷重時痛がある．腫脹や熱感も認め，重症例では皮下出血も出現する．関節可動域制限や筋力・筋機能低下も生じ，初期は歩行障害も認められる．

2）評価

（1）画像評価

単純X線像では骨折や脛腓間離開の有無を評価し，MRIは軟骨損傷などの合併損傷の確認に有用である．X線ストレス撮影は，距骨傾斜角と距骨前方引き出し距離を計測する（**図1**）．

足関節捻挫（sprain of ankle）

内反捻挫（inversion sprain）

前距腓靱帯（anterior talofibular ligament）

足関節の靱帯および骨
▶巻末資料・図9参照．

外反捻挫（valgus sprain）

MEMO
内反捻挫の合併損傷
MRIによる内反捻挫の調査では，前距腓靱帯（96％），踵腓靱帯（80％）だけでなく，短腓骨筋（27％）や長腓骨筋（13％），後脛骨筋腱（53％）や三角靱帯（6％）などの損傷も認められた．また，前脛腓靱帯損傷や二分靱帯損傷の報告もある．

踵腓靱帯
（calcaneofibular ligament）
三角靱帯（deltoid ligament）
前脛腓靱帯
（anterior tibiofibular ligament）
二分靱帯（bifurcated ligament）

MEMO
骨性制動
関節は骨と骨で構成され，その安定性や可動性は関節の構造だけでなく関節包や靱帯，筋腱などの軟部組織によって規定される．骨性制動とは，骨の形状によりその動きが制限されることを示す．

関節可動域
（range of motion：ROM）

MRI（magnetic resonance imaging；磁気共鳴画像）

距骨傾斜角
（talar tilt angle：TTA）

LECTURE 14

表1 足関節靱帯のリスク因子

靱帯名	リスク因子（靱帯の緊張位）
前脛腓靱帯	背屈，外旋，腓骨後方偏位，荷重
前距腓靱帯	回外，底屈，距骨前方偏位
踵腓靱帯	回外
後距腓靱帯	回外，背屈
三角靱帯浅層（脛舟部，脛踵部）	回内
三角靱帯深層（前脛距骨部）	回内，底屈＋外旋
三角靱帯深層（後脛距骨部）	回内，背屈＋内旋

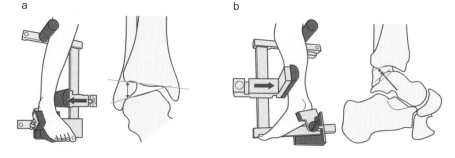

図1　足関節内反捻挫に対するX線ストレス撮影
a．距骨傾斜角（TTA）：5～10°以上で前距腓靱帯断裂，15°以上で踵腓靱帯の複合損傷と判断される．
b．距骨前方引き出し距離：3 mm以上で靱帯損傷と判断される．

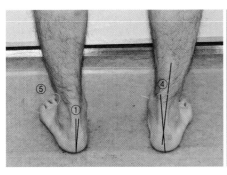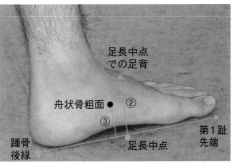

図2　足部・足関節の静的アライメント例
①calcaneus-angle：踵骨長軸（踵骨の二等分線）と床からの垂線とが成す角度で，5°以上の外反は回内足，5°以上の内反は回外足と定義される．
②アーチ高（DAH）：足長中点での床から足背の距離．
③アーチ高（舟状骨高）：床から舟状骨粗面の距離．
④leg-heel angle：下腿遠位1/3の長軸線と踵骨長軸との成す角度で，参考値は5〜10°外反位である．
⑤too many toes sign：外側に1.5趾以上が見える場合が陽性．

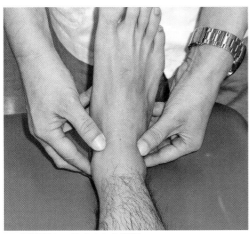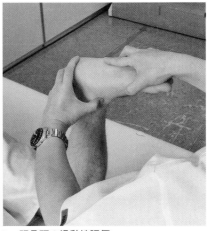

a.　距骨頭のアライメント評価　　　　b.　距骨頭の滑動性評価

図3　距骨頭内外側アライメントの評価

（2）重症度分類

内反捻挫の重症度は，3つに分類される（**表2**）．

（3）臨床評価基準

足関節捻挫の臨床評価基準として，FAAMなどが用いられている．日常生活およびスポーツ活動についてのアンケート項目は0〜4点の5段階で採点され，合計スコアが高いほど身体機能のレベルが高くなる．

（4）理学療法評価

スポーツ理学療法における評価は，アライメントと疼痛や関節不安定性の関連から，アライメントを崩す原因と考えられる関節可動域や筋機能を評価し，アライメントを修正するプログラムを立案するトップダウンモデルが適している．

a.　炎症所見

腫脹・発赤・熱感などの炎症症状や皮下出血の有無について視診・触診を行う．疼痛の部位については，靱帯だけでなく他の合併損傷も疑って評価する．疼痛の強さに関しては，NRS，VASなどを用いる．

b.　静的アライメント（図2）

静的アライメント評価には，calcaneus-angleやアーチ高，leg-heel angle，too many toes sign，距骨頭内外側アライメント，FPI-6などがある．

●距骨頭内外側アライメント：距骨頭内外側頭を触診し同等に触れることができるか評価する．加えて，背屈時に内外側頭が同等に隠れるかを評価する（**図3**）．距骨

表2　内反捻挫の重症度分類

グレードⅠ	靱帯が伸ばされた程度の損傷で，わずかな腫脹と圧痛があり，構造的な関節不安定性がない
グレードⅡ	靱帯の部分損傷で，圧痛と腫脹があり，可動域制限と軽度〜中等度の関節不安定性を有する
グレードⅢ	靱帯の完全損傷で，強い腫脹・出血・圧痛・機能低下・関節不安定性を有する

📖**調べてみよう**
FAAM（Foot and Ankle Ability Measure）には，どのような評価項目があるか調べてみよう．

トップダウンモデル
▶Lecture 1 参照．

NRS（numerical rating scale；数値的評価スケール）

VAS（visual analogue scale；視覚的評価スケール）

アーチ高（dorsal arch height：DAH）

Foot Posture Index（FPI）-6
▶巻末資料・表6 参照

LECTURE
14

動的トレンデレンブルグテスト
(dynamic Trendelenburg
test：DTT)
▶ Lecture 1・Step up 参照.

動的 heel-floor test（HFT）
▶ Lecture 1・Step up 参照.

knee in toe out type と knee
out toe in type
▶ Lecture 1 参照.

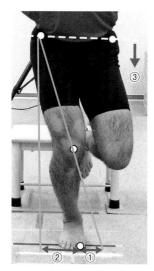

図4 動的アライメントテストの例
① knee in distance（KID）.
② hip out distance（HOD）.
③動的トレンデレンブルグテスト（DTT）.

MEMO
knee in distance（KID）と hip
out distance（HOD）
KIDとHODは，膝が内折れする
knee in typeと骨盤が外方偏位
するhip out typeを区別するために用いる．KIDは上前腸骨棘と
膝蓋骨中心を結んだ延長線と母
趾中央部の足部縦軸延長線上との距離を前額面上で計測した
値で（図4①），HODは上前腸
骨棘を通る床への垂線と母趾中
央部の足部縦軸延長線上との
距離である（図4②）.

内反ストレステスト
（inversion stress test）

エンドフィール
（end feel；最終域感）
▶ Lecture 2 参照.

前方引き出しテスト
（anterior drawer test）

RICE 処置
▶ Lecture 9・図6 参照.

外側頭は触知できるのに内側頭が触知できない症例は距骨が内旋位を呈しており，足関節内反捻挫では靱帯への負荷が増大する.

● FPI-6：6項目の評価を各々 +2〜−2 で採点し，総スコアから回内足と回外足を判定する．年齢によって差はあるものの，健常人の平均スコアは +4 である.

c. 動的アライメント

dynamic alignment test，動的トレンデレンブルグテスト，動的 heel-floor test（HFT）などがある.

● dynamic alignment test：動作時の膝および足部の位置関係から，knee in toe out type と knee out toe in type に分類する.

● 動的トレンデレンブルグテスト：股関節外転筋機能の評価．対側骨盤が水平位より下降する者を陽性，水平または挙上するものを陰性と判定する（図4③）．陽性率は約30％で，陽性例は陰性例に比べて KID および HOD が有意に大きく，股関節外転筋機能の低下は膝外反を助長することが示されている.

● HFT：後足部機能の評価．片脚立位時の床面に対する踵骨軸の傾斜角を基準とし，片脚スクワットおよびカーフレイズ時の変化量を評価する．HFT 強陽性例は KID が有意に大きくなるが，HOD は HFT 陰性例のほうが大きくなる．足関節内反捻挫では，カーフレイズ時の HFT が強陰性になることで内反が増大することがリスクとなる.

d. 関節可動域

足関節背屈の可動域制限は，構えの姿勢やスポーツ動作時に下腿前傾が制限されることで，距骨前後径の形状から内反が生じやすくなる．また，距骨下関節の回内制限があると，接地後の回内が制限されることで内反が生じやすくなる.

e. 関節不安定性

● 内反ストレステスト：一方の手で下腿遠位部を固定し他方の手で踵を包み込むように持つ．前距腓靱帯の検査では足関節を軽度底屈位で回外し，踵腓靱帯の検査では足関節中間位で内がえしする．健側と比べて不安定性が大きく，エンドフィールが消失している場合に陽性と判断する.

● 前方引き出しテスト：一方の手で下腿遠位部を固定し，他方の手で踵を包み込むか前足部を持ち前方に引き出す．健側と比べて前方不安定性が大きく，エンドフィールが消失している場合が陽性で前距腓靱帯損傷を疑う.

f. 筋力・筋機能

筋機能は特に長腓骨筋が重要で，評価に際しては母趾球を底側・外反方向に蹴り出せるかを確認する．特に荷重位で長腓骨筋が機能することが重要で，片脚立位でも母趾球荷重を意識してカーフレイズができるかも評価する.

g. 歩行機能

足関節外側靱帯損傷では，痛みや内反に対する不安感などから toe out で接地し，十分な loading response（荷重反応）が得られずに preswing（遊脚前期）での膝屈曲が減少する例がみられる.

3）治療

初期治療には，Rest（安静），Ice（冷却），Compression（圧迫），Elevation（挙上）の頭文字を取った RICE 処置が重要となる．安静固定期間は5〜7日，最大でも10日とされている.

手術療法の適応はグレードⅢや陳旧性足関節靱帯不全例が再受傷した場合などであるが，一定期間の保存療法を行っても関節不安定性や疼痛が残存する場合に手術療法を選択する.

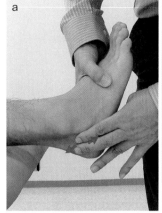

図5 距骨頭外側の後方滑動性を直接誘導

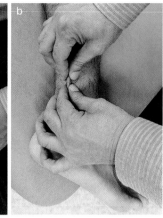

図6 腓骨外果後下方に対するクリニカルマッサージ
a. 上腓骨筋支帯周囲に対するクロスファイバーストローク.
b. 下腓骨筋支帯周囲に対するスキンローリング.

4) 理学療法プログラム

トップダウンモデルを用いてアライメントを崩す要因を特定することが重要である. 疼痛や不安定性との関連から, アライメントを崩す原因と考えられる関節可動域や筋機能などの問題点に対し, アライメントを修正するプログラムを立案する.

（1）疼痛および腫脹の緩和

受傷直後は, 可及的早期からRICE処置を行い, 必要に応じて松葉杖などを用いて荷重制限をする. RICE期間後は軟性装具やサポーターなどの外固定で靱帯を保護しつつ, 段階的な運動療法を実施する.

（2）関節可動域改善とアライメント修正

足関節背屈および距骨下関節回内可動域の制限に対して, 詳細な評価から理学療法プログラムを実施する.

a. 距骨頭外側の後方滑動性改善

背屈時に距骨は足関節窩に対し後方に滑りながら転がり運動を行う. 足関節外側靱帯損傷の場合は, 距骨が内旋することで前距腓靱帯に伸張負荷が加わり, 距骨頭外側の後方滑動性が阻害されることで背屈時に足部は内転する. 距骨頭外側の後方滑動性を直接誘導するためには, 距骨外側を後方に押し込むように徒手操作を加えながら他動的に足関節背屈を繰り返す（**図5**）.

b. 腓骨外果後下方の滑動性および腓骨筋腱の滑走性改善

腓骨外果後下方の伸展性低下は距骨頭外側の後方滑動性を阻害し, 腓骨筋腱の滑走性低下は腓骨筋の収縮を関節運動に結びつけることができないだけでなく, 距骨頭外側の後方滑動性も阻害する.

腓骨筋支帯や腓骨外果後下方の軟部組織の滑動性を改善するためには, クリニカルマッサージなどの手技を用いる. クロスファイバーストロークやスキンローリングなどが有効である（**図6**）.

c. 距骨下関節回内制限の改善

距骨下関節回外位は前距腓靱帯や踵腓靱帯に伸張ストレスが加わるだけでなく, ショパール関節の可動域を減少させ, 結果的に足関節背屈の異常運動を惹起する. 距骨下関節回内制限に対しては, 距骨下関節のモビライゼーションを施術する. なお, 載距突起部周囲の軟部組織の伸展性を改善しておくことが重要で, 必要に応じてストローキングなどのクリニカルマッサージを施術してからモビライゼーションを行うとよい.

MEMO

クリニカルマッサージ（clinical massage）
軟部組織へのダイレクトマニピュレーション（直接的な徒手操作）で, 重点的・個別的な手技が特徴的である.
● ストリッピング（stripping）：筋の走行に沿って圧を加えながら擦る.
● スキンローリング（skin rolling）：母指と四指の先端部分で皮膚をつまみ上げる.
● クロスファイバーストローク（cross fiber stroke）：四指・母指などを使って, 線維に直角に擦る.
● ストローキング（stroking）：指腹で一方を固定し, もう一方をさまざまな方向に伸張する.
▶ Lecture 2 参照.

MEMO

ショパール（Chopart）関節は, 横足根関節（transverse tarsal joint）ともいう.

載距突起（sustentaculum tali）

LECTURE 14

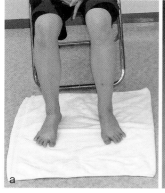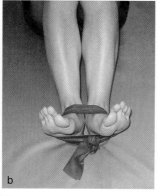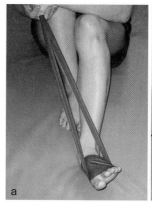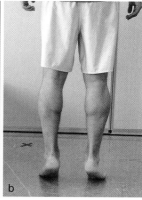

図7　短腓骨筋エクササイズの例
a. 足趾開排（短腓骨筋セッティング）.
b. ゴムチューブによる抵抗を用いた短腓骨筋エクササイズ.

図8　長腓骨筋エクササイズの例
a. ゴムチューブによる抵抗を用いた長腓骨筋エクササイズ.
b. 母趾球荷重を意識したカーフレイズ.

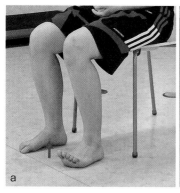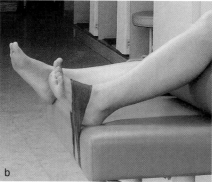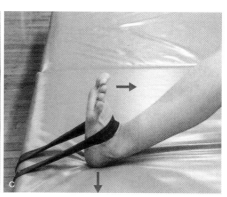

図9　足趾伸展および前脛骨筋エクササイズの例
a. 座位での足趾伸展エクササイズ.
b. ゴムチューブを用いた前脛骨筋エクササイズ.
c. 距骨取り込みエクササイズ.

開放性運動連鎖（open kinetic chain：OKC）

閉鎖性運動連鎖（closed kinetic chain：CKC）

ここがポイント！
短腓骨筋は第5中足骨底に停止しているため，足部外転と第5中足骨を挙上する作用がある．一方，長腓骨筋は第1中足骨底と内側楔状骨外側に停止しているため，母趾球荷重時に強くはたらく．

ここがポイント！
短腓骨筋セッティングは母趾外転筋・小趾外転筋エクササイズであるが，足趾伸展を抑制しながら足趾を開排することで短腓骨筋も活動する．

LECTURE 14

（3）筋力・筋機能の改善

　足関節内反捻挫に対しては，特に長腓骨筋機能を中心に短腓骨筋，足趾伸展筋群，前脛骨筋，足趾屈筋群，下腿三頭筋などの筋力エクササイズを行う．開放性運動連鎖エクササイズから段階的に閉鎖性運動連鎖エクササイズに移行する．

a. 腓骨筋群のエクササイズ

　短腓骨筋は足部を外転し，第5中足骨底を挙上する役割がある．急性期では足趾開排エクササイズを利用し，短腓骨筋セッティングを行う（**図7a**）．その際，足趾伸展が生じないよう留意する．ゴムチューブを用いる場合は，両足の第5中足骨底より遠位部にゴムチューブを輪状にして巻き付けて足部を外転する（**図7b**）．

　長腓骨筋は母趾球荷重時に強くはたらく筋で，足関節内反を制動するためには特に重要な筋である．開放性運動連鎖エクササイズは，ゴムチューブを母趾球近位に巻き，反対側の手でゴムの端を持ち，母趾球を外側に向けるよう底屈外反する（**図8a**）．閉鎖性運動連鎖エクササイズは，母趾球荷重を意識したカーフレイズから開始する（**図8b**）．前距腓靱帯は底屈で緊張するため，最初は踵部が浮く程度で母趾球荷重を重点的に行う．

b. 足趾伸展および前脛骨筋エクササイズ

　地面に対して足趾を噛んで使う例は，前足部荷重時に内反を惹起しやすい．開放性運動連鎖エクササイズは座位での自動伸展運動から開始し（**図9a**），ゴムチューブを使った抵抗伸展運動へと段階的に進める．閉鎖性運動連鎖エクササイズは立位での自動伸展運動から開始し，足趾伸展を意識した下腿前傾エクササイズへと段階的に進める．

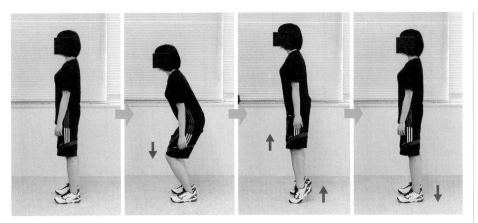

図10　コンビネーションカーフレイズ
ハーフスクワットとの複合運動で，①立位からハーフスクワット，②ハーフスクワットの肢位でカーフレイズ，③カーフレイズを保持したまま膝伸展，④立位に戻るといった一連の動作を繰り返すエクササイズである．

MEMO
筆者らは，ジャンプの前段階として利用しているため，①立位からハーフスクワット，②カーフレイズと同時に膝伸展，③立位に戻るといった3動作で実施している．

　ランニングの recovery phase（遊脚期）で十分な足関節背屈を獲得するためには前脛骨筋機能が必要となる．ゴムチューブを用いた前脛骨筋エクササイズは一般的な方法だが（**図9b**），距骨後方滑動性の問題で背屈制限のある症例に対しては距骨取り込みエクササイズを指導する．ゴムを足関節近位に巻き，踵部を下に押し付けるようにしながら背屈することで，距骨が後方に滑り込むのを誘導する（**図9c**）．

c. 下腿三頭筋エクササイズ

　下腿三頭筋は歩行やランニングの際に重要な役割を果たし，腓骨筋群のエクササイズとしても効果的である．初期は座位で足趾伸展と同時にヒールレイズを行う．負荷をかける場合は，両手を膝の上に置き体重をかけるか重錘を利用する．閉鎖性運動連鎖エクササイズは母趾球荷重を意識したヒールカーフレイズから始める．その後，足趾伸展を意識したカーフレイズ，段差を利用した背屈位から中間位までのカーフレイズ，一般的なカーフレイズ，コンビネーションカーフレイズ（**図10**）へと進める．

気をつけよう！
前距腓靱帯は底屈で緊張するため，受傷後早期のエクササイズには注意が必要である．

2. 後脛骨筋機能不全

　滑膜炎や腱変性に伴う後脛骨筋の筋力低下，後脛骨筋腱の機能不全や痛みがある状態と定義される．過回内によって発生する．アライメントからみたトップダウンモデルに従えば，足関節内反捻挫のような過回外タイプと逆の視点で理学療法を考える．

後脛骨筋機能不全（posterior tibial tendon dysfunction：PTTD）

1）病態

　発生機序は，底側踵舟靱帯などの軟部組織が損傷し，後脛骨筋腱炎が誘発されると考えられている．底側踵舟靱帯は内側縦アーチを保持するための重要な靱帯で，内側縦アーチの低下は後脛骨筋腱への負荷量と滑走抵抗を増大させる．内側縦アーチ低下や踵骨外反が遷延化すると短腓骨筋優位の筋活動となり前足部外転が起こり，扁平足障害へと進展する．

　腫脹は後脛骨筋腱に沿ってみられる．疼痛は後脛骨筋腱だけでなく，内果周囲から足部内側にも生じる．後脛骨筋筋力の低下や内側縦アーチの低下も認められ，進行すると後足部の外反変形が著明になりインピンジメントによる足部外側の痛みもみられる．また，つま先立ちができなくなり，痛みによる歩行障害を呈する．

MEMO
底側踵舟靱帯（plantar calcaneonavicular ligament）は，ばね靱帯ともいう．
▶巻末資料・図9参照．

2）評価

（1）画像評価

　立位X線撮影の側面像と前後像で外反扁平足の有無を確認する．MRIでは後脛骨筋腱の腱鞘滑膜炎や断裂所見を確認する．必要に応じて3D-CT撮影が行われる．

3D-CT（3 dimensional computed tomography）

LECTURE 14

表 3　ジョンソン分類

① Stage 1	後脛骨筋腱の腱鞘炎または腱変性のみで後足部のアライメントは正常
② Stage 2	後脛骨筋腱の伸張と変性があり，後足部は柔軟で徒手矯正が可能な外反扁平足
③ Stage 3	後脛骨筋腱の伸張と変性があり，後足部は強固で徒手矯正が不可能な外反扁平足
④ Stage 4	外反型変形性足関節症を伴うもの（マイヤーソンによって追加）

マイヤーソン（Myerson）

ジョンソン（Johnson）分類

MEMO

single heel rise test
片脚で踵を挙上するテストで，正常では 8〜10 回の挙上が可能である．それ未満を陽性と判定する．

（2）病期分類

　ジョンソン分類を**表3**に示す．

（3）臨床評価基準

　臨床的には，①後脛骨筋腱の走行に一致した腫脹と圧痛がある，② too many toes sign が陽性，③ single heel rise test が陽性の 3 つが満たされると診断される．

（4）理学療法評価

　足関節捻挫と同様に，炎症所見，アライメント，関節可動域，筋力・筋機能，歩行機能，スポーツ動作などを評価する．

a. アライメント（図3，4，巻末資料・表6参照）

　典型的な動的アライメントは knee in toe out で，片脚スクワット時の HFT は強陽性となる．静的アライメントは calcaneus-angle が外反位で，内側縦アーチと横アーチは低下する．too many toes sign は陽性で，距舟関節部の凸形状が認められ，距骨頭内外側アライメントは内側が触知可能だが外側は触知不可となる．

b. 関節可動域

　距骨下関節の可動域は，回内が大きく回外が小さい症例が多い．距骨下関節回内の過可動性は扁平足を助長し，ショパール関節の可動域にも影響を与える．

c. 関節不安定性・動揺性

　扁平足が進行すると三角靱帯が伸張し関節不安定性が増大するため，外反ストレステストなどで評価する．また，外側靱帯は常に弛緩した肢位となり靱帯の緊張が減衰する場合があるため，必要に応じて内反ストレステストなどで関節不安定性を評価する．

d. 筋力・筋機能

　後脛骨筋機能不全においては，内側縦アーチを構成する後脛骨筋の筋力・筋機能が重要となる．後脛骨筋は舟状骨と内側楔状骨に停止しているため，内転だけでなく足底をみるように意識させ，内がえしの筋力を評価する．

　内側縦アーチの安定性には足底腱膜の貢献度が最も高いといわれており，ウィンドラス機能の評価も実施する．ウィンドラス機能の評価は，足関節中間位で母趾を他動的に伸展し抵抗感を触知する（**図11**）．

　後脛骨筋機能不全では，内側縦アーチだけでなく，横アーチや外側アーチの低下も認められることが多く，他の足部アーチに関与する筋の評価も欠かせない．

MEMO

ウィンドラス機能
（windlass machanism）
足趾が背屈することで巻き上げ現象として足底腱膜が緊張し，内側縦アーチを挙上させる機能をいう．
▶ Lecture 4 参照.

ここがポイント！
ウィンドラス機能が十分に発揮されないと，抵抗感なく30°以上容易に伸張し，歩行の蹴り出し時に影響を与えることが予測される．

e. 歩行機能

　後脛骨筋機能不全が進行すると疼痛による歩行障害だけでなく，足部変形による歩行機能障害が生じる．患者の歩行分析から，midstance（立脚中期）にかけての後足部外反とアーチの低下だけでなく，terminal stance（立脚終期）で後・中足部外反および前足部外転が増大し，内側縦アーチはさらに低下することが知られている．

3）治療

　一般的に保存療法が選択される．保存療法は，疼痛などの炎症症状に対して非ステロイド性抗炎症薬投与などの薬物療法や RICE 処置を行うとともに，装具や足底挿板（インソール）を用いる．運動療法は，的確な評価に基づき関節可動域や筋力・筋機

LECTURE 14

非ステロイド性抗炎症薬（non-steroidal anti-inflammatory drugs：NSAIDs）

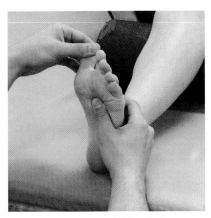
図 11　ウィンドラス機能の評価

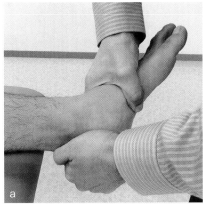
図 12　ショパール関節のモビライゼーション
a. 舟状骨の内転誘導，b. 踵立方関節の離開.

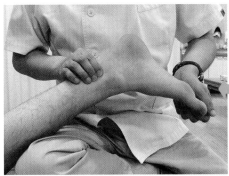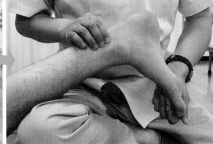
図 13　後脛骨筋腱の滑走性を高める方法

💡**ここがポイント！**
足関節背屈の際には母趾以外の4趾に手を置き，長趾屈筋の伸張も意識する.

MEMO
脛骨後面に起始をもつ長趾屈筋は70〜80％の高位で腱弓となり，後脛骨筋を横切って後方に走行する．このクロスポイントを下腿交叉とよび，シンスプリントなどでは同部の滑走障害が関連するともいわれている.

MEMO
シンスプリント（shin splint）
オーバーユース症候群（overuse syndrome；過用症候群）の一つで，ランニングなどを繰り返すことで生じる．脛骨内側中央から下方1/3にかけて痛みが生じ，脛骨過労性骨膜炎ともよばれる.

能を改善する．特に後脛骨筋の筋力・筋機能の改善は重要である．手術療法はStage 3・4で適応となるが，Stage 1・2で一定期間の保存療法を行っても疼痛や歩行機能障害に改善が認められない場合も適応となる.

4）理学療法プログラム
（1）関節可動域改善とアライメント修正
a. 距骨頭内側の後方滑動性改善

背屈時に距骨頭内側の後方すべりが阻害されると後足部外反・前足部外転が増大するため，距骨頭アライメントの改善は優先すべき治療法の一つである．距骨頭内側の後方滑動性を改善するためには，距骨頭内側を後方に押し込むよう徒手操作を加えながら他動的に足関節背屈を繰り返す.

b. ショパール関節のモビライゼーション（図12）

後脛骨筋機能不全では，距骨下関節回内に伴いショパール関節は外転する．この外転位を修正するためには，舟状骨を内転方向に誘導するモビライゼーションと踵立方関節を離開するモビライゼーションを実施する.

c. 後脛骨筋腱の滑走性改善（図13）

後脛骨筋腱の滑走性を高めるためには，下腿交叉の近位部にクロスファイバーストロークやスキンローリングなどのクリニカルマッサージを施術した後，等尺性収縮を用いて腱を伸張する．また，下腿交叉の後脛骨筋部に直接圧迫を加えながら他動的に足関節背屈を繰り返す．圧の方向に関しては，背屈と同時に近位方向や遠位方向に圧をかけ，下腿交叉部の滑走性を促すようにする.

LECTURE **14**

d. 長母趾屈筋腱の滑走性改善（図14）

長母趾屈筋腱の滑走性を高めるためには，ヒラメ筋下にある筋腹を把持してダイレクトストレッチングを行う．また，内果後方にクリニカルマッサージを施術し，長母趾屈筋腱に直接圧迫を加えながら他動的に足関節背屈を繰り返す．

（2）筋力・筋機能の改善

後脛骨筋機能を中心に長母趾屈筋，長趾屈筋，母趾外転筋，長腓骨筋，前脛骨筋などの筋力エクササイズを行う．

a. 後脛骨筋のエクササイズ（図15）

後脛骨筋セッティングはエクササイズボールを足裏で挟んで潰しながら足関節を背屈する．ゴムチューブや重錘を用いたエクササイズは，内転でも後脛骨筋ははたらくが，足裏をみるようなイメージで実施することが重要となる．

b. 足趾屈筋群のエクササイズ（図16）

後足部外反が強く横アーチや内側縦アーチの低下が大きい症例はボールグラスプから始める．本法は横アーチを挙上した状態で足趾屈筋群を使うため，タオルギャザーよりも有効と考えられる．

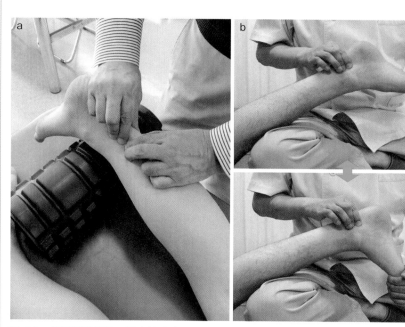

図14 長母趾屈筋腱の滑走性を高める方法
a. 長母趾屈筋のダイレクトストレッチング，b. 長母趾屈筋の滑走性改善

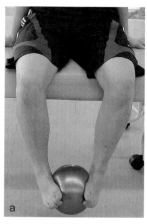

図15 後脛骨筋のエクササイズの例
a. 後脛骨筋セッティング，b. チューブを用いたエクササイズ．

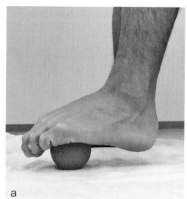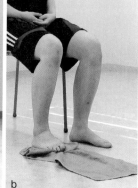

図16 足趾屈筋群のエクササイズ例
a. ボールグラスプ，b. タオルギャザー．

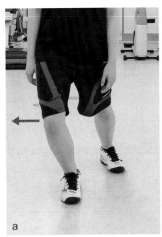
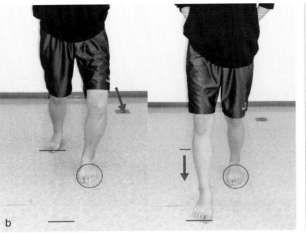

a. ニーアウトスクワット　　　　b. ニーアウトスクワットからの踏み出し

図18　後脛骨筋機能不全に対するスクワット系エクササイズの例
a：患側一歩前で立ち，膝蓋骨が第5趾側に向かうようスクワットを行う．
b：ニーアウトスクワット から，第1・2趾での荷重を意識して健側を踏み出す．

タオルギャザーを用いる場合，後足部中間位・内側縦アーチ挙上位で行わせること が重要となる．四趾でのタオルギャザーは長趾屈筋をターゲットにしており，足趾屈 曲と同時に足部内反を誘導するため，安全な運動である．

c. 前脛骨筋エクササイズ

前脛骨筋は後脛骨筋同様，内側縦アーチにとって重要な筋で，ダンベルや重錘，ゴ ムチューブなどを用いたエクササイズを実施する．

d. 閉鎖性運動連鎖エクササイズ

立位でのタオルギャザーは外側荷重で全趾を均等に使ってタオルを集めるようにす る．カーフレイズはトゥインカーフレイズ（**図17**）から始め，足趾屈曲を意識した カーフレイズ，一般的なカーフレイズ，コンビネーションカーフレイズ（**図10**）へと 進める．

スクワット系のエクササイズはニーアウトスクワットから始め（**図18a**），ニーア ウトスクワットからの踏み出しエクササイズ（**図18b**），一般的なスクワット，フォ ワードランジなどへ段階的に進めていく．

■参考文献

1）加賀谷善教：足部・足関節疾患．加藤 浩編：CrossLink理学療法テキスト 運動器障害理学療法． メジカルビュー社；2020．p.470-514．
2）加賀谷善教：足関節周囲組織のセラピューティック・ストレッチング．理学療法 2010；27（9）： 1105-12．
3）加賀谷善教：足部・足関節の機能評価と機能的な運動療法を理解する．橋本雅至編：臨床実践 足部・足関節の理学療法．文光堂；2017．p.39-51．
4）加賀谷善教：膝・足部靱帯損傷．内山 靖編：エビデンスに基づく理学療法 第2版．医歯薬出 版；2015．p.145-58．
5）加賀谷善教，藤井康成：腰部・下肢疾患に対する姿勢・動作の臨床的視点と理学療法．理学療 法ジャーナル 2006；40（3）：163-70．
6）加賀谷善教：アライメントからみた足部・足関節のスポーツ傷害と理学療法．理学療法 2015； 32（5）：437-46．
7）加賀谷善教：関節運動連鎖と足部機能．福林 徹，蒲田和芳監：足部スポーツ障害治療の科学的 基礎．ナップ；2012．133-43．
8）加賀谷善教：足部疾患の筋機能障害に対する理学療法アプローチ．理学療法 2018；35（12）： 1099-09．

MEMO

トゥインカーフレイズ （toe-in calf raise；図17） つま先を内側に向けて（トゥイン） 踵を上げる運動（カーフレイズ）．

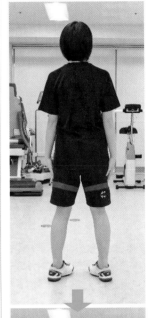
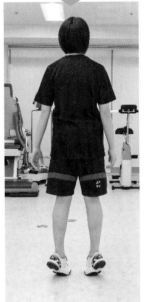

図17　トゥインカーフレ イズ

ニーアウトスクワット （knee-out squat）

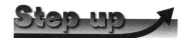

1. 足部・足関節疾患に対するスポーツ動作の評価

実際のスポーツ動作は多種多様で，理学療法室や施設内で評価するのには限界がある．しかし，ランニングやジャンプ・ステップ動作（図1）といった基本動作はある程度評価は可能である．また，歩行やカーフレイズ，片脚スクワットから類推するなど，別な関連動作に落とし込んで評価することも重要である．

1）足関節内反捻挫の特徴

片脚スクワットで HFT 陰性かつ knee out toe in の症例は，踏み込み動作やジャンプの着地動作で内反が生じやすくなる．カーフレイズで HFT が強陰性となる症例は，歩行・ランニングの terminal stance（立脚終期）やジャンプ時に足関節内反が生じやすい．また，サイドステップは蹴り出し時に足関節が外反するのに対し，クロスオーバーステップは内反するため，内反捻挫にとってはクロスオーバーステップのほうがリスクの高い動作となる．

2）後脛骨筋機能不全の特徴

knee in toe out の動的アライメントは内側縦アーチの低下が生じやすく，後脛骨筋機能不全にとってはリスクとなる．片脚スクワットで HFT 強陽性かつ knee in toe out の症例は，ランニングや踏み込み動作，ジャンプの着地動作などで外反が増大する．カーフレイズで HFT が陽性となる症例は少ないものの，扁平足進行例では陽性となる場合がある．ステップ動作ではサイドステップは蹴り出し時に足関節が外反するため，痛みの増強を訴える選手も少なくない．

サイドステップ	構えの姿勢	クロスオーバーステップ

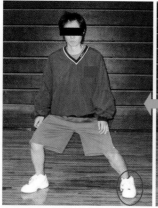

左足で地面を蹴って右足を右方向
に踏み出す

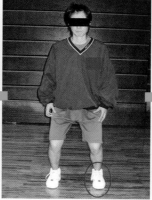

左足を軸にして右足を交差させ
て左方向に踏み出す

図1　ステップ動作

2. スポーツ動作の獲得に向けた段階的理学療法

足関節内反捻挫のような過回外タイプ，後脛骨筋機能不全のような過回内タイプのどちらであっても，ニュートラルなアライメントで動作が遂行できるよう段階的な理学療法を実施する．

1）ランニングおよびジャンプの前段階

ランニングは歩行と異なり，両脚が地面から離れる空中期が存在するのが特徴である．そのため，ランニングの前段階として，ニーベントウォーク（図2）を取り入れ，足部・足関節への衝撃を和らげつつニュートラル位を学習させる．ジャンプの前段階としては，コンビネーションカーフレイズ（講義・**図10**）を取り入れる．

足関節内反捻挫の場合は knee out toe in や足部外側荷重，後脛骨筋機能不全の場合は knee in toe out や過剰な母趾内側荷重が生じていないかに留意し，その修正を試みる．

2）ランニングおよびジャンプの開始

ランニングやジャンプの開始に際して，足関節内反捻挫は knee out toe in，後脛骨筋機能不全は knee in toe out

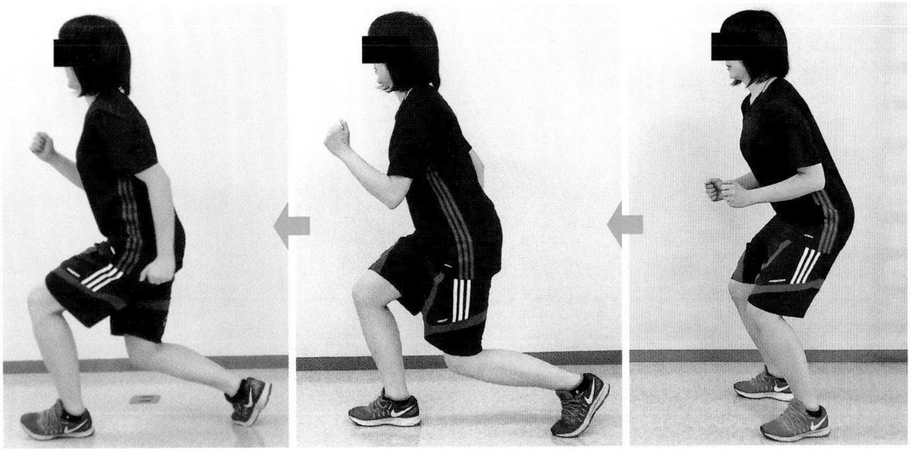

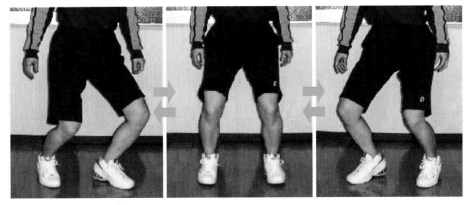

図2　ニーベントウォーク（knee bent walk：KBW）
顎は引いて胸を張り，腕振りに合わせて下肢を出す．股・膝関節は十分に屈曲し，踵から接地する．
腰の高さを一定にし，膝はニュートラルになるよう意識する．

図3　ツイスティング
股・膝関節は十分に屈曲し，左右均等に荷重する．下腿を十分に前傾し，母趾球荷重で股関節内・
外旋を繰り返す．膝はニュートラルになるよう意識する．

の動的アライメントが修正されていることが望ましい．しかし，痛みや不安感がないことを最低条件とし，足関節
内反捻挫は片脚カーフレイズで HFT が強陰性でなければ開始できる．

　ランニングは軽いジョギングから開始し，痛みや不安感がなければ徐々にスピードを上げ，距離を伸ばしてい
く．直線から円周走へと段階的に進めるが，円周走の開始当初は，足関節内反捻挫では患肢が円周の外側，後脛骨
筋機能不全では患肢が円周の内側になるよう指導する．

　ジャンプ動作は下からボックス上に跳び乗るジャンプオンから開始するのが安全である．スクワットジャンプで
アライメントのコントロールが可能になれば，90°ターンや180°ターンなどが開始できる．90°ターンや180°ター
ンなどの開始当初は，足関節内反捻挫は患肢と反対側，後脛骨筋機能不全は患肢と同側に回るようにし，徐々に反
対側への回転を加える．

3) ステップ動作の開始

　ステップ動作の前段階としてツイスティング（twisting；図3）やツイスティングターンを取り入れる．足関節内
反捻挫はサイドステップ，後脛骨筋機能不全はクロスオーバーステップから開始し，徐々に他のステップ動作を取
り入れる．

3. 足底挿板やテーピングによるアライメント修正

　アライメントの修正には，理学療法だけでなく足底挿板やテーピングを活用する．足底挿板は荷重時のアライメ
ントコントロールには効果的だが，遊脚肢に対しては限界がある．遊脚相のアライメントコントロールや靱帯の補
助，再発予防に対してはテーピングを用いるほうが望ましい．

LECTURE
14

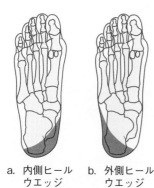

a. 内側ヒール　　b. 外側ヒール
　　ウエッジ　　　　ウエッジ

図4　後足部に対する足底挿板の例

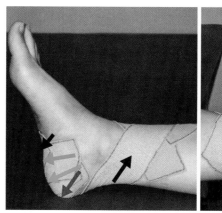

a. テーピングの巻き始め（内側）

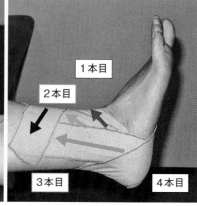

b. テーピングの走行（外側）

図5　足関節外側靱帯損傷に対する扇型スパイラル法
（川野哲英：ファンクショナルテーピング．Book House HD；1988．p.41-3[1]）

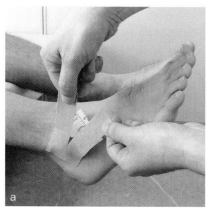
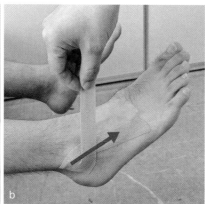
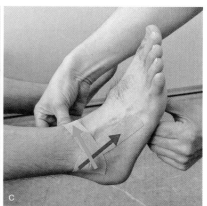

図6　前脛腓靱帯と前距腓靱帯に対する靱帯補助テープ
a. 巻き始め：スプリットテープの切れ目を入れなかった側を外果後縁に貼る．
b. 前距腓靱帯テープ：スプリットテープの上方を底屈位で下方に貼付する．
c. 前脛腓靱帯テープ：スプリットテープの下方を中間位で腓骨を締めるように貼る．

1）足関節内反捻挫

　calcaneus-angle が内反位で距骨下関節の回内制限を認める例は，後足部ア
ライメントを修正する必要があり，距骨下関節の回内誘導には外側ヒールウ
エッジ（図4b）が効果的である．

　足関節内反捻挫に対するテーピングは川野が考案した扇型スパイラル法（図
5）[1] が有効で，前脛腓靱帯損傷を合併している前距腓靱帯損傷に対してはスプ
リットテープを用いて靱帯の走行に貼付すると効果的である（図6）．

2）後脛骨筋機能不全

　後足部は内側ヒールウエッジ（図4a），中足部は内側アーチや外側アーチ（図
7），ロングバー，前足部は横アーチ（図7）などのチップを挿入しアライメン
トを修正する．後脛骨筋機能不全や扁平足障害は横アーチや外側アーチも低下
している例は多く，適切なアライメント評価に基づく効果的な足底挿板を処方
する．距骨下関節を回外誘導するためには踵骨載距突起部を高く処方し，第1
列を背屈誘導するために内側縦アーチ中足骨を高めに処方する必要がある．

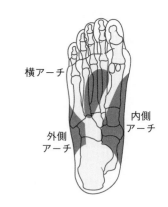

横アーチ

内側
アーチ

外側
アーチ

図7　アーチ部分で用いる基本
的なチップ例

■引用文献

1）川野哲英：ファンクショナルテーピング—スポーツ中の痛み，不安感への機能面からのアプローチ．Book House HD；1988．
　　p.41-3.

LECTURE
14

15 パラスポーツ（障がい者スポーツ）

LECTURE 15

到達目標

- パラスポーツの意義と理念について理解する.
- パラスポーツと理学療法士のかかわりについて理解する.
- 制度上の障害分類とパラスポーツにおけるクラス分けの違いについて理解する.
- パラスポーツにおけるスポーツ外傷・障害の特性を理解する.
- パラスポーツに応じた医学的問題点やリスク管理を理解する.

この講義を理解するために

この講義では，パラスポーツ，すなわち，障がい者が取り組むスポーツについて学びます．パラスポーツは，単に障がい者のスポーツそのものを示すだけではなく，スポーツを通して障がい者が社会参加するための一つの手段であり，さまざまな障害について理解している理学療法士が積極的に支援すべき分野の一つです．

ここでは，パラスポーツの意義，理学療法との関係，スポーツ外傷・障害，リスク管理，クラス分けなどのパラスポーツの基本的事項を学び，適切な支援ができるための基礎知識を整理しましょう．

この講義の前に，以下の項目をあらかじめ学習しておきましょう．

- □ 中枢神経系疾患，運動器系疾患，小児発達障害系疾患，切断その他の身体障害について学習しておく.
- □ 知的障害，精神障害の基礎事項について学習しておく.
- □ 車いす，杖，義足，装具などの基礎事項について学習しておく.
- □ 社会制度における障害の分類に関する基礎事項を学習しておく.

講義を終えて確認すること

- □ パラスポーツの意義と理念について理解できた.
- □ パラスポーツと理学療法士のかかわりについて理解できた.
- □ 制度上の障害分類とパラスポーツにおけるクラス分けの違いについて理解できた.
- □ パラスポーツにおけるスポーツ外傷・障害の特性を理解できた.
- □ パラスポーツに応じた医学的問題点やリスク管理を理解できた.

LECTURE 15

1. パラスポーツの意義と理念

1) パラスポーツとは？

(1) パラスポーツは，どのようなスポーツを示すか？

そもそも“障がい者スポーツ”という競技は存在しない．障がい者がなんらかのスポーツをするために，いろいろな工夫がなされており，それを“障がい者スポーツ”と称して，健常者のスポーツと区別してきただけである．2021年3月，日本障がい者スポーツ協会は，従来までの障がい者スポーツの概念と，「障がい者スポーツ」と呼称・表記していたものを“パラスポーツ（もう一つのスポーツ）”とすることとし，同年10月に同協会の名称も，日本パラスポーツ協会に変更した．また，日本パラスポーツ協会では，パラスポーツを以下の意味で定義している．

● 障がいがある人のために考案されたスポーツ

● 一般に行われているスポーツをベースに，障害の種類や程度に応じてルールや用具を工夫しているスポーツ

● 障がいのある人もない人も共に実践して楽しめるスポーツ

(2) パラスポーツの理念[1]

パラスポーツの理念を示している言葉に「失われたものを数えるな，残されたものを最大限に生かせ」（グットマン博士）がある．障がいのある人が，スポーツに取り組むことによって“人間として人間らしさを回復する”というリハビリテーションの理念にも通じる言葉である．パラスポーツは障がいを有する人でも自己達成するための機会を得て，それによって社会参加することができる．理学療法士は，それを直接支える立場として重要である．

(3) パラスポーツの特徴

a. 障害に応じたルールがある

障害を有するがゆえにスポーツ動作に制限があることや，スポーツのスピード感などが損なわれることなどに対応して，既存のスポーツのルールを一部変更して行う競技がある．車いすテニスでは返球にツーバウンドまで許され，車いすバスケットボールではダブルドリブルが適応されない，などがその例である．

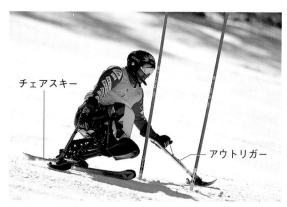

図1 パラアルペンスキー
（写真提供：日本パラスポーツ協会 ©JPSA/エックスワン）
チェアスキー：選手個人の殿部に合わせた専用のシートにサスペンションとスキー板1枚を取り付けた座位で滑るスキー．
アウトリガー：チェアスキーや片足立位で滑る選手が使う専用のストック．先端に小さなスキー板が装着されており，滑走時にバランスをとることができる．

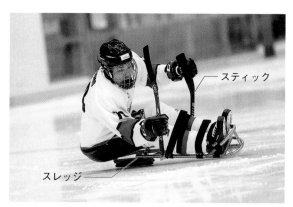

図2 パラアイスホッケー
（写真提供：日本パラスポーツ協会 ©JPSA/エックスワン）
スレッジは選手個人の体に合わせたバケットにフレームとスケートブレードを取り付けたパラアイスホッケー専用のそり．スティックは，両手に持ってスレッジを動かしたり，パックを打つときに使う．ピックエンドで氷面をかいて進み，ブレード側でパックを打つ．

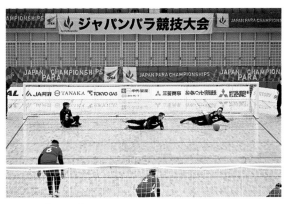

図3　ゴールボールのコート
（写真提供：日本パラスポーツ協会 ⓒ JPSA/エックスワン）
長さ18m，幅9mで，バレーボールコートとほぼ同じ広さである．また，ゴールは高さ1.3m，幅9mでそれぞれのチームのコート幅全体にゴールが広がっている．

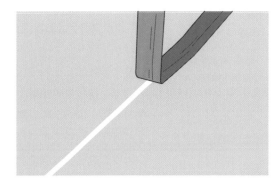

図4　ゴールボールのコートライン
コートラインの下には，3mmの紐が貼ってあり，視覚障害の選手が手や足で触って，ラインの位置がわかるようになっている．

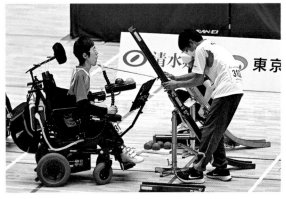

図5　ボッチャのランプオペレータ
（写真提供：日本パラスポーツ協会 ⓒ JPSA/エックスワン）
ボッチャ競技において，重度障害により自らボールを投げることができない競技者は，ランプという専用の滑り台を使用する．競技者の指示どおりに，このランプの高さや方向を操作する役割を担うのがランプオペレーターとよばれる競技アシスタントである．ランプオペレーターは，ゲーム中にはコートを見ることは禁止されており，競技者自身がボールの方向や距離を考え，そのうえでランプオペレーターに必要な指示を出す．競技者とランプオペレーターのコンビネーションが勝敗に大きく影響する．

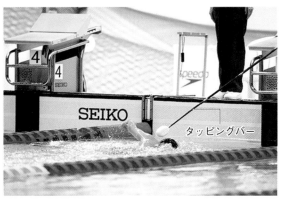

図6　パラ水泳（視覚障害）のタッパー
（写真提供：日本パラスポーツ協会 ⓒ JPSA/エックスワン）
パラ水泳競技において，視覚障害アスリートがゴールやターンをする際に，プールの壁面の位置を知らせる役割を担うのがタッパーである．タッピングバーという先端にウレタンやゴムのボールなどが付いた棒を使って，泳いでいる選手の頭や背中を叩いて知らせる．タッピングバーの長さや形状はさまざまである．叩くタイミングや位置など，選手とのコンビネーションが重要になる．

b. 障害に応じた用具や施設がある

　車いす競技用の車いすや，競技用義足や義手，パラスキー用のチェアスキーやアウトリガー（図1），パラアイスホッケーのスレッジ（図2）など，各競技や障害に合わせたさまざまな用具が開発されている．また，ゴールボールのコート（図3，4）や，シッティングバレーボールのコートやネットなど，競技に適した施設・設備などがある（図3，4）．

c. 補助者（競技アシスタント）を伴う競技がある

　パラスポーツの大きな特徴として，健常者の競技者と一緒に競技に取り組む種目があることである．例えば，ブラインドマラソンのガイドランナーや，タンデム自転車のパイロットなどはパラスポーツ競技者と同等以上の運動能力が要求される．また，ブラインド競技で音や声によって方向などを指示するコーラー，ボッチャのランプオペレーター（図5）や，パラ水泳のタッパー（図6）などは，競技者との"阿吽の呼吸"とも表現される信頼関係をもって一緒に競技に取り組む役割がある．

　理学療法士がパラスポーツをサポートする際には，競技者のみならず，補助者の健

MEMO
シッティングバレーのコート
長さ10m，幅6mであり，通常の6人制バレーボールのコートよりも小さい．ネットの高さは，男子1.15m，女子1.05mである．

MEMO
ガイドランナー
パラ陸上競技やマラソン，トライアスロン，スキーなどにおいて視覚障害アスリートをエスコートする役割を担う．視覚障害アスリート以上に高い技術力や体力を必要とする．また，競技力という視点では，ガイドとアスリートとのコンビネーションの高さも注目される．

LECTURE
15

MEMO

タンデム自転車のパイロット
タンデム（二人乗り）自転車の前に乗って，ハンドルを操作する役割を担う．パラ自転車競技における視覚障害種目では，パイロットを晴眼者（視覚に障害のない者）が担う．パイロットは視覚障害アスリート以上の技術や体力を必要とする．

MEMO

クラス分け（classification）
パラリンピックなどのパラスポーツの競技会では，競技者の障害の状態を機能的に評価して，IPCの規定に則り，対象となる競技，種目に対して競技者として適格であるかの判断が行われる．その結果，競技者として認定された種目にのみ参加できる．この一連のプロセスがクラス分けである．クラス分けは，認定されたクラシファイヤー（classifier；クラス分け担当者）により実施される．

IPC（International Paralympic Committee；国際パラリンピック委員会）

ADL（activities of daily living；日常生活活動）

QOL（quality of life；生活の質）

調べてみよう
クラス分けのクラス数や基準は，パラスポーツの競技によってさまざまである．基本的にどの競技においても最小障害基準（Minimum Impairment Criteria：MIC）が定められており，それが認められたうえで各競技のクラス分けがなされる．クラス分けは，水泳競技や陸上競技のように細かく分けられているものや，2～3種類のクラスしかない競技もあるなど，機能障害のみならず各スポーツの競技特性に基づいて分けられる．各競技のクラス分けについて調べてみよう．

康管理やスポーツ傷害への対応も重要となる．

d. クラス分け（障害区分）がある[2]

パラスポーツでは，障害の重度によって競技パフォーマンスに不公平が生じないことや，競技としての公正性を保ち，障害によって予測されるリスクを把握するなどの目的で，競技者の機能レベルに応じた"クラス分け"が行われる．クラス分けは，医学的もしくは制度的な障害の有無とは違い，対象者の身体機能などの状態が行おうとする競技においてどの程度の制限となっているかという視点で行われ，競技ごとに最小限の機能障害の基準が決められており，対象となる機能障害やクラスの分け方も競技によって異なる．

クラス分けは，専門の研修を受けたクラシファイヤーが実施するが，対象となる競技を熟知したテクニカルクラシファイヤーと，医学的視点から機能を確認するメディカルクラシファイヤーなどの役割があり，メディカルクラシファイヤーは，障害の種類に応じて，整形外科や眼科，精神科などの医師や，理学療法士が担当する．

クラス分けによって，基本的に競技に参加できるか否かの判定が行われたうえで，個人競技では競技者が参加できる種目が決定される．また，車いすバスケットボールや車いすラグビーは，クラス分けによって付与された点数でチーム編成を行う．このため，レクリエーションスポーツの側面では，障がい者はいかなるスポーツも楽しむことができるが，競技スポーツとしての側面では，クラス分けで認定された競技者のみが，そのクラスの範囲内であれば，正式な競技会の出場を許可されることになる．

日本で行われている全国障害者スポーツ大会では"障害区分"判定という名称で固有の分類が行われている．

2）障がい者がスポーツをする意義 [1]

（1）障がい者個々人における意義

a. 機能障害や活動制限の改善

障がい者が，積極的なスポーツ活動に取り組むことによって，筋力，協調性，巧緻性，スピード，持久力といった基本的な体力などの身体機能を回復，向上させることができ，ADLの改善につながる．また，心理的側面においてもスポーツ活動によってもたらされる達成感などにより，心に余裕が生まれ，それにより自信や勇気を取り戻し，さまざまなことに積極的に取り組む姿勢がよび覚まされる．このことは，生活の満足感や充実感につながり，QOLの向上にも影響を与える．

b. 参加制約の改善

生活範囲に制限があり，孤立しがちな障がい者が，スポーツ活動を通して社会参加することによって，社会の一員としての役割や自信を回復することに有効である．これは個人の健康増進，体力づくりにとどまらず，余暇活動としての生涯スポーツ（レクリエーションスポーツ）の側面でのスポーツセンターや地域のクラブ活動への参加や，競技スポーツの側面での公式の競技会などへの参加も可能である．

（2）スポーツ界における意義

障がい者へのスポーツ指導は，対象者の年齢，体力，身体状況，運動能力，知的発達レベル，背景疾患など個人によって異なる状況を考慮して，運動内容や指導方法に工夫が求められる．こうしたきめ細かい指導内容や方法は，スポーツが苦手な人，子どもや高齢者などに対する運動指導にも結びつくものである．また，そこから得られるスポーツや運動による心身への影響などは，運動生理学，心理学など学術的な知見を広げることにつながる．加えて，障がい者がスポーツに取り組むことによって，施設などのハード面や用具の改善にもつながる可能性がある．このように，いろいろな状況の障がい者がスポーツに取り組むことが，スポーツ界全体へ与える影響は大きい．

（3）社会一般に対する意義

　日本における社会的目標に，多様な人々が寄り添う「共生社会の実現」がある．障害の有無にかかわらず，互いに人格と個性を尊重し合い，支え合いながらスポーツを楽しむことができる社会は，この共生社会の一つの側面であるといえる．障がい者がスポーツに取り組める環境や制度などを整備することは，障害の有無に関係なくすべての人々が快適で住みやすい街をつくることにもつながる．

2. 障がい者のスポーツの歴史的変遷

　日本で障がい者が本格的にスポーツに取り組むきっかけとなったのは，大分県の整形外科医である中村 裕博士の尽力があってのことである．英国のストーク・マンデビル病院でグットマン博士に師事した中村博士が，帰国後，障がい者の治療にスポーツを積極的に取り入れ，1961 年大分県身体障害者体育大会をはじめ，1964 年に東京で開催された第 13 回国際ストーク・マンデビル競技大会（国際身体障害者スポーツ大会，後に第 2 回パラリンピック大会）開催に尽力，これを契機に 1965 年に日本身体障害者スポーツ協会（現・日本パラスポーツ協会）が設立され，同年，国内において全国身体障害者スポーツ大会が始まり，1992 年には全国知的障害者スポーツ大会も開催された．これらのスポーツ大会が統合され，2001 年からの全国障害者スポーツ大会（国民体育大会と併催）につながっている（**表 1**）．

　国際的には，グットマン博士が対麻痺患者の治療に積極的にスポーツを導入し，1948 年のアーチェリー大会以降，積極的に競技大会を開催し，1960 年国際ストーク・マンデビル大会委員会が設立され，これが 1989 年に国際パラリンピック委員会

MEMO
中村 裕
1927～1984 年．大分県の医師．日本のパラスポーツの発展に尽力した．1964 年，東京での第 13 回国際ストーク・マンデビル競技大会（後に第 2 回パラリンピック）の日本選手団長を務めるなど，障がい者のスポーツを推進した．また，1965 年，大分県別府市に「太陽の家」を設立するなど，障がい者の社会的自立を推進する活動を行った．

表 1　パラスポーツの歴史（抜粋）

年	内容
1988 年	ドイツにて聴覚障害者のスポーツクラブ発足
1910 年	ドイツ聴覚障害者スポーツ協会発足
1924 年	国際ろう者スポーツ委員会発足，同年フランスにて第 1 回国際ろう者スポーツ競技大会（現・デフリンピック大会）開催
1944 年	英国のストーク・マンデビル病院内に脊髄損傷科（1953 年に国立脊髄損傷センターと改名）が開設され，初代科長ルードヴィヒ・グットマン卿が就任
1948 年	ストーク・マンデビル病院内にてアーチェリー大会開催
1952 年	第 1 回国際ストーク・マンデビル競技大会（英国，オランダ）
1960 年	国際ストーク・マンデビル大会委員会設立（同年ローマで開催された国際ストーク・マンデビル競技大会が後に第 1 回パラリンピック大会とされた）
1964 年	第 13 回ストーク・マンデビル競技大会（後の第 2 回パラリンピック大会）が東京で開催
1965 年	（日本）日本身体障害者スポーツ協会設立，第 1 回全国身体障害者スポーツ大会開催
1976 年	第 1 回極東・南太平洋身体障害者スポーツ大会（現・アジアパラ競技大会）が大分県で開催
1981 年	（日本）第 1 回大分車いすマラソン大会開催
1985 年	国際オリンピック委員会（IOC）が「Paralympics（パラリンピック）」という名称を正式承認
1989 年	国際パラリンピック委員会（IPC）設立
1992 年	（日本）第 1 回全国知的障害者スポーツ大会開催
1999 年	（日本）日本身体障害者スポーツ協会が，日本障害者スポーツ協会（身体障害・知的障害・精神障害の三障害を対象とする団体）に改称
2001 年	IOC と IPC が協力関係を正式合意（2008 年北京大会以降のオリンピックとパラリンピックは共通の組織委員会が運営）
2001 年	（日本）第 1 回全国障害者スポーツ大会開催（国民体育大会と併催）
2011 年	（日本）スポーツ基本法成立（障がい者のスポーツについての内容が明記された）
2014 年	（日本）日本障害者スポーツ協会が，日本障がい者スポーツ協会に名称変更
2021 年	東京にて，第 16 回パラリンピック大会開催（新型コロナウイルス感染症によるパンデミックにより，当初予定の 2020 年から 1 年延期して開催）
2021 年	（日本）日本障がい者スポーツ協会が日本パラスポーツ協会へ名称変更（同年「障がい者スポーツ」を「パラスポーツ」に呼称・表記を変更）

LECTURE
15

MEMO

パラリンピック（Paralympics）
「paraplegia（対麻痺者）」の
「Olympic」＝「Paralympic」と
いう発想から，1964年，東京で
開催された第13回国際ストーク・
マンデビル競技大会の際に日本
で名づけられた愛称であった。
1985年，IOC はオリンピック年
に開催する同大会を「Paralym-
pics（パラリンピック）」と名乗る
ことに同意，正式に parallel（沿
う，並行）＋Olympic（オリンピッ
ク）を語源として認定された。ちな
みに，Olympic の名称が承認さ
れているのは，Paralympics 以
外 では，Deaflympics と Spe-
cial Olympics のみである。

IOC（International Olympic
Committee；国際オリンピック委
員会）

MEMO

● デフリンピック（Deaflympics）
国際ろう者スポーツ委員会（Inter-
national Committee of Sports
for the Deaf）が運営する聴覚
障害がある人のスポーツ競技大
会。コミュニケーションは国際手話
を用い，審判の判定などを視覚
的情報などで行う以外は，原則的
にオリンピックと同じルールで実施
される。
● スペシャルオリンピックス
　（Special Olympics）
知的障がいがある人のための競
技会を運営する国際スポーツ組
織。4年に一度，夏季と冬季の
世界大会が行われている。また，
日本でも「ナショナルゲームズ」
という名称で国内大会が開催さ
れている。

MEMO

脳性麻痺（cerebral palsy：CP）
受胎から新生児（生後4週以内）
までのあいだに生じた，脳の非進
行性病変に基づく永続的で変化
しうる，運動および姿勢の異常を
呈する疾患。症状が満2歳まで
に発現したものをさす。スポーツ
実施において，運動機能障害，
筋緊張異常，関節の変形や拘
縮などの症状の他，てんかん発
作などへの注意が必要である。

足関節内反捻挫
▶ Lecture 14 参照。

（IPC）となる。また，2008年北京大会以降，オリンピック大会の開催同年に夏季大会，冬季大会のパラリンピック大会が開催される。他に，聴覚障がい者のデフリンピックや，知的障がい者のスペシャルオリンピックスなどが開催されている。

3. パラスポーツにおける理学療法士の役割[3]

1）メディカルリハビリテーション専門職としての役割

（1）医療からスポーツへの橋渡し役

　医療機関などにおいて理学療法士は，障害の程度を評価したうえで，それぞれの障害に合わせたリハビリテーションのゴール（目標）を設定する。このゴールが"ADLの自立"にとどまるなど，日常の必要最低限の生活に戻ることになることが多く，障がい者自身もスポーツ活動をゴールと考えることは少ない。これは，障がい者自身やその家族，担当する理学療法士にも，"スポーツなんてできない""してはいけない"という認識が根底にあるからである。しかし，理学療法士は，機能障害や活動制限を正確に評価し，障がい者の残存機能を使って何ができるかを把握できる職種である。したがって，理学療法の最終ゴールを残存機能を使ってなんらかのスポーツへの取り組みに設定することができる。理学療法士がパラスポーツそのものを指導する必要はなく，障がい者スポーツセンター職員やパラスポーツ指導員などの専門職との接点をつくり，必要な医学的情報を提供し，障がい者やその家族がスポーツ活動へ興味をもてるように促す役割を担う。その結果，最終ゴールが"日常生活自立・家庭復帰"や"職業復帰"にとどまらず，"スポーツ活動の実践"にまで広がる可能性がある。このように，障がい者を医療・福祉現場から，"スポーツを通しての社会参加"への橋渡し役ができるのは，障がい者の最も近くにいて，障害を客観的に理解できる理学療法士である。

（2）テクニカルエイドアドバイザー

　パラスポーツにおいては，競技・種目ごとに使用する義肢や装具，車いすや杖など，多くの用具の工夫が必要である。

　この際，理学療法士の専門性を活かしたテクニカルエイドアドバイザーとしての役割を担うことができる。スポーツ指導員や障がい者本人と情報交換しながら，その選手にとって，より良い用具そのものの改良や，使用方法の工夫，それを使いこなすために必要な練習内容についての情報提供，基本的なトレーニングにおける指導などで理学療法士の専門性を発揮できる。義足や車いすは，障害の状態や競技によってさまざまである（図7〜9）。これらを使うにあたって，競技者に合わせて詳細な調整や，トレーニングが必要になる場合が少なくない。例えば，義足を使用しているアスリートにおいては，本人や義肢装具士とも意見交換しながら，義足そのものの調整や改良，義足を使いこなすために必要な身体機能のトレーニングを指導することが必要になる。また，車いす競技であれば，使用する車いすのシーティングや，競技姿勢の特徴を考慮した車いす操作に必要な上肢や体幹機能のトレーニング指導を行うなど，理学療法士として，姿勢分析や運動学の視点でのアドバイスや指導を行う。

2）スポーツトレーナーとしての役割

　パラスポーツの現場においても，健常者同様にスポーツ外傷・障害などが発生する。むしろ，背景の障害によってはスポーツ外傷・障害のリスクは高い場合が少なくない。例えば，脳性麻痺による尖足傾向にある人がランニングやカッティング（切り返し）を伴う競技を行った場合には，足関節内反捻挫を発生するリスクが高くなる。この場合，単に足関節捻挫のみを考えるのではなく，脳性麻痺ゆえの筋緊張や関節変形などの特徴を理解したうえでの動作指導や予防のためのテーピング，チーム指導者

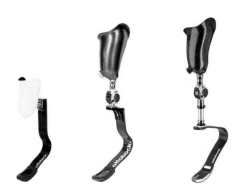

図7　競技用の義足
（写真提供：オットーボック・ジャパン株式会社）

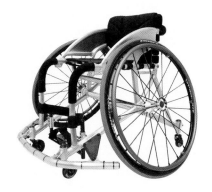

**図8　競技用の車いす（車いすバスケット
　　　ボール用）**
（写真提供：株式会社オーエックスエンジニアリング）

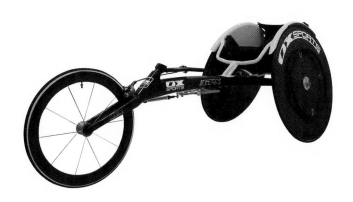

図9　競技用の車いす（陸上競技用）
（写真提供：株式会社オーエックスエンジニアリング）

アスレティックトレーナー（athletic trainer：AT）

📖 MEMO
多発性硬化症
（multiple sclerosis：MS）
中枢神経（脳，脊髄）や視神経の破壊（脱髄）を起こす慢性進行性の自己免疫疾患の一つ．体温上昇や運動刺激によって一時的に症状が悪化するウートフ（Uhthoff）現象や易疲労性などの特徴があり，スポーツ実施上の注意が必要である．

📖 MEMO
筋ジストロフィー
（muscular dystrophy）
筋萎縮と筋力低下による運動機能障害を主症状とする進行性の遺伝性筋疾患の一つ．運動機能障害以外に心機能や呼吸機能の低下，咀嚼，嚥下，構音機能の低下，眼瞼下垂，眼球運動の障害を伴うことがある．ディシェンヌ（Duchenne）型，ベッカー（Becker）型，肢帯型，顔面肩甲上腕型などの病型に分けられる．筋への過度な負担は禁忌であり，呼吸循環系の障害を伴うなど，スポーツ実施上の注意が必要である．

との情報共有が必要になる．しかし，健常者のスポーツ現場で活動している日本スポーツ協会公認アスレティックトレーナーなどのスポーツ関連資格の保有者であっても，障がい者がもっている固有の障害の影響を十分に把握しているとは限らない．その点では，パラスポーツにおいては，障害についての専門知識を有する理学療法士がスポーツトレーナーとしての役割を担える可能性がある．加えて，パラスポーツ選手には，多発性硬化症や筋ジストロフィーなどの進行性の疾患をもちながらスポーツに取り組んでいる選手がいる．このことからも，パラスポーツの現場においてはスポーツ外傷・障害にとどまらない広い医学的知識が必要になる．ここに理学療法士が選手のコンディショニングやトレーニング，外傷・障害予防にかかわることの意義があるといえる．

　日本パラスポーツ協会では，パラスポーツ固有の問題を理解しサポートできる「パラスポーツトレーナー」を養成している．この資格は，理学療法士など医療資格を有する者を受講要件に加えているが，パラスポーツのサポートにおいて，疾患や障害の理解が重要であることを示している．

3) クラシファイヤーとしての役割

　前述したように，パラスポーツではクラス分けが行われるが，身体機能評価の専門職としてクラシファイヤーを理学療法士が担当することが多い．

4) 競技アシスタントとしての役割

　理学療法士が，対象となるスポーツそのものの経験や知識があれば，ガイドランナーやパイロットを務めたり，練習相手などを行うことは可能であり，また，ボッチャのランプオペレーターや，さまざまな介助を行うチームスタッフなど，その競技

📖 調べてみよう
パラスポーツトレーナーになるには，講習会を受講する必要がある．受講条件を日本パラスポーツ協会ホームページで調べてみよう．

LECTURE
15

者やチームのアシスタントとしての役割を担うことが可能である．この際，障害そのものの理解や障がい者の目線でサポートするなど理学療法士としての専門性を活かすことができる．

5) 運営スタッフ（ボランティアを含む）としての役割

　パラスポーツの競技会などのイベント運営において，障がい者の目線で企画や運営をするスタッフが必要不可欠である．その点で，理学療法士がスタッフに加わることによって，その知識や経験が役立つことになる．また，パラスポーツのイベントには，多くのボランティアがスタッフとしてかかわることが多い．単なるボランティアとはいえ，理学療法士の技能が役に立つことが少なくない．イベント会場が必ずしもバリアフリー完備とは限らず，そこに参加する障がい者の介助において理学療法士がかかわることで適切な対応が可能となる．

6) 研究者としての役割

　パラスポーツの分野は，他のスポーツ理学療法の分野に比べて，学術的な研究が遅れており，日本スポーツ理学療法学会を含めて，スポーツ医学関連学会においてもパラスポーツに関する学術的な企画は少なく，個別の発表や研究論文も多くはない．同じ条件の被験者を集めることが難しいことが原因の一つでもある．しかし，たとえシングルケースでも，パラスポーツにかかわる理学療法士が研究的視点をもって支援し，その結果を関係学会などで情報共有することなどができれば，パラスポーツの発展に寄与できることは間違いない．

4. パラアスリートにおける医学的問題とリスク管理

1) 障害の原因疾患を把握して，病状出現への対応を考慮する

　パラアスリートがもっている障害の原因疾患の把握は必須事項である．その原因疾患そのものの症状に加えて，発症のきっかけになった基礎疾患がある場合には，それについても可能な限り問診などをしておく必要がある．脳血管疾患で片麻痺のあるアスリートであれば，そもそも脳血管疾患になる背景に高血圧症や脂質異常症などの生活習慣病をもっている可能性がある．この場合，片麻痺による機能障害をフォローしてスポーツ動作につなげるだけでなく，合併症についても把握して，血圧変動など運動負荷に制限を与える因子の有無を考慮した指導をする．また，これらによる二次障害の予防をすることも重要である．進行性疾患がある場合には，運動負荷によって症状が悪化することもある．このようなアスリートにおいては，スポーツ指導者，家族・介護者，主治医などが常に連携をとり，健康管理と競技パフォーマンス向上のバランスを考慮した指導を行う．

2) 複合障害の有無を確認する

　障害の有無にかかわらず，生涯スポーツに取り組む人は老若男女幅広いが，競技スポーツに取り組むパラアスリートは，先天性の障害をもつ若い人から，ある程度の年齢になって，事故や病気などによる後天性の中途障害をもつ人まで，年齢的に幅が広いのが特徴である．高齢アスリートでは，いくつかの障害を併せもっている可能性がある．前述した，背景疾患や基礎疾患，合併症なども含めて，高齢であるがゆえの運動器障害や内部障害などを抱えていることもある．また，先天障害の場合には運動機能のみならず，てんかん発作や知的障害などを伴う場合がある．対象となるアスリートのもつ障害を多角的に確認し必要な評価をしたうえで，予測されるリスクを明確にしておく．本人を含めて，家族・介護者，指導者，アシスタント，他の関係スタッフともこれらの情報を共有し，不測の事態に備える必要がある．

MEMO

脂質異常症
血液中の脂質（コレステロール，中性脂肪など）のいずれかの値が正常値から外れた状態を示す．かつては高脂血症と表現されていた．脂質異常は動脈硬化との関連が強く，脳血管疾患や心臓血管疾患の背景因子となる状態である．

MEMO

進行性疾患とパラスポーツ
パラスポーツにおいて，その選手の背景疾患や障害は，脳性麻痺や脊髄損傷，切断など，一定の状態で変化しにくい障害がある一方で，多発性硬化症，筋ジストロフィーなど進行性に状態が変化（悪化）する疾患を有しながらもスポーツに取り組んでいる場合がある．これらの疾患においては，運動負荷や疲労度などが病状変化に影響を与えることがあり，選手本人はもちろんのこと，サポートする理学療法士も常に注意を配る必要がある．

MEMO

先天性障害と後天性（中途）障害
同じ障害であっても，その経緯によって選手の機能的特徴やさまざまな認知機能などに違いがある．例えば，先天性の視覚障害と，中途で視覚障害になった人では，空間の認知や運動イメージに違いが生じるとされている．中途障害の人は，見えていたときの視覚的な記憶もあわせた運動イメージが可能であるが，先天性に視覚障害がある場合には，視覚的情報はない状態で，その人なりの空間認知や運動イメージをつくっている．中途障害においても，幼児期に障害を受けた場合と，成人後に障害を受けた場合では，それまでの運動経験や視覚的体験によって運動イメージに違いがあることを理解する必要がある．

パラアスリートの合併症とリスク例

パラアスリートは，さまざまな合併症とも戦いながらスポーツをすることになる．

脊髄損傷者においては，障害された脊髄レベルによる差が大きく，多くの脊髄損傷者は排泄機能への影響を常に考慮しなくてはならない．また，頸髄損傷や上位胸椎損傷によって自律神経系への影響が大きく，その結果として循環器や消化器などへの負荷も否定できない．麻痺部においては，スポーツ動作や姿勢保持の影響から，褥瘡などの皮膚障害や異所性化骨や末梢循環障害なども発生しやすい．

二分脊椎の選手においては，水頭症による知的障害の併発にも考慮が必要である．

脳血管障害による片麻痺の選手の場合には，そもそもの脳血管障害の原因として生活習慣病（糖代謝異常，脂質異常，高血圧，動脈硬化，腎障害その他）がある可能性も否定できない．

脳性麻痺や外傷性脳障害の場合は，運動機能のみならず，てんかん発作などにも注意が必要である．切断者や頸髄損傷者においては，熱放散の不足や発汗障害によって脱水やうつ熱など熱中症のリスクが高くなる．

このように，パラアスリートにおいては，見えている障害以外のリスクも考慮した指導が必要である．

3) 二次障害の予防に努める

パラアスリートのみならず，どのような疾患の治療を進める際においても，廃用症候群などの二次障害の予防に努めなければならない．パラスポーツにおいても同様に，なんらかのトレーニングや，スポーツ理学療法を進めるうえで，二次的に他の機能や部位に障害をもたらす可能性がある．下肢障害のアスリートが車いす競技に取り組むことにより，肩や肘などの上肢の傷害を被る例は多い．過剰な負荷になっている内容や部位がないかを常に確認し，二次障害の予防に努める．

4) 栄養，水分，電解質などの摂取法（量的，質的）の指導を行う

パラアスリートには，内部障害を併発している人もいる．炭水化物，蛋白質，ミネラルの摂取などには注意が必要である．トレーニング効果のみならず，基礎疾患の影響を考慮したうえでの食事，補食などを検討する．また，基礎代謝量の変化や，日常生活における消費カロリーの低下などを考慮して，肥満対策も行う．

パラアスリートの肥満対策と栄養戦略

脊髄損傷者では，安静時代謝量の低下や，車いす移動などによる活動時消費エネルギーの低下などから，日常生活における消費エネルギーは低い傾向がある．そのため，健常者と同様のエネルギー摂取では過体重になりやすく，生活習慣病の発症率も高い．その他の障害であっても日常生活において車いす利用が多い者と，義足や装具を使って自立歩行にて生活している者との日常生活時の消費カロリーに差があることは明白である．これは，パラアスリートにおいても同様であり，スポーツ実施による消費カロリーを含めたトータルのエネルギー代謝を考慮しての栄養戦略を検討する必要がある．一方，健常者のアスリート同様に，パワー系競技であれば筋量増加のための適切な蛋白質摂取を，持久系競技であれば十分なエネルギー源の確保が必要であり，競技特性やトレーニング内容による栄養バランスにも考慮が必要である．加えて，背景疾患によっては，特定の栄養素の制限が必要な場合も考えられ，パラアスリートにおける栄養戦略は，障害特性，背景疾患，競技特性を考慮して個々に検討する必要がある．ただし，スポーツ栄養学の視点では，いまだ不明な点も多いのが現状である．

5) その他の健康管理への配慮を行う

スポーツ場面のみにとどまらず，日常生活上の諸問題を含めたコンディショニング

MEMO
パラアスリートの年齢層
先天性四肢欠損や脳性麻痺などのパラアスリートは，親や周囲の指導者の影響もあり，比較的低年齢からスポーツを始めている場合が多い．一方，中途障害のパラアスリートは，病気や事故の後遺症のリハビリテーションの延長としてスポーツを始める場合が多いため，年齢層には大きな幅がある．

のためには，全般的な健康管理が必要になる．しかし，健常者のアスリートとは異なり，パラアスリートでは，ADL に支援が必要な場合が多い．また，パラアスリートは競技者年齢が幅広い特徴があり，その影響もふまえて，基礎疾患のみならず，疲労回復などを含めたコンディショニングについての配慮や支援を行う．

パラアスリートの ADL におけるコンディショニング

　パラアスリートが遠征や合宿などに参加した場合には，練習会場や宿泊施設における設備などの確認と，必要に応じて ADL 支援を行う．特に，トイレやシャワーなどの支援は重要である．コンディショニングの基本は，食事とともに休息し，疲労回復を図ることであるが，練習後の疲れた状態でシャワーを浴びて休憩したくても，宿舎のシャワーが快適に使えるとは限らない．一般のホテルや合宿所の全室がバリアフリーである施設は皆無に等しい．衛生状態の保全や，疲労回復のための生活環境を整える工夫が必要である．排泄については常に考慮が必要で，飛行機などの移動において導尿をためらって水分摂取を怠るアスリートも少なくない．また，排泄時間などを考慮して，必要に応じて，練習中の休憩は頻回に，長めにとる場合もある．尿や便の貯留により感染症や自律神経異常反射など重篤な合併症を招くリスクがある．

6）心理的，社会的，環境的な要素が症状に影響を与えることを考慮する

　パラアスリートが自身の障害を完全に受容しているとは限らない．このために，心理的状態が不安定になりやすい場合がある．例えば，先天性障害か，中途障害（後天性障害）かによって障害のとらえ方に差があることや，家族や支援者との関係なども心理的状態に影響を与えていることを考慮する．介助者（多くの場合，家族）の事情や，本人の生活環境によってもスポーツ活動をすることさえ制約を受ける場合がある．また，進行性の疾患の治療と並行してスポーツに取り組んでいるパラアスリートでは，病状の変化などにも気を配りながら活動することが多く，心理的ストレスとなっているケースもある．

　パラアスリートは環境の影響も大きく受ける．暑さや寒さなどの気候環境の変化は，体温調整が困難な身体状況のパラアスリートにおいては細心の注意を要する．また，衛生管理（排泄対応，感染予防）などの視点から，スポーツ施設の設備状況（トイレや更衣室，シャワーの位置など）の確認が必要になる．このように，パラアスリートへの支援においては，健常者アスリートに増して環境面でのストレスを考慮する必要があり，これらの影響がスポーツ外傷・障害の誘因になることに注意しなければならない．

5. パラアスリートにおけるスポーツ外傷・障害の特徴[4]

　パラアスリートにおけるスポーツ外傷・障害においては，**表2** に示した特徴があり，競技特性やもともとの障害特性により，いろいろなスポーツ外傷・障害が発生する．以下に，代表的な事項を紹介する．

1）車いす競技

　車いすバスケットボールや車いすテニス，車いすラグビー，車いすマラソンなど陸上競技の車いす種目など，下肢障がい者などでは多くの車いす競技がある．車いすを操作する上肢機能にかかわるオーバーユース症候群が多いのが特徴的である．特に肩関節回旋筋腱板の障害，上腕二頭筋長頭腱など肩関節周囲のスポーツ障害が多く，これらにより，慢性的な痛みを訴えるパラアスリートは少なくない．また，手関節の三角線維軟骨複合体損傷なども多くみられる．これらのスポーツ障害は，上肢機能のみならず，体幹の安定性などにも大きく影響する．体幹筋の弱化が上肢の動的アライメントに影響を与え，結果として肩関節への負荷が大きくなるなどが考えられる．

表2　パラアスリートにおけるスポーツ外傷・障害の特徴

①競技特性や，もともとの障害があるがゆえに起きやすい外傷・障害がある
②静的および動的ともにアライメントや運動連鎖は，健常者とはまったく違った視点をもって対応する
③障害別（麻痺〈痙性もしくは弛緩〉，切断，視覚，聴覚，平衡感覚，自律神経など）の特徴を把握する
④先天性障害か中途（後天性）障害かによる違いを考慮する
⑤競技者の年齢差が幅広い
⑥残存能力，障害など多くの側面で個人差が大きい
⑦内科的問題の影響が大きい
⑧心理的側面での問題を考慮する
⑨ADL のサポートを考慮する

📖 MEMO

オーバーユース症候群（overuse syndrome）
過用症候群．いわゆる使い過ぎによる症状の総称である．一定の動作を過剰に繰り返して行うことや，一定の部位に過剰に繰り返し負荷がかかるなど，過剰な繰り返し刺激により何らかの組織破壊や機能障害が起こる状況を示す．疲労骨折，テニス肘やランナー膝なども過用症候群の一例である．

📖 MEMO

三角線維軟骨複合体（triangular fibrocartilage complex：TFCC）損傷
手関節の尺側，尺骨の遠位に存在する関節円板と同様の役割をする部位を示している．この部位は，遠位橈尺関節の安定化や，手関節尺側における緩衝作用などを担っている．TFCC 損傷は，テニスや野球などグリップ運動を多用するスポーツや，転倒時に手をついて強い衝撃が加わるなどが原因で発生することがある．パラスポーツにおいても，車いす競技では発症率が高いスポーツ障害の一つといえる．

車いすテニスや車いすバドミントンなどのラケット競技においては，ラケット操作と車いす操作を同時にするという競技特性から，健常者のラケット競技同様のラケット把持側上肢のスポーツ障害（テニス肘や手関節損傷）に加えて，過度な体幹伸展や回旋により胸郭や腰背部の疼痛なども発生する．

車いすバスケットや車いすラグビーなど，転倒によるスポーツ外傷も少なくない．パラアスリートは競技用車いす上にベルトで固定されているため，車いすの転倒時は回転応力が大きくなり，床に上肢や頭部を衝突させるリスクがある．床に手をついて身体を指示しようとした際に手関節周囲や肩関節などに脱臼，捻挫などが発生する場合があり，後方転倒では，頭部打撲による脳震盪なども発生する．車いすマラソンなどでは，かなりの速度で転倒に至ることもあり，頭頸部や上肢に重篤なスポーツ外傷を発生するリスクがある．

その他，車いす操作による手掌や手指の胼胝（べんち）も特徴的なスポーツ外傷といえる．

2）義足競技

陸上競技やバドミントンなど義足を装着して競技を行う種目においては，切断の位置，切断端の長さ，使用している義足などの影響を受ける．したがって，断端の状態や残存能力，全身のアライメント，使用している義足の形状や性能などによりスポーツ障害の発生状況も違ってくる．

義足競技は，転倒などによる外傷以外では，オーバーユースやアライメント不整の影響によるスポーツ障害が多い．非切断側の下肢においては，健常者アスリート同様に筋損傷，膝蓋腱炎，鵞足炎（がそくえん），腸脛靱帯炎，アキレス腱炎，シンスプリントなどがみられ，下腿義足では，義足側のハムストリングス肉離れなども発生する．大腿義足では，切断側の股関節の筋力や伸展関節可動域制限を伴いやすく，それによって骨盤や腰椎アライメントの不整による腰痛などを訴えることが多い．

3）ブラインド（視覚障害）競技

サッカーや柔道，ゴールボールなどの競技では衝突，転倒などによるスポーツ外傷が多い．また，予期せぬ衝突により，脳震盪などの頭部外傷や，顔面，頸部，下肢などへの打撲が高頻度で発生する．特に，ブラインドサッカーにおいては，プレー中の相手の声やボールの音を聴こうとするために頭頸部を軽度前傾しながらのプレーが多いため，頭部同士の衝突が多い．ヘッドギアなどを装着していても，急激な頭部打撲による頭頸部への影響は大きい．

ブラインドマラソンや跳躍競技などにおいては，健常のアスリート同様の下肢障害（筋損傷，腱炎，シンスプリントなど）がみられる．

4）その他

肢体不自由の水泳では，切断や麻痺による残存運動機能の影響によって負荷のかかる部位がそれぞれ特徴的であり，発生するスポーツ障害もその影響を受ける．また，脳性麻痺のサッカーなどでは，すでに生じている麻痺や関節変形などの影響で足関節捻挫や膝関節障害が発生しやすい場合がある．このように，前述した車いす競技，義足競技，ブラインド競技の例以外にも，パラアスリートそれぞれの状況と，取り組む競技によって発生するスポーツ外傷・障害も違いがあることを考慮して，理学療法の評価と治療やトレーニングを行う．

6. パラアスリートにおけるスポーツ理学療法の留意点

障がい者がスポーツを実施する際に発生するスポーツ外傷・障害は，健常者に発生するものと大きな差があるわけではない．足関節捻挫による靱帯損傷や，転倒による肩関節脱臼など，診断される損傷としては同じである．しかし，パラスポーツにおい

MEMO

● 鵞足炎（pas ansernus bursitis）
膝内側部における半腱様筋，薄筋，縫工筋の停止腱が集まる部位を鵞足というが，膝が内側に入るアライメント（knee-in）などにおいて脛骨内側との摩擦によって，この部分に炎症が起きた状態．オーバーユース症候群の一つでもあり，下肢アライメントに問題があるランナーなどに多い．

● 腸脛靱帯炎（ilitibial banditis）
膝外側部において，腸脛靱帯と大腿骨外側顆の接する部分での炎症症状を呈する状態．オーバーユース症候群の一つであり，いわゆるランナー膝ともいわれ，長距離ランナーなどに多くみられる．動的アライメントにおいて膝内反傾向を呈する場合や，大殿筋や大腿筋膜張筋など股関節周囲筋などの柔軟性が低いことなども原因と考えられる．

● アキレス腱炎
（Achilles tendonitis）
アキレス腱の痛みが主症状で，アキレス腱自体や，内外側，腸骨への停止部等に痛みを訴えることが多い．オーバーユース症候群の一つであり，長時間のランニングや，急激なダッシュやジャンプなどアキレス腱への負荷が繰り返しかかることによって発生する．下腿や足部のアライメントの不良によるストレスも遠因としてあげられる．

● シンスプリント（shin splint）
脛骨の内側縁に沿った部位に痛みを呈する状態．オーバーユース症候群の一つと考えられ，脛骨過労性症候群と表現されることもある．長距離のランニングや，足部アーチの降下などの足部アライメントの不良，脛骨内側部に付着部をもつ筋（後脛骨筋，ヒラメ筋など）を介して骨膜に強い機械的ストレスがかかることによって発生する．

ハムストリングス（肉離れ）
▶ Lecture 4 参照．

183

表3　パラアスリートに対する理学療法を実施するうえでの必要事項

①背景障害を考慮したうえでのスポーツ外傷・障害の評価
②背景障害と競技特性を考慮したゴール設定
③障害に合わせたトレーニング方法・負荷・頻度などへの対応
④筋緊張亢進や足部変形などを考慮したテーピング
⑤障害に合わせた自助具，義肢，装具などへの対応
⑥競技用具（車いすなど含む）のチェックと外傷・障害予防策
⑦アライメントを分析したうえで，シーティングなど低負荷で効率的な姿勢の指導
⑧切断者や麻痺者の状態を考慮したストレッチングの実施，トレーニングの指導およびセルフストレッチング，セルフトレーニングの提案
⑨熱中症予防（特に，頸髄損傷者や切断者など体温コントロールが難しい人は注意）
⑩褥瘡予防（麻痺部位の除圧，リスクがある部位のチェック）
⑪感染症予防（麻痺部の外傷，断端管理など含む）
⑫高次脳機能障害を考慮した外傷防止策の提案（衝突や転倒など）
⑬ADLへの支援（特に，遠征・合宿時の移動，滞在など）
⑭背景疾患や背景障害にかかわる合併症への対応（てんかん発作，自律神経過反射など）

ては，背景になんらかの疾患や障害があり，それによりスポーツ外傷が発生しやすいことや，受傷機転そのものが健常者と異なることがある．したがって，対象となるパラアスリートの背景障害を理解し，それに伴うリスクを考慮した理学療法を進める必要がある．

パラアスリートに対する理学療法を実施するうえでの必要事項を**表3**にあげる．この他，パラアスリートの状況を客観的に分析し，安全にかつ効果的な理学療法を実施するように心がけることが大切である．

■引用文献

1) 日本パラスポーツ協会編：改正版 障害のある人のスポーツ指導教本（初級・中級）2020年改訂カリキュラム対応．ぎょうせい：2020.
2) 指宿 立，三井利仁ほか：パラリンピックにおけるクラス分けの動向．日本義肢装具学会誌 2016；32（4）：220-5.
3) 鳥居昭久，杉山真理ほか：障がい者スポーツにおいて理学療法士・作業療法士ができること．東京保健医療専門職大学紀要 2021；1（1）：59-67.
4) 青木孝明編：初めて携わるメディカルスタッフのための障がい者スポーツ．メジカルビュー社：2021.

■参考文献

1) 日本パラスポーツ協会ホームページ．https://www.parasports.or.jp
2) 全日本ろうあ連盟スポーツ委員会：デフリンピック．https://www.jfd.or.jp/sc/deaflympics
3) スペシャルオリンピックス日本ホームページ．https://www.son.or.jp
4) 内田竜生，住田幹男ほか：脊髄損傷患者における生活習慣病発症頻度とデータベース調査の問題点．日本職業・災害医学会会誌 2004；52（5）：289-94.
5) 内山久子，角田伸代ほか：脊髄損傷者の栄養・食事計画における安静時代謝量測定意義の検討．日本栄養士会雑誌；2010；53（10）：19-26.
6) 佐久間 肇，中沢公孝ほか：脊髄損傷者の生活習慣病・二次的障害予防のための適切な運動処方・生活指導に関する研究．厚生労働科学研究成果データベース（200626022A）．2016. https://mhlw-grants.niph.go.jp/project/12751
7) 元永恵子：パラリンピックアスリートのエネルギー必要量推定に関する考察．Journal of High Performance Sport 2020；5：35-43.
8) 戸田遥子：車いすラグビーナショナルチームに対する栄養サポート．Journal of High Performance Sport 2021；7：89-97.
9) 鳥居昭久：パラアスリートのトレーニングについて考える．日本パラスポーツトレーナー学会誌 2023；2（1）：6-12.

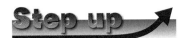

1. アダプテーションの考え方

　健常者が一般のスポーツを行う際には，専用の用具や服装を準備することや，そのスポーツの目的に合わせた身体づくりをするなど，その行おうとするスポーツに対して自分自身の身体や道具などを適応させていこうとする．しかし，パラスポーツにおいては，障がい者の状態に合わせて用具や設備を改良する，またルールさえも変更する場合がある．このように，スポーツの実施者自身がスポーツに合わせてトレーニングなどを行うと同時に，障害のある人に合わせてスポーツを実施できるように工夫すること，すなわち，障がい者とスポーツが相互に適応しようとする力がはたらいている状態がアダプテーション（adaptation；適応）の基本的な考え方である．パラスポーツは，アダプテーションの考え方をもとに発展してきたといえる．パラスポーツの理念の一つとして，"adapted physical activity" があり，スポーツのための身体づくりに偏重することなく，スポーツを身体状況や知的発達状態に合わせることが掲げられている．

2. 日本パラスポーツ協会公認指導者制度

　日本パラスポーツ協会[1]がパラスポーツの普及と競技力向上のために，次の指導者資格を設けており，養成講習会などを開催している．

1) 初級パラスポーツ指導員

　障がい者のスポーツ参加のきっかけづくりを支援する指導員．健康や安全管理に配慮した指導を行い，スポーツの喜びや楽しさを伝える役割を担う．地域の大会や教室など，スポーツ現場におけるサポートを行う．

2) 中級パラスポーツ指導員

　地域のパラスポーツ振興のリーダーとして，指導現場で十分な知識や経験に基づいた指導をする指導者．地域のスポーツ大会や行事において中心となり，地域のパラスポーツの普及・振興を進める役割を担う活動を行う．

3) 上級パラスポーツ指導員

　都道府県におけるリーダーとして，パラスポーツの高度な専門知識をもち，地域の初級・中級指導員を取りまとめる立場を担う．また，指導員や関係者と一緒に大会やイベントなどの企画運営を行うマネジメント力をもち，地域のパラスポーツの普及・発展におけるキーパーソンとしての役割を担う．

4) パラスポーツコーチ

　対象の競技に精通し，パラリンピックをはじめとする国際大会で活躍する競技者に対して，専門的に育成・指導ができる高度な技術を備えた指導者．都道府県の障がい者スポーツ協会や競技団体と連携し，障害のある競技者の強化・育成などを推進していく．

5) パラスポーツ医

　パラスポーツに精通した医師として，障がい者のスポーツ・レクリエーション活動に必要な医学的管理や指導などの医学的支援をする．さまざまな疾患や障害に対応し，多くの障がい者が安全にスポーツに取り組むために，効果的な医学的助言を行うだけではなく，関係団体と連携し，医学的な視点から健康の維持，増進，競技力の向上を推進する．

6) パラスポーツトレーナー

　スポーツトレーナーとして質の高い知識・技能を有し，かつ障害に関する専門知識を有し，アスレティックリハビリテーションおよびトレーニング，コンディショニングなどにあたる役割を担う．障がい者のスポーツ活動に必要な安全管理や競技力の維持・向上について，関係団体と連携して推進していく役割をもつ．また，パラスポーツ医と連携して，スポーツ外傷・障害の予防や対応，選手の競技復帰への援助を行う．

3. 症例：スポーツ用義足を用いたトレーニング方法

　近年，スポーツ用義足の機能は飛躍的に発展してきており，非切断下肢の強化とともに，切断肢側で，義足のもつ機能をどのように使いこなせるかが競技力向上のための重要な要素になってきている．そのためには表1に示

表1 スポーツ用義足を最大限活用する際のポイント

①断端の管理と義足とのマッチングと，アライメント調整
②断端側の運動機能強化（下腿切断であれば膝関節，大腿義足であれば股関節の機能）
③連動している関節，部位の強化（骨盤周囲や体幹）
④義足の性能に合わせた体重移動や姿勢調整能力の強化
⑤対象となる競技の固有の動きに適応した義足側下肢の操作や全身動作能力の向上

など

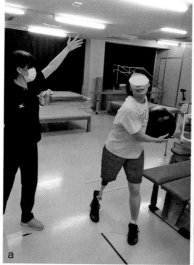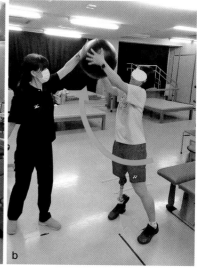

図1 義足荷重トレーニングの一場面
a. メディシンボールを持った状態で非義足側に体重をかけ，そこからメディシンボールをコーチの手に向けて振り上げようとしている．
b. メディシンボールを義足側頭方へ振り上げながら，義足へ体重を乗せる．この際に，垂直方向への重力のみならず，メディシンボールを振り上げることによる横方向への力や回転による遠心力を感じ，義足にかかるさまざまな方向の運動ストレスを，断端を介して感じながら姿勢の安定化を図るトレーニングとなっている．
一連の動きは，スタートやフィニッシュの位置などで止めて姿勢支持をする段階から，徐々にスピードを上げ，振り上げと振り下ろしを繰り返す動作まで発展させ，スポーツ動作時の姿勢の安定化につなげることを目指す．

した事項が重要となる．

　大腿義足を装着したバドミントン立位クラスの選手のトレーニングの一例を図1に示す．メディシンボールを使用して，体幹の回旋・振り上げと同時に義足荷重時に姿勢を安定させることを目的とした運動をしている様子である．

4. パラスポーツにおけるアライメントについての捉え方

　スポーツ障害を説明する成書や論文の多くにおいて，身体各所のアライメントの不良をスポーツ障害の原因の一つとしていることが多い．ここでは，遠位部と近位部の骨配列のみならず，左右差などについてもアライメントの不良例として説明され，その改善がスポーツ障害の予防や治療に重要な一つとされている．例えば，肩甲骨の位置関係や，スポーツ動作における手の振りや脚の動きなどを左右で比較し，アライメントという視点から分析し，それを均等化するための動作指導や，筋力や関節可動域などの機能改善を図ることなどがあげられる．しかし，パラスポーツにおいては，そもそも健常者のアライメントが当てはまらない例が多い．健常者のスポーツ場面で頻繁にいわれている knee in toe out という好ましくないとされているアライメントは，下肢切断者が片脚立位を強いられる状態であれば，重心線と股関節の位置関係から考えても knee in にならざるをえない状態であり，これを改善することは困難である．また，片麻痺者においては，麻痺側と非麻痺側では，筋出力がまったく異なり，スポーツ場面においても非麻痺側中心での動作になるため，左右均等な動きはありえない．

　トレーニング指導やアスレティックリハビリテーションの場面において，健常者アスリートに求められるようなアライメントの改善が，パラアスリートにはそのまま当てはまらないことを考慮することが重要である．アライメントのアプローチの必要性や，そもそも修正が可能であるか否かなどを検討すべきである．アライメントの修正が難しい場合には，現状のアライメントにおいて，どこに，どのような負担がかかるかを予測し，その状態においてスポーツ障害の予防やパフォーマンス向上のためにできることを考える．パラスポーツにおいては，「何ができるか，どこまでできるか，どうしたらできるか」の視点が大切である．

LECTURE
15

■引用文献

1) 日本パラスポーツ協会ホームページ．https://www.parasports.or.jp

巻末資料

表1　モビライゼーションの適応と絶対的禁忌

穏やかなモビライゼーションの適応	絶対的禁忌
● 相当の関節の不快感がある ● 痛みのため睡眠が困難である ● しばらくの間，痛みが続いている ● 痛みが顔を歪ませるほど強い ● 検査後に麻痺，痛み，筋スパズムが増加した ● 神経学的な欠損が存在する	● 腫瘍性疾患 ● 脊髄や馬尾神経の損傷 ● 関節リウマチ：特に頚椎 ● 急性炎症性関節炎 ● 老年性骨粗鬆症
より強いモビライゼーションの適応	適応する際に注意が必要な状態
● 運動を行っても痛みが悪化しない ● 睡眠が困難でない ● 関節の不快感が最小限となり，運動時も筋性防御が起こらない ● 関節副運動検査では制限があるが，痛みは悪化しない ● 運動制限は痛みによるものよりも組織の緊張が主な原因となっている ● 神経学的欠損がない	● 神経学的徴候が存在するとき ● 関節リウマチ：胸椎・腰椎 ● 骨粗鬆症 ● 脊椎すべり症* ● 関節過可動性* ● 妊娠 ● めまい ● 腫瘍性疾患の既往がある場合

*脊椎すべり症や関節過可動性がある部位では禁忌であるが，それらに近接した低可動性の関節に用いる場合.
（奈良 勲ほか編：系統別・治療手技の展開. 協同医書出版社：1999. p.246-79 をもとに作成）

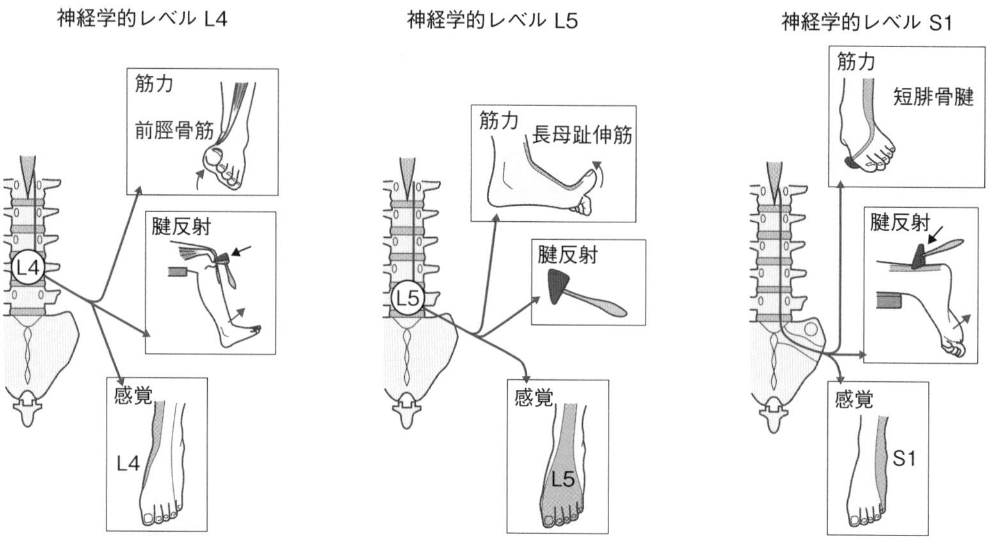

神経学的レベル L4　　　　　神経学的レベル L5　　　　　神経学的レベル S1

筋力　前脛骨筋　腱反射　感覚 L4

筋力　長母趾伸筋　腱反射　感覚 L5

筋力　短腓骨腱　腱反射　感覚 S1

図1　下肢の神経学的検査

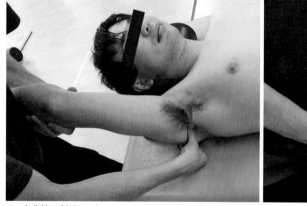

a. 広背筋に対するダイレクトストレッチング 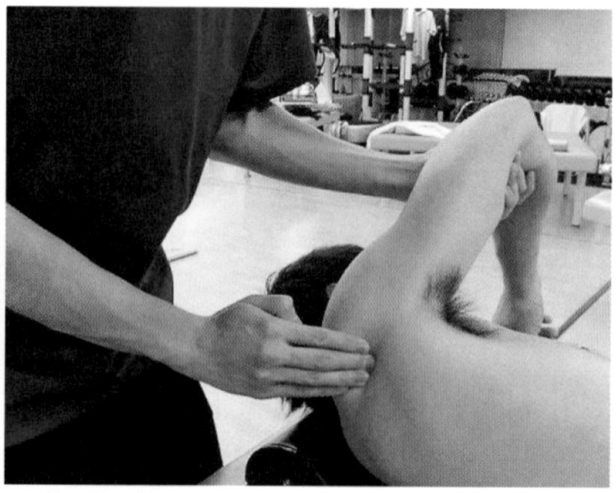　　　　b. 棘下筋に対するダイレクトストレッチング

図2　ダイレクトストレッチング
a. 肩関節屈曲の最終域で広背筋を伸張位として垂直方向に徒手で伸張を加える.
b. 肩関節水平内転の最終域で棘下筋を伸張位として筋に対して垂直に徒手で圧迫を加える.

表2 競技特性の分類

項目	内容	野球	サッカー	ラグビー
主働部位		肩・肘・下半身	体幹・下半身	全身
運動様式	運動の対称性	一側優位	両側	両側
	コリジョンの有無	—	—	◎
	ポジション特性	◎	◎	◎
エネルギー関連	試合時間	120〜180分	90分	80分
	on play time	要調査	75〜80分	35〜40分
	エネルギー供給機構	無酸素性	無酸素性＜有酸素性	無酸素性＞有酸素性
	出力様式	瞬発的	間欠的	間欠的
	消費カロリー	要調査	約1,600 kcal	1,200〜1,300 kcal
	歩行距離	要調査	11,000〜13,000 m	6,000〜7,000 m

（太田千尋，山本利春ほか：アスリートのリカバリーの実態と課題．臨床スポーツ医学 2017；34〈11〉：1118-24）

表3 GCS（Glasgow Coma Scale）

	開眼 （E：eye opening）	最良言語反応 （V：best verbal response）	最良運動反応 （M：best motor response）
6			命令に応じて可
5		見当識あり	疼痛部を認識する
4	自発的に開眼	混乱した会話	痛み刺激から逃避する
3	呼びかけにより開眼	不適当な発語	四肢異常屈曲運動
2	痛み刺激により開眼	理解不明の音声	伸展反応（除脳姿勢）
1	痛み刺激でも開眼せず	発語なし	反応なし

覚醒度，発語，運動をそれぞれ「最良」で評価して点数をつける．「E3V1M4」のように表記し，頭部外傷の重症度分類では，3〜8点を重症，9〜13点を中等度，14〜15点を軽症としている．

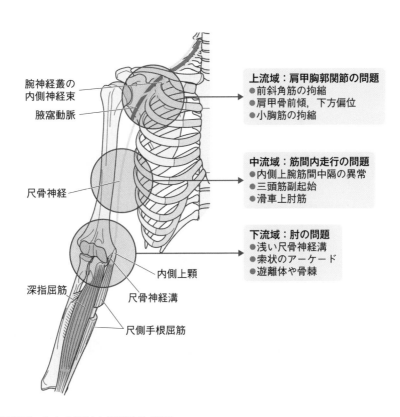

図3 尺骨神経に由来する肘内側部痛と原因
（柏口新二，岡田知佐子編：野球ヒジ診療ハンドブック―肘の診断から治療，検診まで．全日本病院出版会；2014）

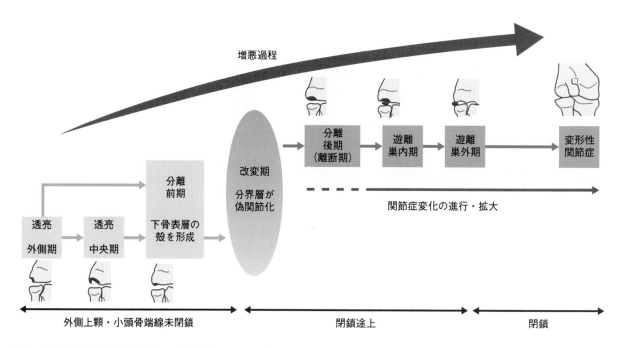

図4　離断性骨軟骨炎（OCD）の増悪過程のフローチャート
（柏口新二，岡田知佐子編：野球ヒジ診療ハンドブック─肘の診断から治療，検診まで．全日本病院出版会；2014）

表4　烏口突起移行術（ブリストー変法術）後のリハビリテーションプロトコル

	関節可動域練習	運動強度
術後1日〜	●下垂内旋位で装具固定 　屈曲：90°まで 　外転：90°まで 　外旋：1st, 2nd position 0°まで	●ポジショニング指導 ●不良姿勢改善を目的とした機能練習 ●手指・手関節・肘関節の拘縮予防，浮腫予防 ●腱板筋力練習は自動介助で疼痛のない範囲から開始
術後3週〜	●装具固定終了 　外旋：1st position 疼痛の範囲内 2nd position 90°まで	●腱板筋力練習を低負荷から開始 ●上腕二頭筋強化：2 kg以内より開始
術後5週〜		●ウォーキング
術後6週〜		●ジョギング
術後8週〜	制限なし	●CKCエクササイズ 　・プランク 　・雑巾がけ 　・腕立て伏せは，膝立て位から開始 　・ベンチプレスは肩甲骨面を越えない範囲 ●上腕二頭筋強化は可及的にUP ●ランニング ●アジリティトレーニング
術後10週〜		●全力疾走開始
術後12週〜		●3D-CTで骨癒合確認後，プライオメトリックストレーニング ●コンタクトメニューを段階的に開始 ●脱臼肢位の回避を目標としたスキルトレーニング
術後16週〜		●テーピング，装具装着下で競技練習

（小野元揮，熊野 寛，山﨑哲也：コリジョンスポーツの外傷性肩関節脱臼に対するアスレティックリハビリテーション．関節外科 2020；39〈5〉：20-6）
CKC：closed kinetic chain（閉鎖運動連鎖），1st position（下垂位），2nd position（90°外転位）．

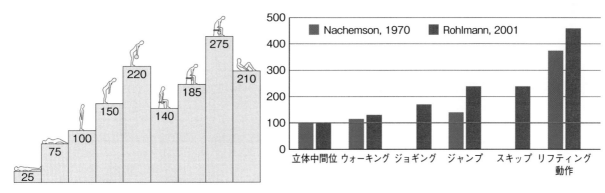

a. 各種姿勢での椎間板内圧の変化

b. 各種動作時の椎間板内圧の変化

図5 姿勢および動作による椎間板内圧の変化

数字は静止立位時の椎間板内圧を100%としたときの各種姿勢および動作時の椎間板内圧の変化（%）を示している.

（a：Rohlmann A, Claes LE, et al.：Comparison of intradiscal pressures and spinal fixator loads for different body positions and exercises. Ergonomics 2001；44〈8〉：781-94, b：Rohlmann A, Claes LE, et al.：Comparison of intradiscal pressures and spinal fixator loads for different body positions and exercises. Ergonomics 2001；44〈8〉：781-94, Nachemson A, Elfström G：Intravital dynamic pressure measurements in lumbar discs. A study of common movements, maneuvers and exercises. Scand J Rehabil Med Suppl 1970；1：1-40をもとに作成）

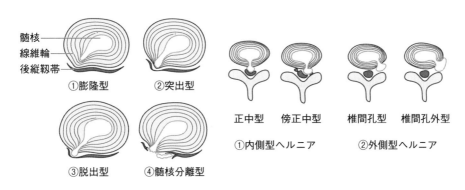

a. 脱出形態による分類

b. 脱出部位による分類

図6 腰椎椎間板ヘルニアの分類

表5 山口県腰痛studyにおける各腰痛の特徴的な身体所見

腰痛の分類	特徴的身体所見	確定診断方法
椎間板性腰痛	● 腰椎前屈時痛 ● 深部痛 ● 画像所見（MRIでの椎間板変性）	椎間板造影/ブロック
椎間関節性腰痛	● 透視化でのone point tenderness ● ケンプ徴候 ● catching pain ● 腰椎後屈時痛 ● bilateral SLR test	椎間関節ブロック
筋・筋膜性腰痛	● 筋硬結（トリガーポイント） ● one point tenderness	トリガーポイント注射
仙腸関節性腰痛	● 透視化でのone point tenderness ● ゲンスレン徴候 ● パトリック徴候	仙腸関節ブロック

（Suzuki H, Kanchiku T, et al.：Diagnosis and characters of non-specific low back pain in Japan：the Yamaguchi Low Back Pain Study. PLoS One 2016；11〈8〉：e0160454をもとに作成）

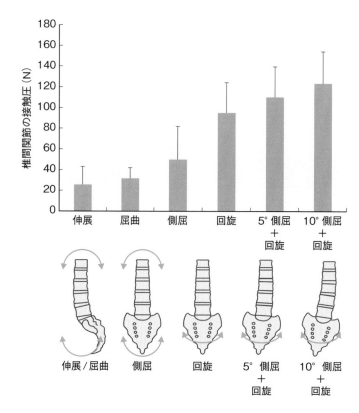

図7　腰椎運動による腰椎椎間関節接触圧の変化
（Popovich JM Jr., Welcher JB, et al.：Lumbar facet joint and intervertebral disc loading during simulated pelvic obliquity. Spine J 2013；13〈11〉：1581-9 をもとに作成）

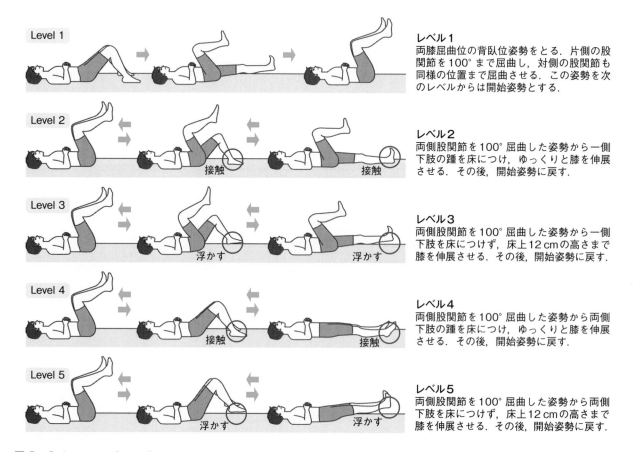

レベル1
両膝屈曲位の背臥位姿勢をとる．片側の股関節を100°まで屈曲し，対側の股関節も同様の位置まで屈曲させる．この姿勢を次のレベルからは開始姿勢とする．

レベル2
両側股関節を100°屈曲した姿勢から一側下肢の踵を床につけ，ゆっくりと膝を伸展させる．その後，開始姿勢に戻す．

レベル3
両側股関節を100°屈曲した姿勢から一側下肢を床につけず，床上12cmの高さまで膝を伸展させる．その後，開始姿勢に戻す．

レベル4
両側股関節を100°屈曲した姿勢から両側下肢の踵を床につけ，ゆっくりと膝を伸展させる．その後，開始姿勢に戻す．

レベル5
両側股関節を100°屈曲した姿勢から両側下肢を床につけず，床上12cmの高さまで膝を伸展させる．その後，開始姿勢に戻す．

図8　Sahrmann Core Stability Test
原法の評価方法は，腰部下に圧測定器を入れて40mmHgの圧を維持し，各課題で40mmHgを保持したまま動作を実施できた場合，次のレベルへ移行する．

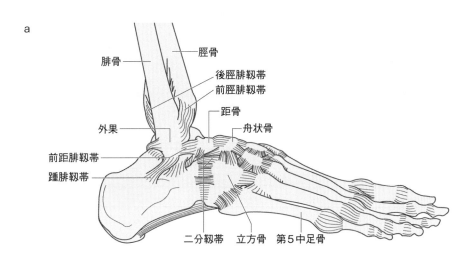

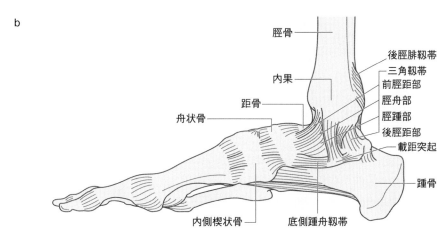

図9 足関節の靱帯および骨
a. 右足の上面および外側面，b. 右足の内側面.

表6 Foot Posture Index（FPI）-6

1. 距骨頭アライメント		4. 距舟関節部の膨隆	
距骨頭内側触知可，外側触知不可	+2	距舟関節部が明らかに膨隆	+2
距骨頭内側触知可，外側わずかに触知可	+1	距舟関節部がわずかに膨隆	+1
距骨頭内外側が同等に触知可	0	距舟関節部が平ら	0
距骨頭内側わずかに触知可，外側触知可	−1	距舟関節部がわずかに凹	−1
距骨頭内側触知不可，外側触知可	−2	距舟関節部が明らかに凹	−2
2. 外果上下のカーブ		5. 内側縦アーチの形状	
外果下のカーブは外果上のカーブより明らかに凹	+2	アーチがとても低く中央部が地面に接触	+2
外果下のカーブは外果上のカーブよりも凹	+1	アーチが低く中央部が平ら	+1
外果上下のカーブがほぼ等しい	0	正常なアーチ高で同心のカーブを描く	0
外果下のカーブは凹だが外果上のカーブよりも平ら	−1	アーチが中等度に高く後方部はわずかに傾斜	−1
外果下のカーブが平らか凸	−2	アーチが高く後方部は急に傾斜	−2
3. 踵骨内外反		6. 前足部の内外転	
約5°以上の外反	+2	内側のつま先は見えないが外側ははっきり見える	+2
約5°外反〜垂直	+1	内側に比べ外側のつま先がはっきり見える	+1
垂直	0	内外側のつま先が同等に見える	0
約5°内反〜垂直	−1	外側に比べ内側のつま先がはっきり見える	−1
約5°以上の内反	−2	外側のつま先は見えないが内側ははっきり見える	−2

6種のアライメント評価から総スコアを算出し，＋10以上：極度の回内足，＋6〜＋9：回内足，0〜＋5：正常，−1〜−4：回外足，−5〜−12：極度の回外足，と判定する.

TEST 試験

到達目標

- 各 Lecture で学んだ知識について，自分自身の理解度や到達度を知る．
- 各 Lecture で学んだ内容の要点を，試験を通じて整理する．
- 試験の結果や解説をふまえて，各 Lecture の内容や解説について再度復習する．

この試験の目的とするもの

これまでの講義では，最初にスポーツ理学療法の基礎的知識を学習し，スポーツ動作について理解を深めたうえで，代表的なスポーツ外傷・障害に対する評価と理学療法について，きわめて広い範囲を学習しました．

この章は，問題と解答から成ります．学んだ内容のなかでポイントとなることがらについて問い，末尾に解答と簡単な解説を付記しました．

問題は，Ⅰ：5択の選択式問題，Ⅱ：かっこ内に適切な用語を書き込む穴埋め式問題，Ⅲ：質問に対して文章で解答する記述式問題の3つの形式から成ります．

これまで学んだ内容をどこまで理解しているかの「力試し」として挑戦してみてください．問題で問われていることはどれも，教える側が「ここがポイント，ぜひとも理解してほしい」と認識している内容です．しかし，試験内容はあくまでも膨大な講義内容からの抜粋であり，キーワードを示してはいても，スポーツ理学療法について網羅しているわけではありません．試験後，解答と照らし合わせ，該当する本文を読み返し，関連する内容を復習することで，系統的な理解を深めてください．

試験の結果はどうでしたか？

- ☐ 自分自身の理解している部分と理解が不十分な部分がわかった．
- ☐ 復習すべき内容がわかった．
- ☐ スポーツ理学療法の特徴と概要がわかった．
- ☐ スポーツ理学療法を行ううえで，どのような情報が重要であるかがわかった．

---

comment

理学療法士には，この科目だけでなく，たくさんの知識が必要とされます．スポーツ理学療法に関する内容は，運動器障害にとどまらずスポーツ活動によって生じる内部疾患や神経疾患など幅広い知識が必要になります．さらに，ゴールがスポーツ復帰であることを考えるとスポーツ動作を診る眼も必要となります．これまで学習し，得られた知識を再確認してみましょう．

問題

Ⅰ　選択式問題

以下の問いについて，該当するものをそれぞれ2つ選びなさい．ただし，問題2および問題10は1つ選びなさい．

問題 1

走動作で生じる傷害と動作上の問題の組み合わせで正しいのはどれか．

1. 腸脛靱帯炎————————重心の左右動揺
2. ハムストリングス肉離れ———踵接地期の求心性運動
3. 鵞足炎—————————— support phase での膝内反
4. 膝蓋靱帯炎————————前方重心
5. シンスプリント————————過度の足部回内

問題 2

投球動作で最も肘外反ストレスが増大する位相はどれか．

1. ワインドアップ期
2. コッキング前期
3. コッキング後期
4. 加速期
5. フォロースルー期

問題 3

熱中症の予防や対応に関する説明で正しいのはどれか．

1. 熱中症を疑う場合は救急車を要請し病院に搬送する．
2. 熱けいれんに対しては塩分を含んだスポーツ飲料を飲ませる．
3. 熱失神に対しては冷所で下肢を挙上し生理食塩水の点滴を行う．
4. 試合前後の体重減少率が2%以下にとどまるよう水分補給を促す．
5. 熱中症の予防には休憩をこまめに取ることが重要である．

問題 4

スポーツによる重篤な外傷に対する初期対応として正しいのはどれか．

1. 倒れている選手に嘔吐がある場合は徒手的頭部保持の位置取りをする．
2. 出血が認められる場合に止血の第一選択は間接圧迫止血法である．
3. 心肺蘇生法で胸骨圧迫を行うときは100〜120回/分のテンポで行う．
4. 脳震盪が疑われる場合でも短時間で回復すれば現場に戻ることは可能である．
5. 担架での搬送は足側を進行方向にするのが原則である．

問題 5

テニス肘の説明で正しいのはどれか．

1. 10歳代後半〜20歳代で多く発症する．
2. 特に短橈側手根伸筋が障害されやすい．
3. 疼痛誘発テストとしてトーマステストなどがある．
4. 筋力エクササイズは尺側筋群を強化しながら背屈を進める．
5. 理学療法よりもステロイド局所注射が有効であるといわれている．

腰椎分離症の説明で正しいのはどれか.

1. 病態は腰椎椎弓の関節突起間部の疲労骨折である.
2. 分離高位は第 4 腰椎での発症が最も多い.
3. 腰椎屈曲と回旋が繰り返し加わることで生じる.
4. 痛みの少ない範囲でスポーツを続けながら症状改善を目指す.
5. ストレッチングは主に股関節伸展可動性の改善を目指す.

大腿部筋挫傷の説明で正しいのはどれか.

1. 大腿四頭筋のなかでも内側広筋に好発する.
2. 急性期は膝関節伸展位でアイシングを行う.
3. エリーテストや踵殿距離で筋タイトネスを評価する.
4. 暴力的なストレッチングは骨化性筋炎発生のリスクになる.
5. 膝関節 90° 以上になればアスレティックリハビリテーションに移行する.

膝前十字靱帯損傷の説明で正しいのはどれか.

1. スポーツ活動中の着地や切り返しで受傷することが多い.
2. 断裂により膝の外反不安定性が著明となる.
3. 鑑別テストとしてマクマレーテストが有効である.
4. 特徴的な症状として膝崩れがある.
5. 治療の第一選択は保存療法である.

足関節内反捻挫の説明で正しいのはどれか.

1. 損傷部位は前脛腓靱帯が最も多い.
2. 関節不安定性の評価には前方引き出しテストがある.
3. 距骨頭外側の後方滑動性が低下すると前距腓靱帯への負荷が高まる.
4. 筋力および筋機能の改善は特に下腿三頭筋が重要となる.
5. サイドステップはクロスオーバーよりリスクが高いため注意を要する.

パラスポーツにおける理学療法士の役割として適切でないのはどれか.

1. コーチング
2. テクニカルアドバイザー
3. クラシファイヤー
4. 運営スタッフ
5. 研究者

Ⅱ　穴埋め式問題

かっこに入る適切な用語は何か答えなさい.

1. スポーツ傷害の発生要因には, 個体要因, 環境要因, （　　　　　）の３つがある.

2. 静的ストレッチングは, 当該筋に伸張感が生じた関節角度（POD）の（　　　　　）% POD 程度の強度で行うことが推奨される.

3. コンディションは「（　　　　　）の発揮に必要なすべての要因」と定義され, コンディショニングとは「ある運動技術を高めるための体力を準備する過程」である.

4. 走行周期中の床反力垂直成分は二峰性で, （　　　　　）接地による１回目のピークが大きいとスポーツ傷害の発生が生じやすい.

5. 肩関節の（　　　　　）制限は, コッキング前期〜後期の肘下がり現象を引き起こす主要因となる.

6. 垂直方向へのジャンプのなかで, 下方への予備動作をとった後, 伸張-短縮サイクルを利用して飛び上がるものを（　　　　　）ジャンプという.

7. 平泳ぎのウィップキックでは水圧が分散しないよう膝を開かず水を後方に押す. そのため股関節（　　　　　）が制限されると膝関節に外反ストレスが生じる.

8. スポーツ選手の貧血は鉄欠乏性貧血と（　　　　　）貧血が多く, 後者は足底への機械的刺激や運動量の過多が原因となる.

9. 頸髄損傷が疑われる場合は頸部固定を優先しながら評価を進め, （　　　　　）を用いて気道を確保する.

10. 肩関節脱臼のほとんどは前方脱臼で, 外転外旋位から（　　　　　）に強制されて受傷することが多い.

11. 腰椎椎間板ヘルニアの理学療法では, 腰椎椎間板内圧の減少と腰椎の（　　　　　）の獲得を図り, 段階的にアスレティックリハビリテーションに移行する.

12. グロインペインに対する筋力トレーニングは, 骨頭が臼蓋に対して（　　　　　）を保持できるように指導する. 次に, 腹横筋や横隔膜などのコアトレーニングを行う.

13. 膝蓋腱症では, 着地時の膝や股関節屈曲が（　　　　　）, 硬い着地になりやすいため, 膝蓋腱部への伸張負荷を軽減させるための活動コントロールを行う.

14. 後脛骨筋機能不全の典型的な動的アライメントは（　　　　　）で, 片脚スクワット時の動的 heel-floor test は強陽性となる.

15. パラアスリートの外傷・障害の特徴として, 車いす競技では上肢のオーバーユース症候群が多く, ブラインド競技では（　　　　　）などの頭部外傷が高頻度で発生する.

Ⅲ　記述式問題

問いに従って答えなさい.

問題1

症例は17歳の高校野球内野手で, フォロースルー期に肩関節前上方に痛みを訴えている. エンプティカンテストで脱力感と痛みが認められ, 健側と比較して肩甲骨の外転可動性が低下している. 本症例の痛みの発生メカニズムについて, 最も可能性の高い要因を説明しなさい.

問題2

筋・筋膜性腰痛では, ハムストリングスの柔軟性低下やローカル筋の機能不全が要因となって, グローバル筋の過活動を起こしている例が多い. ローカル筋である腹横筋や多裂筋の再学習を主目的としたエクササイズの名称と方法について簡単に説明しなさい.

問題3

後脛骨筋機能不全の臨床評価基準３つについて, 簡単に説明しなさい.

I　選択式問題　　　　配点：1問（完答）4点　計40点

問題1　1，5

腸脛靱帯は外側支持組織の一つで鵞足は内側組織であるため，膝への内反負荷は腸脛靱帯，外反負荷は鵞足への伸張ストレスが加わり炎症の原因となる．シンスプリントは，後足部外反や過度の足部回内により発生する脛骨への回旋ストレスが問題視されている．ハムストリングス肉離れは股屈曲・膝伸展に伴う二関節筋の遠心性運動，膝蓋靱帯炎は後方重心による膝蓋腱へのストレスが原因とされている．

問題2　3

投球動作は下肢で生み出した力を指先に伝えてボールを投げる全身運動で，なんらかの原因で運動連鎖が破綻すると肩や肘への負担が増大する．投球動作で最も肘外反ストレスが増大する位相はコッキング後期で肩や肘への問題は生じやすいが，その根本的原因はコッキング前期にある場合も多い．

問題3　2，4

熱中症は熱失神，熱けいれん，熱疲労，熱射病に分類され，その対応は症状によって異なる．熱けいれんや熱疲労は現場での対応が可能であるが，熱疲労や熱射病は病院への搬送が必要となる．熱中症の予防には水分補給が重要で，水分の種類，補給のタイミング・量がポイントとなる．補給量については，試合前後の体重減少率が2％以下にとどまるよう水分補給を促すとよい．

問題4　3，5

外傷後の救急時にはABCDEアプローチを用いて外傷部位や問題を探索する．倒れている選手に嘔吐がある場合はリカバリー体位をとらせる．徒手的頭部保持は，担架に乗せて搬送するまでのあいだの頸部保護の位置取りである．止血が必要な場合の第一選択は直接圧迫止血法である．担架での搬送は足側を進行方向にするのが原則であるが，階段を昇る際には頭側を進行方向にすることが大切である．脳震盪が疑われる場合は競技をただちに中止し，専門家の評価を受けるまでは復帰してはならない．

問題5　2，4

テニス肘の病態は上腕骨外側上顆に付着する腱の炎症で，30歳代後半〜50歳代で多く発症する．疼痛誘発テストとして抵抗下手関節背屈テストやチェアーテストなどがある．理学療法はステロイド局所注射やテニスバンドより有効であったという報告はあるが，効果が限定的ともいわれている．

問題6　1，5

腰椎分離症の病態は腰椎椎弓の関節突起間部の疲労骨折で，分離高位は第5腰椎での発症が最も多い．腰椎伸展と回旋および椎間関節への軸圧が，繰り返し関節突起間部に加わることで生じる．初期〜進行期ではスポーツの休止と装具療法で骨癒合を目指し，腹筋群の再教育や股関節伸展可動性の改善を行う．

問題7　3，4

大腿部筋挫傷は大腿前面に直接的に打撃を受けることで発生し，主に大腿直筋，中間広筋，外側広筋に好発する．急性期は膝関節屈曲位で固定しPRICE処置を行う．エリーテストや踵殿距離で筋タイトネスを評価しながら関節可動域の改善を図り，膝屈曲角度が120°以上になればアスレティックリハビリテーションに移行する．早すぎる他動的関節可動域練習や暴力的なストレッチングは，骨化性筋炎を発生するリスクがあるので注意する．

問題8　1，4

膝前十字靱帯損傷はスポーツ活動中の着地や切り返しで受傷することが多い．断裂により脛骨の前方引き出しと前外側回旋不安定性が著明となり，膝崩れが出現する．鑑別テストとしてピボットシフトテストやラックマンテストなどがある．競技復帰に向けては，自身の腱を用いた再建術が選択されることが多い．

問題9　2，3

足関節内反捻挫の損傷部位は前距腓靱帯が約70％と最も多い．距骨頭外側の後方滑動性が低下すると，背屈に伴い距骨が内旋するため前距腓靱帯への伸張負荷が高まる．筋機能は特に長腓骨筋が重要で，母趾球荷重を学習させる．復帰に向けてのステップ動作では，クロスオーバーステップは内反となるため，サイドステップから段階的に始める．

問題10　1

パラスポーツにおける理学療法士の役割には，①メディカルリハビリテーション専門職，②スポーツトレーナー，③クラシファイヤー，④競技アシスタント，⑤運営スタッフ，⑥研究者，がある．

Ⅱ　穴埋め式問題　　　配点：1問（完答）2点　計30点

1.	トレーニング要因	Lecture 1 参照
2.	110	Lecture 2 参照
3.	ピークパフォーマンス	Lecture 3 参照
4.	踵	Lecture 4 参照
5.	外転（内旋・外旋でも可）	Lecture 5 参照
6.	カウンタームーブメント	Lecture 6 参照
7.	内旋	Lecture 7 参照
8.	溶血性	Lecture 8 参照
9.	下顎挙上法	Lecture 9 参照
10.	水平外転	Lecture 10 参照
11.	生理的前彎	Lecture 11 参照
12.	求心位	Lecture 12 参照
13.	浅く	Lecture 13 参照
14.	knee in toe out	Lecture 14 参照
15.	脳震盪	Lecture 15 参照

Ⅲ　記述式問題　　　配点：各10点　計30点

問題1

以下の内容をおおむね記載できれば正答とする．

フォロースルー期に肩関節前上方に痛みを訴えていることから，屈曲・内旋で棘上筋や肩甲下筋が前上方の関節内に挟み込まれるインターナルインピンジメントが疑われる．エンプティカンテストで脱力感と痛みが認められることからも，棘下筋または棘上筋の損傷が疑われる．肩甲骨の外転可動性低下は，フォロースルー期に肩甲上腕関節の水平内転で代償することになり，さらにインピンジメントが助長されていると考えられる．

問題2

以下の内容の一つをおおむね記載できれば正答とする.

①エルボートゥ（elbow-toe）

腹臥位の姿勢から前腕部とつま先を床につけ身体を支える．腹横筋の筋活動量が大きく，片側上肢や下肢を挙上することでさらに活動量が上昇する．

②バックブリッジ

膝を立てて背臥位となり，殿部を挙上する．腰部多裂筋の筋活動量が大きく，上肢支持をなくしたり片側下肢を挙上することでさらに活動量が上昇する．

③ハンドニー（hand-knee）

四つ這いとなり手掌と膝・下腿部で身体を支える．腰部多裂筋の筋活動量が大きく，片側上肢や下肢を挙上することでさらに活動量が上昇する．

問題3

以下の内容をおおむね記載できれば正答とする.

①後脛骨筋腱の走行に一致した腫脹と圧痛がある．

② too many toes sign が陽性となる．

立位で後方から足部を観察し，外側に1.5趾以上が見える場合が陽性.

③ single heel rise test が陽性となる．

片脚で踵を挙上するテストで，正常では8〜10回の挙上が可能である．それ未満を陽性と判定する．

索引

中山書店の出版物に関する情報は，小社サポートページを御覧ください．
https://www.nakayamashoten.jp/support.html

 本書へのご意見をお聞かせください．
https://www.nakayamashoten.jp/questionnaire.html

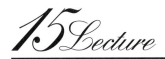 **15レクチャーシリーズ**

理学療法テキスト
スポーツ理学療法学

2024 年 4 月 30 日　初版第 1 刷発行

総編集 ·············· 石川　朗

責任編集 ··········· 加賀谷善教

発行者 ·············· 平田　直

発行所 ·············· 株式会社　中山書店
　　　　　　　　〒 112-0006　東京都文京区小日向 4-2-6
　　　　　　　　TEL 03-3813-1100（代表）
　　　　　　　　https://www.nakayamashoten.jp/

装丁 ················· 藤岡雅史

印刷・製本 ········ 株式会社　真興社

ISBN978-4-521-75009-5

Published by Nakayama Shoten Co., Ltd.　　　　　　　　　Printed in Japan
落丁・乱丁の場合はお取り替えいたします

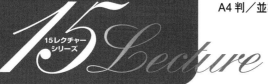